JN252930

一般病棟の認知症患者

「こんなときどうする?」

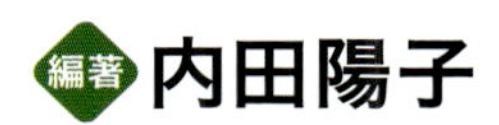

編著 内田陽子

あなたの病棟の
認知症看護・認知症ケア加算を
成功させるために

照林社

はじめに

2017年８月８日、私は一過性の健忘に襲われました。緊急入院し、翌日目が覚めましたが、ある時点の記憶がありません。枕元に「今日は2017年８月９日です。ご主人は東京です……」とメモがあり、今がいつで、自分がどこにいるのかという状況がわかりホッとしました。私は、記憶のないときに醜態をさらしたのではないかと不安でしたが、看護師はそれに触れることもなく、やさしく誠意をもって対応してくれました。また、血管確保の点滴をしていましたが、私には気にする余裕はありませんでした。点滴は、私がベッド上で自由に動いても抜けないように施されており、かつ早期に抜去されました。その後、面会の人や職員、家族の証言から、記憶のないときの事実について、断片的なデータをつなぎあわせ、自分なりに空白のときの状況解釈をして折り合いをつける作業を行いました。

幸い、検査結果に異常はなく退院できましたが「脳が壊れた」「改善しない記憶障害」であったらどうなったことでしょう。極度の絶望と不安に巻き込まれ、何事も自分で成し得ることができない状況が永遠に続いたことでしょう。

認知症は、脳の器質的な障害により不可逆的に記憶力や判断力が低下します。場面場面、懸命に努力しても失敗だらけ……。人に迷惑をかけることがあっても、本人にはわからず反省のしようがないのです。ましてや身体に疾患が生じ、治療のために入院となると、何が何だかわからなくなります。そのとき、最も頼りになるのが看護師の対応です。身に覚えのない失敗にも寛容で、そのつどさりげなく、その人に適したコツをつかんで対応してくれる、そんなケアが認知症の人に対して求められるのです。しかし、そうはいっても認知症ケアはストレスがかかります。看護師だけでなく、職員が一体となり、病院全体で取り組み、ストレスを分配していくことが必要になります。

2016年、診療報酬の改定により、認知症ケア加算が新設されました。私はすぐに『できる！　認知症ケア加算マニュアル』を出版し、全国の多くの方に読んでいただきました。次のステップは、一般病棟での認知症患者に対応する力を現場の看護師の皆さんに、今以上に身につけていただけるよう支援することです。この本は、認知症患者への仮説（要因分析）をもとにQ&A方式で書かれたものです。かゆいところに手が届く、そんな本をめざしました。お役に立てていただければ幸いです。

2017年12月

内田陽子

CONTENTS

装丁：関原直子　表紙イラストレーション：根津あやぼ　本文イラストレーション：中村知史　本文DTP：明昌堂

執筆者一覧

■編著

内田陽子　群馬大学大学院保健学研究科老年看護学教授

■執筆者（掲載順）

山口晴保　群馬大学名誉教授

小池彩乃　群馬大学大学院保健学研究科博士前期課程、公立富岡総合病院看護部

戸谷幸佳　特別養護老人ホームくやはら施設長代行、老人看護専門看護師

田中志子　医療法人大誠会理事長

清水みどり　公益財団法人脳血管研究所 附属美原記念病院看護部、認知症看護認定看護師

大橋史弥　群馬大学大学院保健学研究科博士前期課程、群馬大学医学部附属病院手術室看護師

鈴木峰子　公立富岡総合病院看護部

福田未来　認定NPO法人じゃんけんぽん看護・小規模多機能の家じゃんけんぽん金井淵訪問看護管理者

小山晶子　群馬大学大学院保健学研究科老年看護学助教

小山智史　学校法人佐久学園佐久大学看護学部講師

髙橋陽子　公益財団法人脳血管研究所 附属美原記念病院看護部長

内田美貴　前橋医療福祉専門学校言語聴覚学科在学

山上徹也　群馬大学大学院保健学研究科リハビリテーション学講座准教授

小板橋梨香　群馬大学医学部附属病院患者支援センター看護師

大﨑充子　公益財団法人脳血管研究所 附属美原記念病院事務長補佐、社会福祉士

河端裕美　公益財団法人脳血管研究所 附属美原記念病院看護部、老人看護専門看護師

第 1 章

認知症のBPSDって何？どう対応する？

一般病棟の認知症ケアに関する疑問解決に必要となる、BPSD、およびせん妄の基礎知識を解説します。

BPSDの基本

山口晴保

BPSDとは？

BPSD（behavioral and psychological symptoms of dementia）は、直訳すると「認知症の行動・心理症状」となります。つまり、認知症の人が示す「行動症状」と「心理症状」のすべてがBPSDとなります。何となくわかったような気になりますが、「行動症状」とは何なのか、「心理症状」とは何なのかという疑問がわいてきます。BPSDという用語を定めた国際老年精神医学会が出版しているBPSDの本[1]によると、「行動症状は、通常は観察によって明らかにされる。攻撃的行動、性的脱抑制、収集癖、ののしり、つきまといなど」と記載されています。そして、心理症状は「通常、主として患者や親族との面談によって明らかにされる。不安、抑鬱、幻覚、妄想などがこれに入る」とされています。

BPSDは、従来、認知症の「随伴症状」や「周辺症状」といわれていたものが相当するのですが、これはまったく同じ考え方ではありません。随伴症状や周辺症状という考え方においては、中核症状と呼ばれる認知症状に、環境などの二次的要因が加わって随伴症状・周辺症状が派生するとされていました。一方、BPSDは中核症状から二次的に生じるという考え方ではありません。遺伝子、脳病変、脳内神経伝達物質、ホルモン、サーカディアンリズム、介護者などさまざまな要因によってBPSDが生じると考えられているのです。認知症状（中核症状）は、要因の一つにすぎません。

せん妄とBPSDの違い

古い教科書をみると、随伴症状や周辺症状のなかに「せん妄」が含まれています。しかし、せん妄は意識障害（覚醒レベルの質的変化）であり、BPSD（認知症の症状）とは明確に区別されるべきものです。とはいえ、認知症の人の脳は脆弱で、入院や拘束、脱水などで簡単にせん妄となり、BPSDと見分けがつかなくなります。

BPSDはしばしばせん妄で悪化するものであるため区別が困難になります。翌日になってせん妄が軽快したのに、残存していれば、その症状はBPSDといえるでしょう。認知症の人は、ときにせん妄を併発し、せん妄によってBPSDが悪化します。しかし、せん妄という意識障害とBPSDという認知障害に伴う症状とは区別する必要があります。

認知症のなかでのBPSDの位置づけ

教科書には、BPSDの位置づけとして、図１aに示すような単純な図式で示されることがしばしばあります。しかし筆者は、その位置づけを図１bに示すような図式としてとらえています。**BPSDには多くの要因が関与しており（図１bの黒矢印）、これらの要因のアセスメントと対応が必要**になります。

BPSDには中核症状も含まれる？

中核症状（認知症状）はBPSDと分けて考えるのが原則です。しかし、レビー小体型認知症の幻視（ないものが見える）・錯視（見間違える）を例にとると、視覚認知にかかわる後頭葉と、後頭葉での視覚認知が妥当かを判断する前頭葉に機能低下があると、幻視・錯視が出現します。そのため、幻視・錯視は視覚認知障害であり、レビー小体型認知症の“中核症状”といえます。その一方で、幻視・錯視はBPSDでもあります。そのため、**二次的に生じるものだけがBPSDと考えると混乱してしまいます。**幻視・錯視はBPSDではあるけれど、認知障害の影響が強いものと理解する必要があります。図１aの分け方はアルツハイマー型認知症ではある程度あてはまりますが、レビー小体型認知症や行動障害型前頭側頭型認知症（脱抑制などの前頭葉症状）、血管性認知症（アパシーなどの前頭葉白質損傷による症状）ではあてはまりません。**あまり厳密に考えないで、前頭側頭型認知症で「いきなり怒る」のは中核症状と同時にBPSDでもあるととらえましょう。**

また、うつは血管性認知症やレビー小体型認知症にしばしば出現しますが、これらは脳病変に伴う症状で、叱られたから出現する症状ではなく（叱られることで悪化はしますが）、認知症状（中核症状）であると同時にBPSDです。

BPSDってどんな症状？

例えば、食事に関していえば、①食べ物を投げる、②偏食（好きなものだけを食べる：こだわり、常同行動）、③異食（手に取った石けん、紙などを食べる）、④拒食、⑤食べこぼしなどは、BPSDにあたるものでしょうか。

このうち、①②はBPSDといえます。これらの行動は、健常者は行いませんし、認知症になっても多くの人は行わず、「異常な行動」というニュアンスが強いからです。BPSDには「異常な行動」というニュアンスが含まれています。偏食の原因が、例えば内面が白い茶碗に白いごはんがよそってあったので気づきにくいことが原因であれば、「失認」という認知症状（中核症状）としてとらえます。**一見同じような行為でも、その理由が何かでBPSDであったりなかったりするのです。**

③はBPSDととらえる人が多いかもしれませんが、両側の側頭葉が損傷されると出現する認知症状（中核症状）でもあります。

④は、ドネペジルの影響で食欲が低下していたのならBPSDではありませんが、無理矢理入院させられたので立腹して食べないなど、介護拒否での拒食であればBPSDといえるでしょう（これは無理矢理入院させたことがいけないので、BPSDといっては認知症の人がかわいそうだという意見もあります）。

⑤は上肢の運動調節の障害で、BPSDには含まれないのですが（筆者は生活障害ととらえています）、介護者が困る行為としてBPSD だという人もいます。

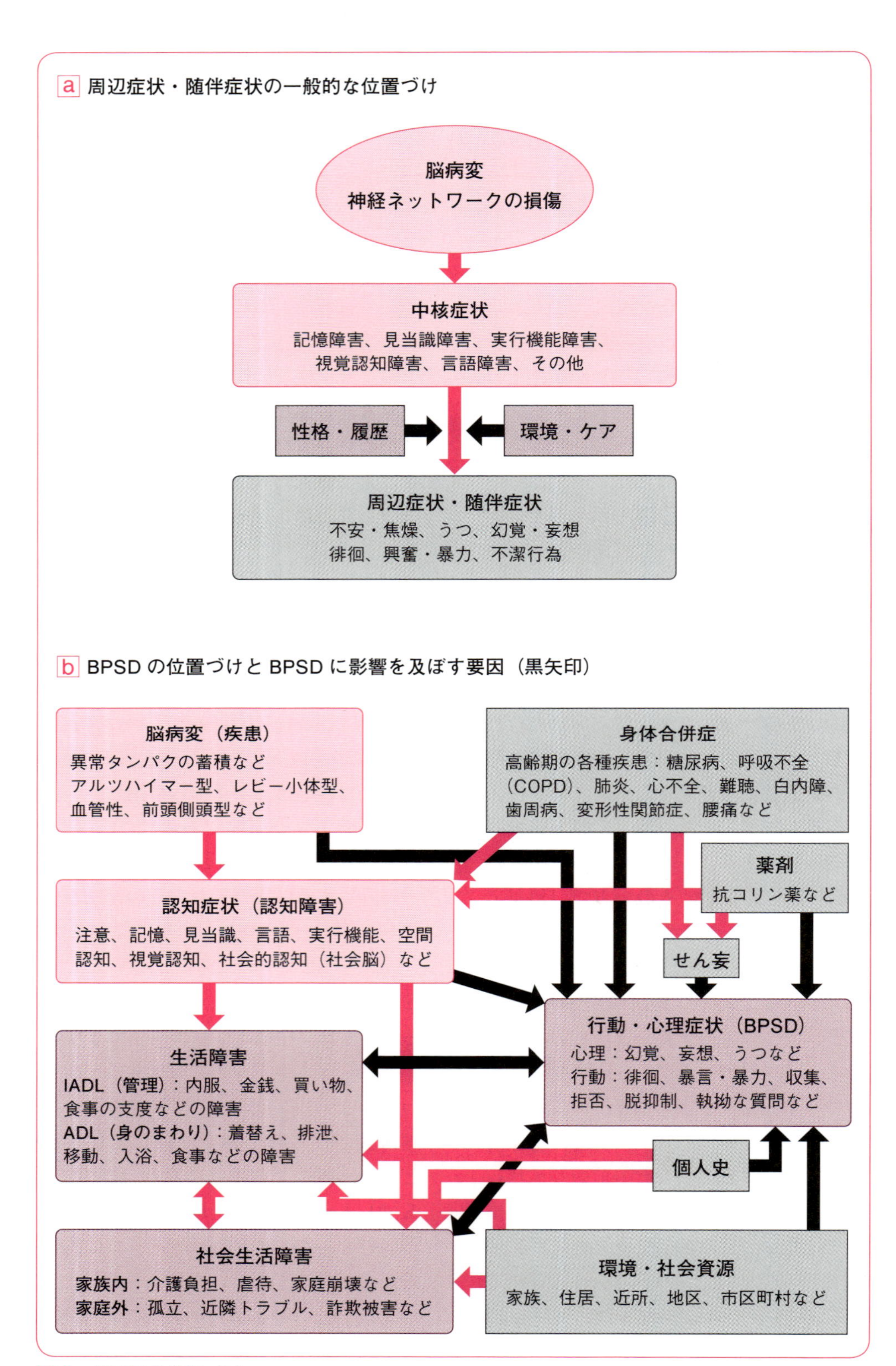

図1　BPSDの位置づけ

それでは、「尿失禁」はBPSDに含まれるでしょうか？　行動障害の評価表であるDBDスケールには尿失禁の項目があり、行動障害に含まれています。しかし、**ADLに直結した障害はBPSDに含まない**という考え方が妥当でしょう。

それでは、家の中でトイレに迷う、玄関に排尿する（異所排尿）はBPSDでしょうか？このように考えていくと、**認知症の進行とともに誰にも出現する尿失禁や食べこぼしなどは「生活関連症状」であって、認知症がなくても高齢者全般にみられる症状はBPSDに含まれないといえる**でしょう。

一方、普通はみられない「正常範囲から逸脱した」症状をBPSDというとらえ方が浮き彫りにされます。自他に危害・危険を及ぼす症状や、社会の規範から逸脱した症状、すなわち「介護者側が困る症状」をBPSDと呼ぶ傾向があります。

BPSDは治療可能？

大部分の認知症疾患で、認知障害は徐々に進行しますが、BPSDの多くは適切な薬剤と非薬物療法で軽減・消失する可能性がある点でも区別する意義があります。**認知症だからと諦めないで、適切にかかわることで「看護、介護者側が困る症状」を軽減できるのです。**

まとめ

BPSDは多要因で生じる認知症の行動症状と心理症状で、必ずしも二次的に派生するものではありません。BPSDであり同時に認知症状（中核症状）でもあるものも多いです。認知症状（中核症状）は治療抵抗性で徐々に進行するのに対して、**BPSDは薬物・非薬物療法に反応するものが多い点**で、認知症状と区別する意味があります。

BPSDは、認知症でも一部の人にみられる症状や、社会のルールに反するという意味での「異常（通常から外れたものを異常とする）」というニュアンスをもっています。つまり、**その多くは本人や看護・介護者にとっての「困り事」なのです。**

せん妄とBPSDの区別が必要ですが、認知症ではしばしば重なっています。認知症の認知症状（中核症状）や生活関連症状とBPSDの境界は曖昧なのです。

引用文献

1．国際老年精神医学会，日本老年精神医学会監訳：第２版 認知症の行動と心理症状 BPSD．アルタ出版，東京，2013.

BPSDの予防、アセスメント法

山口晴保

BPSDの予防

BPSDは、生じてから対応するのではなく、予防することがきわめて重要です。そのためには、押さえておくべき認知症高齢者の特性をまず知っておくことが必要です。

1．健常者とは異なる感覚世界に生きている

健常者なら普通にできることが認知症によってできなくなっているのですが、その状態を健常者が理解しにくいという特徴があります。片麻痺であれば障害は見てわかることができ、きっと不自由だろうなと共感的に理解できます。しかし、記憶がつながらないことの不自由、そして時間軸が消えてしまうことの不自由、ゆえに、いまなぜ自分がここにいるのか見当がつかなくなることの不自由、いくつもの音源があると一つの音源に集中できないことへの不自由、洋式トイレのトイレットペーパーの使い方がわからなくなる不自由などなど、認知症の人の抱える不自由は、健常者には「どうしてそんなこともできないの」となってしまうものです。**認知症を正しく理解して、「あり得ない状態があり得ることを納得する」必要**があります。前稿「BPSDの基本」図１b（p.４）に示したように、認知障害から、健常者には理解しがたいさまざまな生活障害・社会生活障害やBPSDが生じることを、まずわかってください。

2．病識が低下していることが多い

血管性認知症やレビー小体型認知症では、病識が過剰でうつ的になっていることも多いですが、アルツハイマー型認知症や前頭側頭型認知症では、基本的に病識が低下しています。表１に認知症初期症状11項目質問票（SED-11Q）[1]に本人と介護者から回答してもらった例を示しました。介護者は７項目あてはまると感じているのですが、本人は２項目しかチェックしません。このように、同一の質問票を両者にチェックしてもらい、その乖離度をみることで、病識低下の度合いがわかります（介護者評価結果から認知症かどうかも推測がつきます）ので、病識のアセスメントに使っていただければと思います（山口晴保研究室ホームページ〈http://orahoo.com/yamaguchi-h/〉からダウンロード可能）。

認知症患者の多くは、自分が認知症だという自覚、自分の認知機能が低下しているという自覚に乏しいのです。したがって、看護師がそのことを指摘すると喧嘩になることもあります。例えば、財布を盗られたという妄想の場合、「あなたには記憶障害があるからどこかに置き忘れたか、誰かに預けたのでしょう」と説明しても、絶対に受け入れてくれま

サイフがない！
あの女が盗ったんだわ!!
記憶障害があって
自分が置き忘れた
のに・・・・

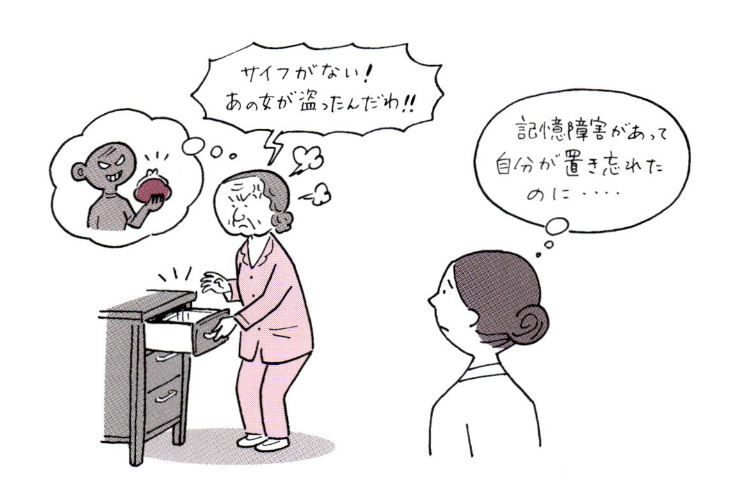

表１　認知症初期症状11項目質問票で病識低下が判明（アルツハイマー型認知症の軽度例）

本人	介護者	質問項目
	✓	同じことを何回も話したり、尋ねたりする
		出来事の前後関係がわからなくなった
	✓	服装など身の回りに無頓着になった
	✓	水道栓やドアを閉め忘れたり、後かたづけがきちんとできなくなった
✓	✓	同時に２つの作業を行うと、１つを忘れる
	✓	薬を管理してきちんと内服することができなくなった
	✓	以前はてきぱきできた家事や作業に手間どるようになった
		計画を立てられなくなった
✓	✓	複雑な話を理解できない
		興味が薄れ、意欲がなくなり、趣味活動などを止めてしまった
		前よりも怒りっぽくなったり、疑い深くなった

せん（それゆえに妄想です)。認知症には「病気の自覚の乏しい人の治療をする」という難題があるのです。

3．BPSDの背景因子となる不安を抱えている

BPSDは多要因で生じますが、不安もその一つです（不安自体がBPSDでもありますが)。上記のように、病識は低下しますが、行動障害型前頭側頭型認知症を除くと皆無というわけではありません。自分の記憶が消えていく、何をやってもうまくいかないなどの漠然とした不安（病感）もあります。この不安が、「盗られ妄想」や「嫉妬妄想」、「くり返しの質問」、「徘徊（不安でうろつく)」などのBPSDの背景要因となります。そこで、**不安を減らすような声かけ、日課や役割、居場所づくりが安心感を与え、BPSDの予防につながります。**

4．不満のうっ積

不満、例えば、「本当はこんな時間に入浴したくないけど、看護師から何度も誘われるからしぶしぶ入浴したという不満」、「バカにされたと思い込む不満」などが**蓄積していくと、爆発して暴言・暴力に結びつきます。不**

満そうな表情や仕草を素早くみつけて、不満をためないようにするケアが興奮性BPSDの予防として有効です。伊東は"不同意メッセージ"と名づけて、これに気づく必要性を説いています[2]（表2）。気づいて必要なケアを提供することで、激しいBPSDを回避するのです。

BPSDのアセスメント

最もなじみが深いのは、介護保険の主治医意見書にある「認知症の周辺症状」欄でしょう。この11項目とその解説を表3に示しました。

表2　認知症の方の想いを探る－不同意メッセージとそれに対するケア－

	不同意メッセージ	必要なケア（一部）
服従	ケアを強制的に行うと服従する	窮地に追い込まれたら救い出すケア
謝罪	できないことを謝る	その人のせいにしないケア
転嫁	できないことを誰かのせいにする	責任の転嫁をユーモアで手伝う
遮断	外部からの刺激を遮断する	状況が変化するまで待つ
憤懣（ふんまん）	気に入らないことを独り言のように怒る	少し距離をおいてさりげなく声をかける

伊東美緒：第1章 認知症の方からのメッセージ．認知症の方の想いを探る―認知症症状を関係性から読み解く．介護労働安定センター，東京，2013：10-24．を参考に内田陽子が作成

表3　介護保険の主治医意見書の周辺症状チェック項目

項目	解説
幻視・幻聴	幻視とは、視覚に関する幻覚。外界に実在しないのに、物体、動物、人の顔や姿などが見えること 幻聴とは、聴覚領域の幻覚の一種。実際には何も聞こえないのに、音や声が聞こえると感じるもの
妄想	病的状態から生じた判断の誤りで、実際にはあり得ない不合理な内容を、正常を超えた訂正不能な主観的確信をもって信じていること。これに対し、訂正可能である場合は錯覚という
昼夜逆転	夜間不眠の状態が何日間か続いたり、明らかに昼夜が逆転し、日常生活に支障が生じている状態
暴言	発語的暴力をいう
暴行	物理的暴力をいう
介護への抵抗	介護者の助言や介護に抵抗し、介護に支障がある状態。単に助言に従わない場合は含まない
徘徊	客観的には、目的もあてもなく歩き回る状態。認知症だけでなく心因性の葛藤からの逃避的行為やその他急性精神病などでもみられる
火の不始末	たばこの火、ガスコンロなどあらゆる火の始末や火元の管理ができない状態
不潔行為	排泄物を弄んだり撒き散らす場合などをいう。体が清潔でないことは含まれない
異食行動	食欲異常の一種。正常では忌避するような物体、味に対して特に異常な食欲や嗜好を示すこと
性的問題行動	周囲が迷惑している行為と判断される性的な問題行動

WAM NET：主治医意見書記入の手引き（http://www.wam.go.jp/）より引用

どんな種類のBPSDがどの程度に生じているかを、介護者へのインタビューで半定量的に評価する方法として、研究ではNPI（Neuro-psychiatric Inventory）が標準的とされています。NPIは、妄想、幻覚、興奮、うつ、不安、多幸、無関心、脱抑制、易刺激性、異常行動の10項目で評価しますが、夜間行動と食行動を加えた12項目版もあります（12項目版でもNPIの点数は10項目の合計点）。インタビューには専門的なスキルが必要なので、質問票の簡易版（NPI-Q）もあり、こちらは臨床の場で使いやすいです。

病棟に「認知症ケア加算」を導入したことで、BPSD低減にどれだけ効果があったかを定量的に示す研究を行って学会・論文で発表しようと思ったら、このNPIやNPI-Qで定量的評価を行えばよいでしょう。その結果を明確に示せます。

筆者の「もの忘れ外来」での調査では、**NPI項目で出現頻度が高い順に無関心57.5%、興奮54.2%、易刺激性44.7%、不安39.7%、妄想36.9%**でした[3]。NPIは介護負担（distress）を同時に評価するので、BPSDの程度と、それによる介護負担度が同時に測定できるという利点があります。

行動障害の評価であれば、Dementia Behavioral Disturbance（DBD）scaleが広く使われています。全28項目の観察尺度であり、質問票なので使いやすいですが、妄想などの心理症状を含まないのでBPSD全体の評価尺度とはいえません。筆者がもの忘れ外来受診者で調査したところ、「何度も同じことを尋ねる」「物をなくす」「無関心になった」「昼間寝てばかりいる」の順に、これらの項目が過半数に出現していました[4]。DBDには出現頻度の高い13項目の簡易版もあります。

BPSDに影響する要因のアセスメント

臨床の場でのBPSDのアセスメントの要点は、**「どんなBPSDが」「どんな場面で」「どの程度」に生じており、そのために「誰がどの程度に困っているのか」を把握する**ことです。**認知症医療のアウトカムは「困り事の解決」なので、誰のどんな困り事かを押さえておく必要があります。**本人は困っていないBPSDもあるのです。

BPSDを治療するには、BPSDの背景要因をアセスメントすることが必須です。前稿「BPSDの基本」図１b（p.４）に示したように、数々の要因がBPSDに影響します。これらの要因のなかには、脳病変や性格、職歴のように看護で変えられない因子と、薬剤やケアの仕方のように変えられる要因があります。これらをすべてリストアップして、変えられる要因（介入可能背景因子や誘因）を変えていくことが治療となります。この考えを図１に示しました。

まず、図１に示したような**介入可能背景因子をアセスメントすると同時に、BPSDを引き起こす誘因を確認し、生じたBPSDに隠れている本人の不満・欲求や思いを本人の視点で考えて探り、本人の態度や言動を共感的に理解します。**BPSDが生じる前に不満・欲求に気づいて対応すれば、BPSDを未然に防ぐことも可能です（表２）。

具体的に「盗られ妄想」を例にとって示したのが表４です。このように、さまざまなBPSD背景要因を、もれなくアセスメントすることが必要です。

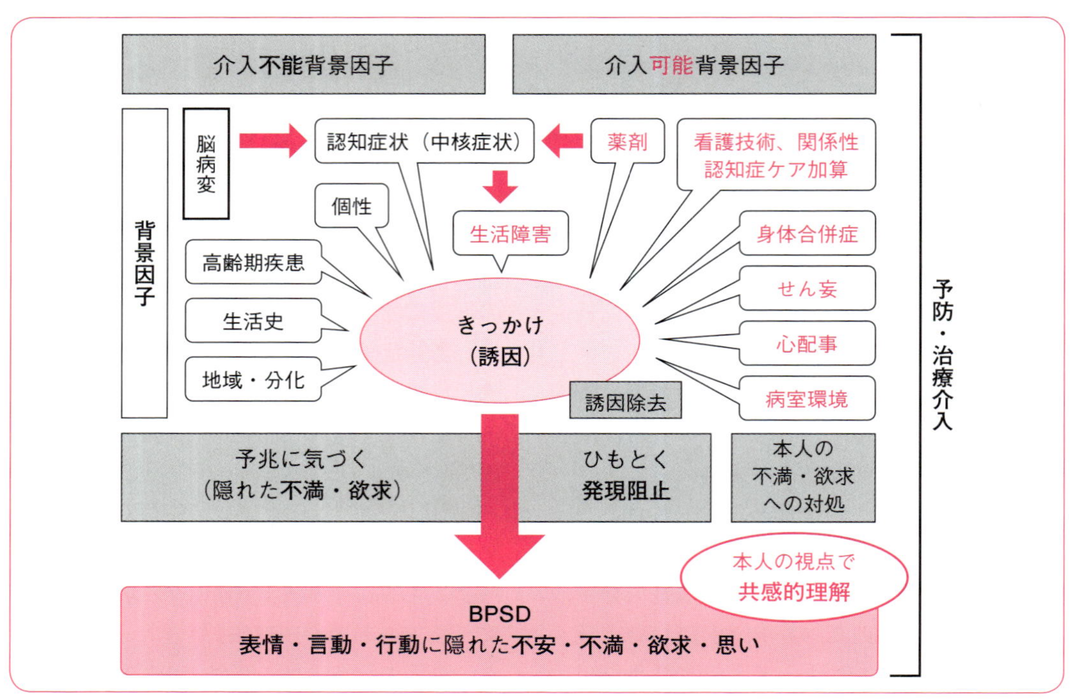

図１　病棟におけるBPSD予防・治療の方策

表４　「盗られ妄想」のアセスメント

記憶障害	しまい忘れのアセスメント。記憶障害がないのに生じれば、妄想性障害（精神疾患）の可能性がある。認知症を背景にしているのかどうかをアセスメント
判断力の低下	妄想を「正しいこと」と信じ、検証できない前頭葉機能の低下
犯人とされた人との関係性	相手とは仲がよいか、健康格差はないか（介護者は元気で外出も多いが、本人は生活を制限されているという格差）
せん妄	覚醒レベルは落ちていないか。変動はないか。夜間悪化の傾向はないか
住環境	他人が出入りする環境か、鍵をかけているのに入ってくるのか、犯人はどこから入るのか
薬剤の影響	ドネペジルなどアセチルコリンを増やす薬剤は、しばしば妄想に伴う攻撃行動を悪化させる。その一方で記憶障害に働いて、ときに妄想に有効な薬剤でもある
不安・喪失感	老化とともに身体機能が低下していくなかで生じる不安や喪失感が背景となる
身体合併症	片麻痺などによるADL低下が、被害的な妄想の背景となることがある。また、身体合併症がせん妄の要因となり、覚醒レベルが低下して妄想が出現する場合がある

引用文献

1. Maki Y, Yamaguchi T, Yamaguchi H. Evaluation of anosognosia in Alzheimer's disease using the symptoms of early dementia-11 questionnaire (SED-11Q). Dement Geriatr Cogn Dis Extra 2013；3 (1)：351-359.
2. 伊東美緒：認知症の方の想いを探る―認知症症状を関係性から読み解く．介護労働安定センター，東京，2013.
3. 山口晴保，他：認知症疾患医療センター外来のBPSDの傾向：NPIによる検討．認知症ケア研究誌 2017；1：3-10.
4. 山口晴保，他：認知症疾患医療センター外来でのDBDスケールによる行動障害評価の検討．Dementia Japan 2017；31 (3)：389-398.

BPSDの治療方針

山口晴保

BPSD治療の第一原則は「薬剤」ではなく「非薬物療法」です。BPSDを引き起こしている要因を検討し、それに対応することが解決策となりますが、多くは環境調整やかかわり方の改善などの非薬物療法です。その方法として、まず、**本人の思いを共感的に理解する方策**を述べ、次いで、**BPSDを過活動性（陽性）と低活動性（陰性）に分けて具体的に解説します。**方向と薬物については図1[1]に示しました。例えば、「焦燥」には少量のミルタザピン（半錠〈12.5 mg〉～1錠〈25mg〉）を処方する、というように読んでください。

本人の不満・欲求・思いに迫る

前稿「BPSDの予防」でもふれたように、認知症の人の多くは、健常者が理解しにくい困難を抱え、病識が低下し、不安を抱え、不

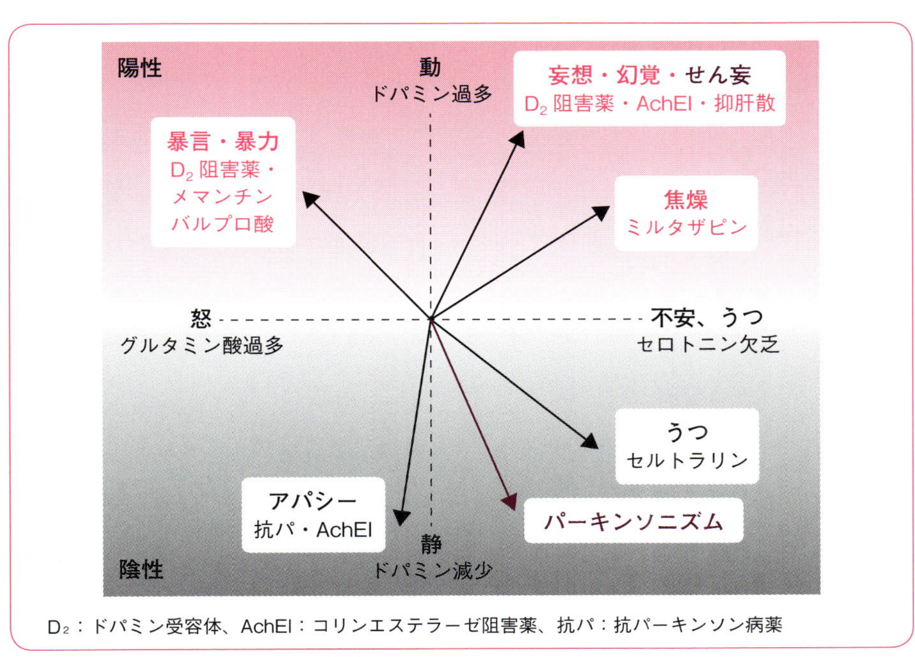

図1　BPSDの陰陽・動静と治療薬

山口晴保：BPSDと生活障害の治療薬．紙とペンでできる認知症診療術～笑顔の生活を支えよう．協同医書出版社，東京，2016：175．より引用

満もくすぶっています。そのことをしっかりと理解し認知症の本人と向き合うことで、共感的な理解が可能になります。事象として、「病棟から出たがって困る」という看護側からの視点だけでなく、「本人はどんな理由で出たいと思っているのだろうか」「出たいのにそれを制止されたらどんな気持ちでいるのだろうか」など、**本人の立場・視点で感じてみることが大切です。**わからない場合は、しばらく**本人と行動をともにしてその行動を真似てみる「ミラーリング」という技法**もあります。一方的に問題行動ととらえるのではなく、本人の困っていることを共感的に受け止めて対処しようとする態度がまず必要なのです。このような態度を相手に示すことで、解決の糸口が生まれます。

一方、「病棟から出たがる」→「看護師がダメと叱る（相手が悪いのだから叱って当然）」→「本人の不満が蓄積（何で私が叱られなきゃいけないのだ）」の悪循環では、問題が悪化していきます。本人の欲求は何なのか、その思いに共感して理解する、そして対応策をあれこれと本人の気持ちを思いながら考えるのが、BPSD解決の基本原則です。

過活動性BPSDの治療

1．イライラ、易怒性、暴言・暴行などの興奮や易刺激性への対応

①アセチルコリンを増やす薬剤のチェック

過活動性BPSDでは、まずドネペジルのような**興奮・過活動をもたらすアセチルコリンを増やす薬剤（図１のAchEI）をチェック**します。これらを中止するだけで穏やかになる症例にしばしば遭遇します。アルツハイマー型認知症へのドネペジル処方例の約１割に、このような過活動・易怒性が出現します。そして、１週間薬剤を止めてみると「劇的に」から「少し」穏やかになります。これによって、興奮・過活動が効き過ぎ症状であったことが判明します。

中止してしまうと進行が早まることが危惧される場合は、穏やかになってから半分程度の量（ドネペジルなら２～３mg）で再開します。経験上、半量投与で易怒性・興奮性の再発は防げることが多いです。このように、アセチルコリンを増やす薬剤の調整をまず試みます。

②怒る原因となることをやらない

次に、本人がイライラする原因、怒る原因を探します。おそらく介護者側の言動が本人のイライラを募らせ、暴力に結びついていることでしょう。本人に感受性を変えるように依頼しても、認知症のために本人が変わることは期待できません。そこで、介護者側が言動を変えるしかありません。介護者に「どんなときに怒るのですか」と状況を尋ねてみます。そうすると、例えば「この人の言うことを否定すると怒るのです」というように、「怒りスイッチ」が判明します。本人にも「どんなことでイライラしますか」と尋ねてみます。本人も「○○のとき」と答えてくれます。このようにして、**本人の怒りスイッチが判明すれば、あとはそのスイッチを入れないように言動を変えればよいのです。基本は、「達人は、怒りスイッチ　押しません」です。**

このように、本人のいやがることをしなければ、患者は怒りません。しかし、医療の現場では、「痛いことをがまんする」など、医療行為として本人の嫌がることもしなければなりません。本人に病識があり記憶がつながっていればがまんもできますが、認知症ではそれが困難になります。どうしたら痛みを少なくできるか、どうしたらがまんさせないですむか、その工夫が必要です。せめて、**がま**

んしてもらった後は褒め言葉とご褒美で感謝を示し、笑顔で終わるようにしましょう。

③抗精神病薬での行動抑制

行動障害型前頭側頭型認知症で顕著な易怒性の場合は、スイッチを入れなくても怒りますので、病棟での医療を継続するためには抗精神病薬での行動抑制が必要になります（やむを得ずですが）。経験的には少量（８～20mg）のクロルプロマジンがよいでしょう（保険適用外）。症状が軽ければ、チアプリドで治まるかもしれません。これらの薬剤は、副作用としてパーキンソニズムを生じ、誤嚥や転倒などのリスクが高まるので（そのため死亡率が上昇する）、嚥下や歩行がしっかりしている状態での投与となります。また、バルプロ酸（100mgで開始、400mgまで）も錐体外路症状（パーキンソニズム）を引き起こさずに興奮を静める働きがありますが、保険適用外処方となります。

2．盗られ妄想や幻視への対応

幻覚・妄想で過活動になっている場合の治療です。この場合も、アルツハイマー型認知症であれば、アセチルコリンを増やす薬剤を中止するだけで改善する症例にしばしば遭遇します。

盗られ妄想を例にして対応法を説明すると、まずは、その物がなくなって本人が困っていることに**共感的態度**で接します。そして、いつ、どこで、誰が、何を盗ったと思っているのか概略を聞き出します。次に、**①盗られたという物を探してみる、②盗られたという物の、代わりの物を差し出す（例えば、湯飲み茶碗なら別の茶碗を）、③再発防止策を提案する**、などの方法で応急的に落ち着かせます。特定のスタッフが犯人にされるようであれば、担当を変えることもやむを得ないでしょう。

盗られ妄想の背景には、**不安や役割の喪失などの背因が潜んでいる**ことが多いので、本人が安心できるような声かけを増やす、居場所をつくる、役割をつくるなど、コミュニケーションを増やすことが根本的な解決策となります。

盗られ妄想を薬物でコントロールする必要がある場合は、ペロスピロンやチアプリドのような抗精神病薬を用いますが、効果はあまり期待できません。基本的には使いませんが、妄想が暴力に結びつく場合や介護放棄に結びつく場合などはやむなく使います。アセチルコリンを増やす薬剤をメマンチンに変更

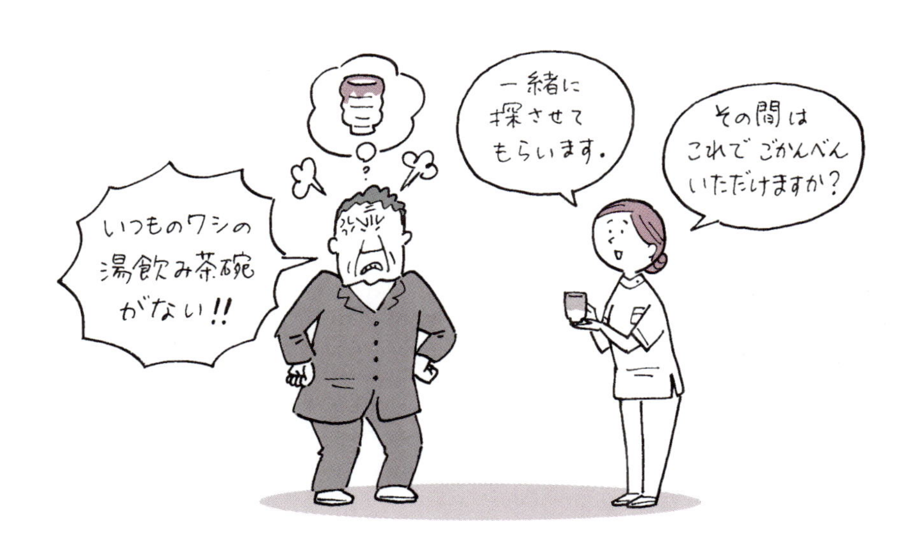

するだけで落ち着く症例もときどきあります。アセチルコリンを増やす薬剤のなかではリバスチグミン貼付薬4.5mgが、比較的易怒性を生じにくく妄想に有効なことがあります。また、**軽度の妄想であれば抑肝散も多少有効です。**

幻視はレビー小体型認知症のことが多く、アセチルコリンを増やす薬剤の少量投与が有効です。また、抑肝散もアルツハイマー型認知症の場合よりも有効です。幻視が重度の場合は、やむを得ず抗精神病薬を用いることもあります。**幻視は錯視であることが多いので、物を片づける環境調整により減らす**ことができます。例えば、壁のハンガーに掛かった洋服を見て「誰かがいる」というのであれば、洋服を片づけることで幻視を防げます。また、覚醒レベルが上がると幻視が消えるので、「これで幻視が消える」とおまじないを唱えながら目の前でパチッと両手をはたくと、幻視が消えることもあります。

レビー小体型認知症の場合は病識が比較的保たれているので、「あなたには○○が見えていますが、他の人には見えません。それは**幻なのであなたに危害を加えないから大丈夫です**」などと話すと、理解して安心してもらえます。このような告知が有効です。

3．無断外出・徘徊

場所の見当識障害が強いアルツハイマー型認知症では、外に出て家に戻れなくなるリスクがあります。行方不明予防のため、最近はGPS装置を有償貸与する自治体が増えています。出口に警報が鳴る装置をつけるなどの対策がありますが、**根本的にはその人の居心地のよいなじみの空間とそこでの役割をつくり、ここが自分の居場所とわかってもらうことが大切です。**

筆者が訪問した小規模施設では、本人が無断で出ることはないということでした。なぜかと訊くと、この施設では普段から本人が「○○に行きたい」といえば、「じゃあ行こう」と連れて行くからです。閉じ込めようとするから出て行くのであって、いつでも出られる環境なら無断で出ないで、申し出てくれるとのことです。病院では無理かもしれませんが、「帰宅願望」というレッテルを貼る医療者側にも責任があると考える必要があるでしょう。

レビー小体型認知症では、幻視で見えたものから逃れるために外へ出てしまうことがあります。この場合は、幻視への薬物・非薬物療法が有効です。行動障害型前頭側頭型認知症では、外に出ても戻ってきますが、他の家

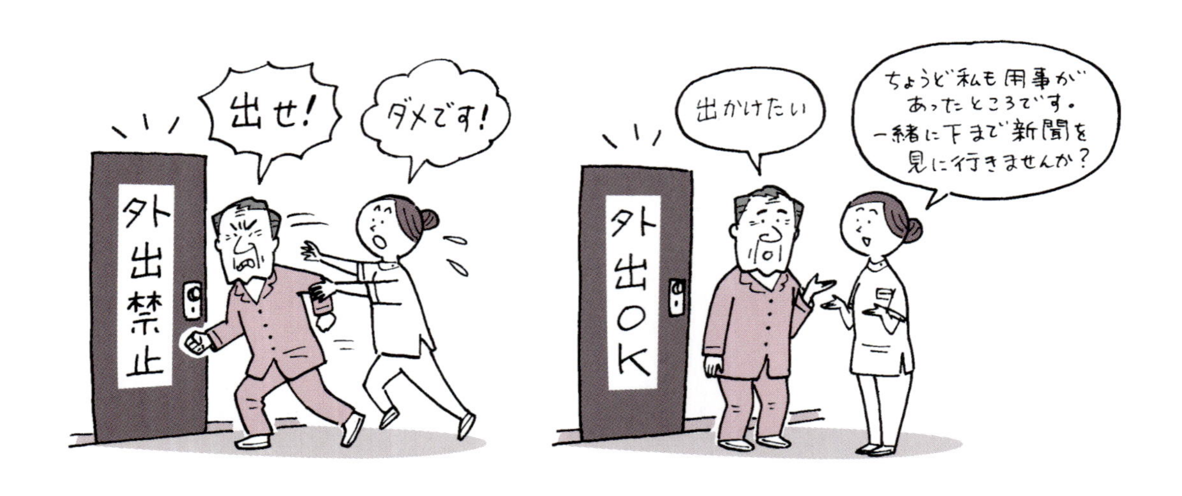

の自転車を持ってきてしまう、花壇の花を抜いてきてしまうなど、“おみやげ”つきで困ります。そこで、**クロルプロマジンなどの抗精神病薬で行動を落ち着かせる必要があります。**無断で病院外に出て、コンビニで酒とエロ雑誌を購入し、病室で飲酒とオナニーという症例も経験しました。病室巡回でこんな場面に遭遇したとき、「あら、楽しそうね」と冷静に声をかけられますか？　その場で叱ったり、取り上げようとすると、暴力というお返しが来るでしょうから。

低活動性BPSDの治療

活動性が低いと、周囲はあまり困らないのですが、ここでは「うつ」と「アパシー」を取り上げます。

1．うつ

うつの人は悲観的で自分を不幸と思い込んでいます。「私は価値のない人間で、世間は冷たく、未来はない」というのが悲観の典型です。健常者が励ましても効果はありません。まずは**「あなたは今のままでいいんです」というメッセージを伝えます。**寄り添うことが基本ですが、一緒に無言でいるだけでもかまいません。「私はあなたの味方です」「あなたを信じています」と伝わればよいのです。

薬物では、抗うつ薬を使います。抗うつ薬には眠気の出ないタイプと眠気の出るタイプがあり、基本は前者を使います。SSRIであるセルトラリンは副作用が少なく、使いやすいです。脳内のセロトニンを増やす薬剤ですが、身体運動継続でも脳内のセロトニンが増えます。元気が出てきたら運動量を増やすことで、薬に頼らずうつへの治療ができます。

2．アパシー

やる気のない状態が「アパシー」です。うつとは異なり悲観的ではなく、本人は困っていません。1日中テレビなどを見ていておとなしいので、家族も困っていませんが、放置しておくと廃用症候群（フレイル）が進みます。

非薬物療法では、「褒めておだてる」ことが基本です（ドパミンが増える）。ご褒美も少し役立ちます。薬剤ではアセチルコリンを増やす薬がしばしば有効です。逆に、メマンチンが過量になるとアパシーを引き起こしま

わしは 生きていても
しかたがない。
皆はのけ者にするし…
未来は絶望じゃ…
私はAさんが
大好きですよ。
このままでいいん
ですよ。

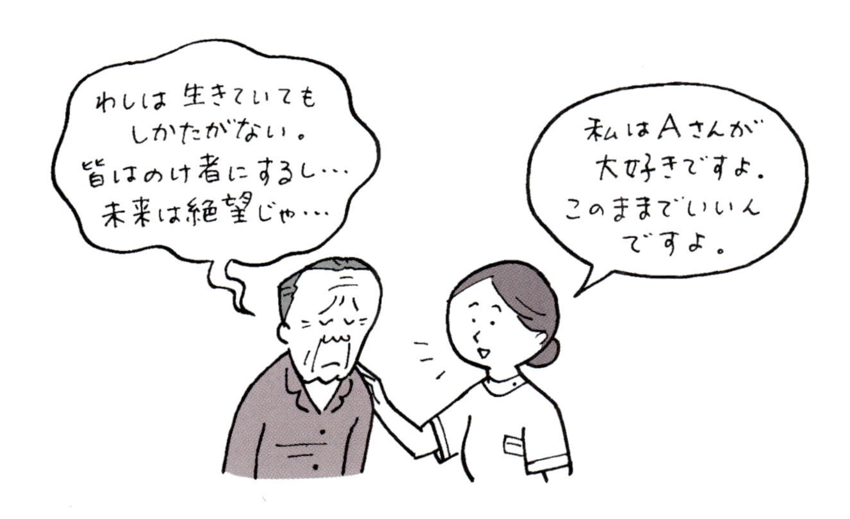

表１　BPSDへの対応のコツ

受診拒否	「叱責や　だまし討ちより　泣き落とし」
アパシー	「アパシーは　ほめてご褒美　誘い出し」
易怒性	「ケア上手　怒りスイッチ　押しません」
盗られ妄想	「盗られた！は　不安・混乱　背景に」
嫉妬妄想	「介護者へ　愛あればこそ　嫉妬する」
無断外出（徘徊）	「交流と　役割ありて　居場所なり」
異所排尿	「叱るより　ポジティブ思考　異所排尿」
着替え・入浴拒否	「本人の　気持ち考え　風呂誘う」
収集	「本人は　集めて満足　ちりの山」

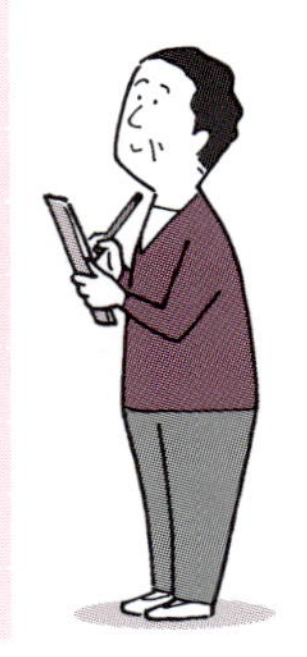

山口晴保：BPSDと生活障害各論．紙とペンでできる認知症診療術～笑顔の生活を支えよう．協同医書出版社，東京，2016：203-206，208-209，211-213．より引用

す。抗精神病薬もドパミンの働きを抑えるので、過量になるとアパシーを引き起こします。逆に、抗パーキンソン病薬（図１の「抗パ」）であるアマンタジン50～100mgはアパシーに対して有効です（せん妄の誘発に要注意）。

BPSDへの対応のコツ

BPSDへの対応のコツを表１に示しました[1]。例えば、ベッド脇のゴミ箱に異所排尿したら、「何でこんなところに」と叱るネガティブな反応ではなく、「ベッドの上ではなくてよかった」「ゴミ箱で助かった」と**ポジティブにとらえようとすること**で、心理的介護負担が減ります。認知症をネガティブにとらえるのではなく、ポジティブにとらえてほしいのです。

認知症やBPSDに関して実践的な医療知識をもっと身につけたい方は、図１、表１の出典元となっている山口晴保著『紙とペンでできる認知症診療術～笑顔の生活を支えよう』[1]をお読みください。

引用文献

1．山口晴保：紙とペンでできる認知症診療術～笑顔の生活を支えよう．協同医書出版社，東京，2016.

BPSD看護 成功のポイント

内田陽子

原因追求のアセスメントと４つのケア原則

BPSD（behavioral and psychological symptoms of dementia）は認知症の症状だからしかたがないとあきらめず、その原因追求のためのアセスメントが重要です（図１）。以下に事例を紹介します。

パーキンソン病で入院してきた80歳高齢患者の大声の原因

患者が、夜間に「助けてくれ、殺される」と大声で叫び出しました。看護師は、ただちに医師へ連絡して鎮静薬を投与しましたが、効果はありませんでした。翌朝、患者の腹部が膨満しており、尿閉を起こしていることに気づいたため導尿したところ、患者は穏やかになりました。**暴言の原因は、尿閉で何とかしてくれという叫び**だったのです。

パーキンソン病は排尿障害を引き起こすことも多く、また、高率で認知症も合併します。加えて、もともと認知機能が低い高齢患者が、慣れない病院に入院し、トイレの場所もわからず、どうしたらよいか困っている状況も推測できます。

急激に起きる一時的なものは「せん妄」ですが、認知症をもつ人はせん妄になりやす

助けて！
殺される〜
でも変だ！
隠れた原因が
あるかも!!

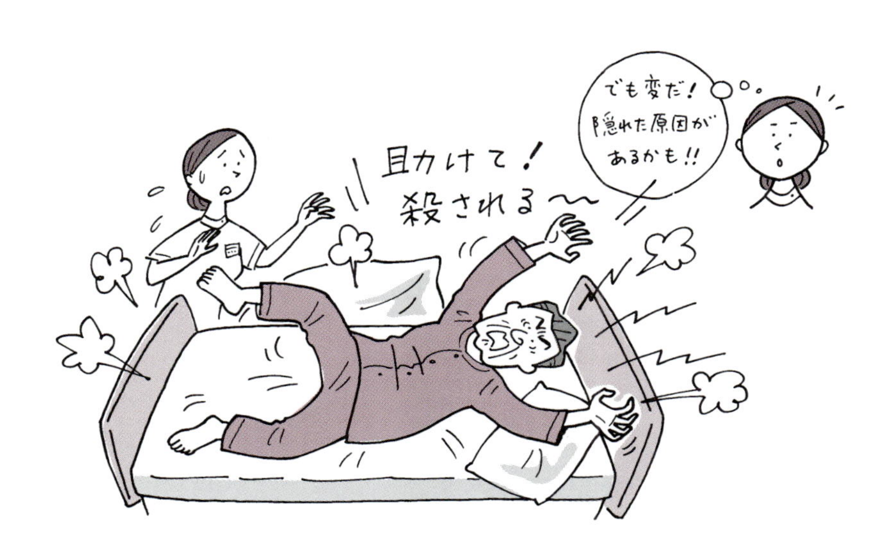

く、せん妄をたびたび起こす人は認知症になるリスクが高いといわれています。臨床では両方をもつ患者もいます。BPSDとせん妄ケアの一致する大切なことは、原因追求のアセスメントです。

BPSDの原因では、①疾患・症状、②薬剤、③環境、④性格・個性の４つに着目し（表1）、それにもとづいて、①体調を整える、

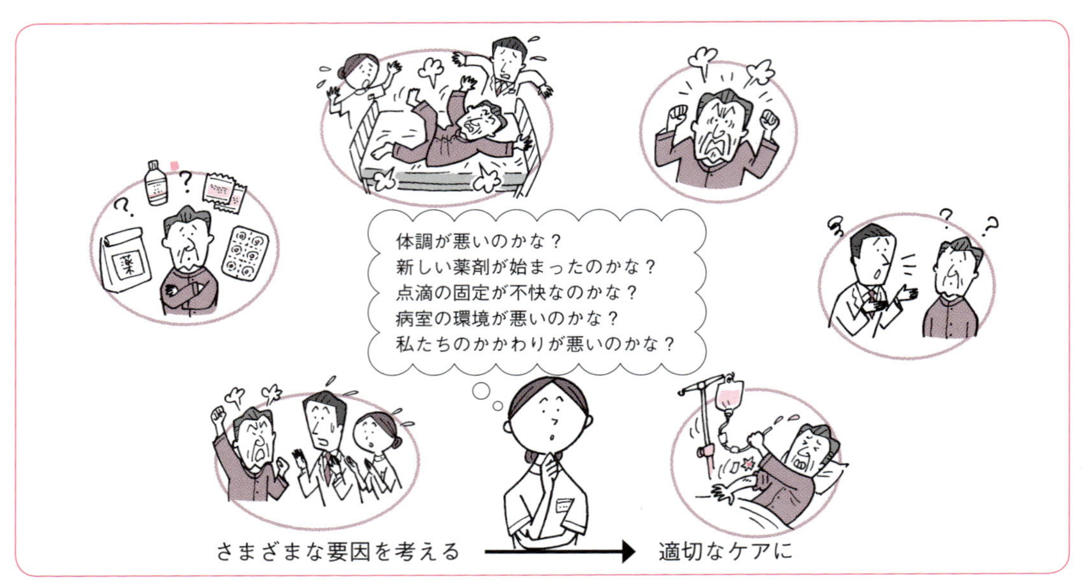

図１　BPSDの原因は？

表１　BPSDを引き起こす疾患・症状と薬剤、その他の例

1．**疾患・症状**
- 甲状腺機能低下症、ビタミンB_1・B_{12}欠乏、低酸素症、高血糖、低血糖、電解質異常、脳・髄膜炎、脳腫瘍、正常圧水頭症、慢性硬膜下血腫、うつ病、発熱、感染、脱水、疼痛、かゆみ、便秘、嘔気など

2．**薬剤**
- 抗潰瘍薬（H_2ブロッカー）、向精神薬、抗うつ薬、抗ヒスタミン薬、抗コリン薬、ドネペジル、睡眠導入剤、睡眠薬、抗パーキンソン病薬、感冒薬、筋弛緩薬など

3．**環境**

4．**性格・個性**

木村武実：BPSDの原因．BPSD症例から学ぶ治療戦略―BPSDへの対応を中心に―．フジメディカル出版，大阪，2017：43．をもとに作成

表２　BPSDやせん妄のケア４原則

1．**体調を整える**
- 原因となっている症状・疾患を治療する

2．**薬剤の影響を考え、減量・中止の方向へ**

3．**環境整備**
- 不快なものを取り除く（カテーテルなども含む）
- 騒音、光、温度などの調整

4．**コミュニケーションの工夫（看護師らの接し方）**
- その人らしさを認め、やさしく、ていねいに、寛容で

②薬剤調整、③環境整備、④コミュニケーションの工夫で対応します（表2）。

入院時の情報からBPSDを予測し、対応を講じる

看護師は、入院時に必ず患者の情報をとります。**高年齢**、認知症の既往、脳疾患、糖尿病、呼吸器や心不全、栄養不良、脱水など、**脳の脆弱性を助長する疾患や症状はないか**、**BPSDを引き起こす薬剤**を服用していないかなどを確認します。また、**生活環境（独居など）**にも着目します。さらに、一見して穏やかなタイプか、もしくは頑固そうなタイプかなど、患者の**性格**もさりげなくチェックします。これだけでも、入院中にBPSDが起きやすいかどうか予測できます（図2）。

認知症をもっていても診断を受けていない患者は多いです。**受け答えの反応で、認知機能を確認**します。そして、BPSDを起こしそうかおおまかに判断し、対応策を早めに考えておくことが大切です。

また、入院前に認知症の診断がついていれば、入院中に起こるBPSDが確実に予測できます（表3）。**予測しながら注意してかかわると、BPSDの発症を抑える**ことができます。

アルツハイマー型認知症は妄想が出やすいので、「そのお気持ち、よくわかりますよ」などと常に共感的なアプローチをします。レ

【情報】
□89歳
□脳梗塞の既往が２回
□糖尿病で低血糖発作３回
□軽度の認知症と診断あり
□一人暮らし、妻は５年前に他界
□この病院は初めて入院
【アセスメント】
□見当識・記憶障害あり
□BPSDを起こす確率高い
□体調管理と薬剤副作用の発現に注意
□トイレや検査室の案内にも配慮が必要
□温かい声かけも忘れずに
ここは ○○病院です よろしくお願いします。
ここはどこ？ 妻は逃げたのか？
奥さまも まもなく 来られますよ。

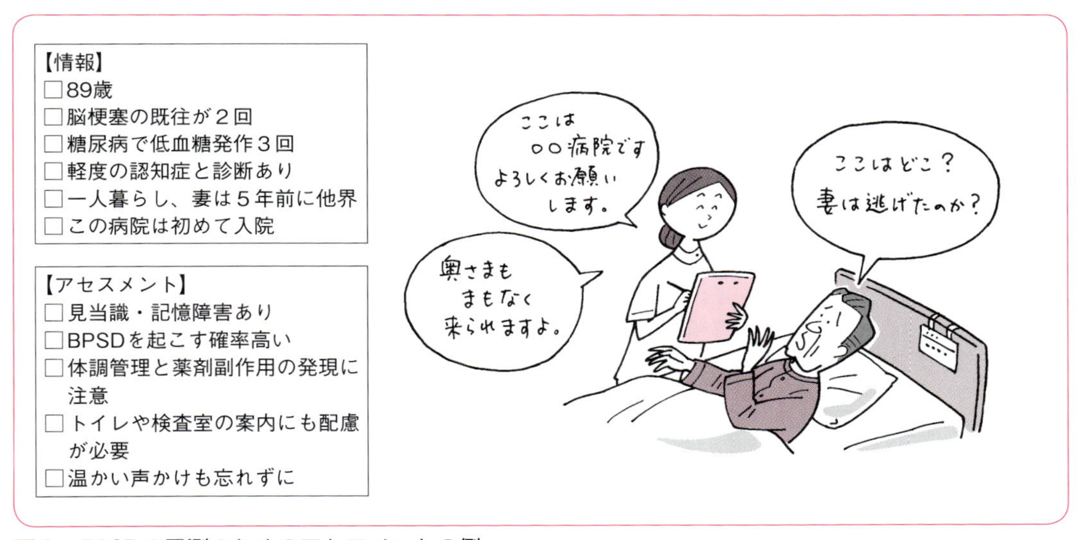

図2　BPSDの予測のためのアセスメントの例

表3　認知症別によるBPSDの特徴

アルツハイマー型認知症	盗られ妄想、嫉妬妄想、徘徊、濫集（らんしゅう）、介護抵抗、気分の変動、注意すると過敏に怒る
レビー小体型認知症	幻覚に支配される多動傾向、転倒、床のものを拾う行為、いない人に呼びかける
血管性認知症	気分の不安定、易怒性、昼夜逆転の睡眠・覚醒リズム障害、夜間せん妄
前頭側頭型認知症	盗癖、暴力、常同行動（いつも決まった行動）、反社会的な行動でも反省しない

服部英幸：過活動状態（いわゆる興奮・不穏のある例）（Hyperactive BPSD）の診方，考え方．服部英幸編著，BPSD初期対応ガイドライン．ライフ・サイエンス，東京，2012：29-30．を参考に作成

ビー小体型認知症の場合は幻視によるBPSDが出現しやすいので、否定せずにおおらかな気持ちで接することが重要です。本人には目の開閉、視線を外させる、歌を歌うなど、別の行動をとってもらうことも有効です。

夜間せん妄には、昼間の運動やリハビリテーション、レクリエーション、日光浴、痛みやかゆみの軽減、就寝前に軽食や飲水などを行います。布団に湯たんぽを入れたところ、夜間ゆっくり休まれた患者もいました。

主疾患と認知症の兼ね合い・バランスを考え医師と協議する（図4）

主疾患で入院した患者にはその治療が優先されます。そのときに、点滴や酸素マスク、薬剤投与が行われますが、認知症をもつ患者はその意味がわからず拒否したり、チューブ類や点滴などを抜いてしまうことがあります。可能な限り**その治療を短くするように努力する**ことはもちろん、できるだけ**苦痛のないように、患者の注意が向かないように配慮する**ことが必要です。例えば、点滴や胃ろうなどのチューブ類は視界に入らないようにする、モニター音を静かにする、昼夜がわかるように照明を調整する、絶食で酸素吸入の場合は口腔ケアをこまめに行い快適感を提供する、面会制限を解除し患者が本当に安心できるよう家族の面会を許可するなど、こまめに配慮するだけでBPSDは違ってきます。

また、主疾患の治療に必要な薬剤がBPSDを引き起こしている場合は主治医に相談し、そのバランスについて検討します。もちろん、主疾患がよくなれば患者の体調も回復し、BPSDも減少していくことが考えられます。しかし、主疾患治療が優先され**BPSDに対しては薬剤を使用し、やむを得ず身体拘束を実施することもあります。そのときは、薬剤投与の減量や中止、身体拘束を解除すべきかどうかを毎日きちんと検討**する必要があります。

受け持ち看護師だけがこれらを担うのではなく、チームで共有し負担を分け合います。認知症ケアは、そもそもチーム全体で取り組むべきものです。

主疾患
治療
うまくバランスを
とるのがコツ!!
認知症
ケア
主疾患が
優先でしょう
ちょっと待って、
認知症にやさしい
治療やケアは
ないかしら？

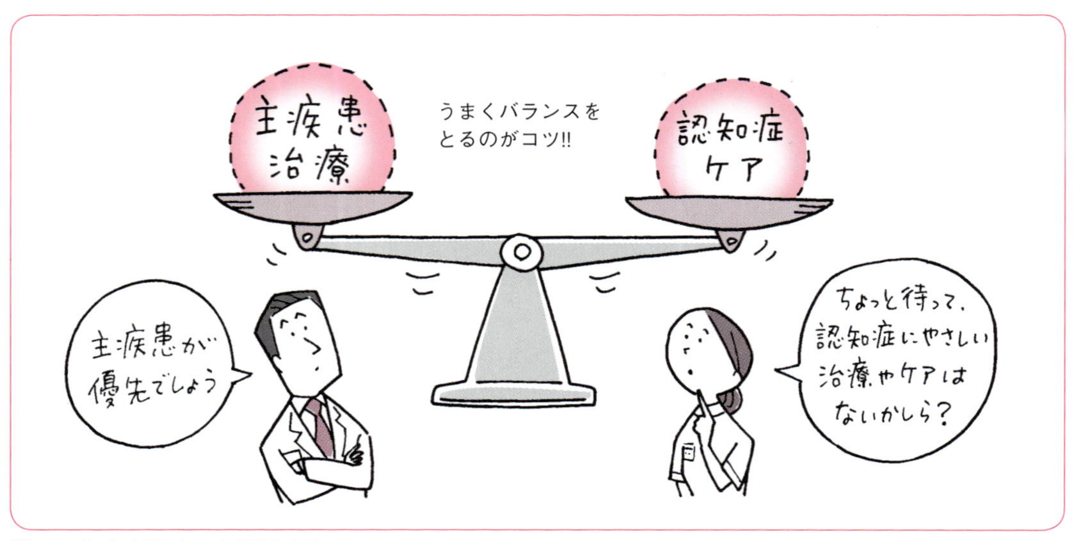

図4　主疾患治療 VS 認知症ケア

BPSDに潜む気持ちや感情に気づき、人生を想像して対応する：大逆転の認知症ケア

BPSDの特徴にある「濫集（らんしゅう）」とは、意味のないものを集めることをいいます。収集癖と呼ぶ人もいますが、病棟では身の回りのもの、ほかの患者の物や廊下にある物などを集める場合があります。身体的には前頭前野や側頭葉の病変が考えられますが、不安や恐れ、孤独感や寂しさが潜んでいます。

看護師は、安全管理の面からやめさせようと注意しますが、本人は反省するどころか怒ってしまうため、病院によっては物を一切置かない殺風景な部屋にしたりするようです。しかし、**根本原因が寂しさである**とすれば、それは非効果的です。そこで、逆に物を集めてもらってはどうでしょうか？　これが「**大逆転の認知症ケア**」です。発想を変えてみるのです。以下に、事例を紹介しましょう。

濫集がみられた認知症患者

患者は、何でも物を集めてきて職員を困らせていました。そこで、中身が見えるエプロンを作成し、その中に本人のお気に入りの物を入れていただいたところ、患者は落ち着きを取り戻し、笑顔がみられるようになりました（図５）。エプロンは、かつて患者自身が最も輝いていた女性としての役割を象徴するシンボルです。**歳を重ね認知症になった患者から、かつての人生を想像する力**が看護師には求められます。

コミュニケーションの工夫

認知症をもつ人は、混沌とした、つかみどころのない迷路のような世界を、孤独で、手探りで生きています。さらに身体疾患が加わり、得体の知れない病院に入院し、看護師と人間関係をつくっていくことは患者にとって大変な作業です。特に、看護師からは指示が多く出され、それを理解することはとうてい無理で、朝から注意され失敗し、叱られっぱなしの毎日となります。**看護師は、「こちらの指示にしたがってほしい、こちらの都合も**

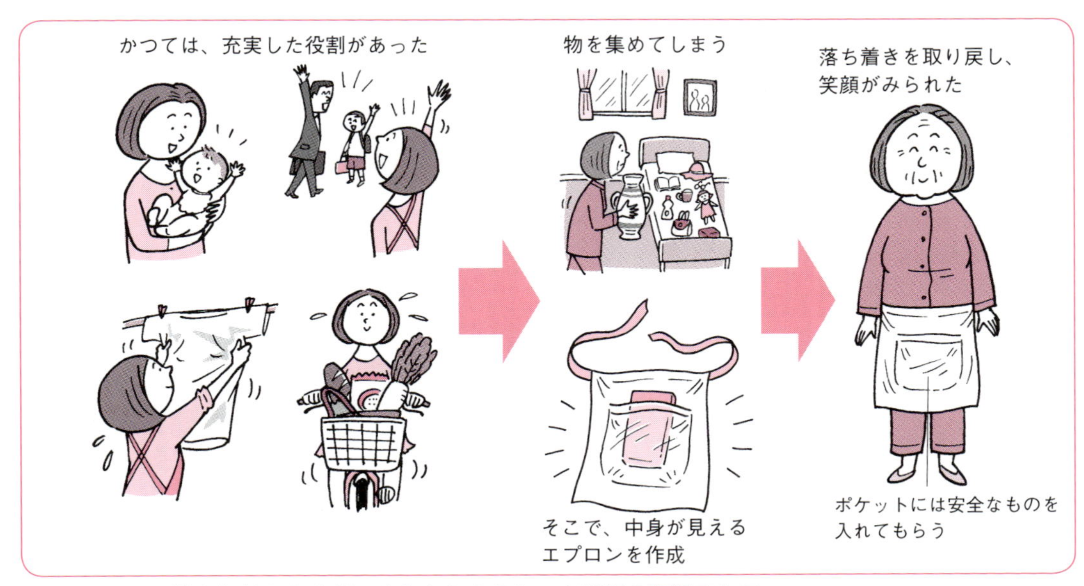

図５　BPSDに潜む気持ちと患者の人生をふまえた、大逆転の認知症ケア

察してほしい」、「反省してほしい」という患者への期待は捨てましょう。それよりも、**その人の気持ちや不安を推察し、相手にお願いし、共感する**ほうがうまく進みます。

表4は、私たち看護師が陥りやすい傾向を示しています。これを例に挙げると、看護師は転倒予防をすることしか頭になく、患者の気持ちは置いてけぼりにされ、互いのコミュニケーションが成立していません。しかし表5では、患者の不安に気づき、不安の原因を判断し、病棟を一緒に歩くことで患者の見当識を高めるよう時間を割いています。言葉も

表4　認知症患者（Aさん）と看護者とのコミュニケーション（失敗例）

認知症患者	看護者の思い	看護者の発言	考察
①昼食が済む「家に帰りたい。私はこれからどうなるのでしょうか」	②ああ、困った	③「そんなこと言わないでくださいよ。ご飯を食べたばかりだから、少しゆっくりしていましょう」	・患者は「自分は知らない場所に来てどうすればよいのかわからないので、教えてほしい」という気持ちがある。しかし、看護師は否定
④「……。先生、私はどうしたらいいんでしょうか」と言い、椅子から立ち上がる	⑤動くと危ないよ	⑥「何もしないで、少しここで休んでて」と声をかけ、患者を椅子に座らせる	・看護師は、患者が立ち上がって転倒すると困るので、患者を説得する
⑦その後も、ずっと「先生、先生」と言い続けている		その後も「座っていてください」と言う	・患者の本当の気持ちに気づかず、平行線のまま

表5　認知症患者（Aさん）と看護者とのコミュニケーション（成功例）

認知症患者	看護者の思い	看護者の発言	考察
①昼食が済む「家に帰りたい。私はこれからどうなるのでしょうか」	②入院したばかりで不安なんだな	③笑顔で「Aさん、こんにちは。私は担当看護師の○○です。握手していただけますか？」	・看護師は自己紹介しスキンシップを求める（敵と思われない配慮）
④看護師と握手する「温かい手だね……。看護師さん、私はどうしたらいいですか？」	⑤入院治療を理解してもらう時間が必要だ	⑥「ここはK病院です。少しご案内させていただきます。一緒に歩きませんか？」と声をかけ、患者と手をつなぎ病棟を歩く	・認知症患者の「ここがどこだかわからないし、何をどうしたらよいかわからないので教えてほしい」という心の叫びをキャッチする ・病院の状況を、言葉だけでなく見たり動いたりして理解してもらう
⑦キョロキョロしながら「ここは病院なんですね。寝間着の人や包帯の人もいますね。私も先生に診てもらうんですね」	⑧少しわかってきたかな		
		⑨「Aさん、これから胸の写真を撮りに行くのですが、私もお手伝いさせてもらっていいですか？」	・命令・指示ではなく、「お手伝いさせてください」とお願いの言葉をかける。友好的な感情を交わす
⑩「いいですよ。ああ、よかった」と笑顔	⑪安心したようだ	⑫「喜んでいただけて、私も嬉しいです」	

表6　認知症高齢患者へのコミュニケーション作法

- 本人の病識の低下←病識をもたせる・反省させるかかわりは非効果的
- 空気が読めない←察してほしい要望はもたず、本音でつきあえる人ととらえる
- 情報処理ができない、全体像がつかめない←多くの要件を一度に言わず、そのつど一つ一つ伝える
- 自分の体・感覚がつかめない←身体の部分に触れ、感覚を確認しながらかかわる
- 病棟は言葉や雑音の無法地帯←騒音をなくす
- 言葉だけではつながらない←表情は笑顔・ジェスチャーは大振り、声のトーンはやさしく

〈つながりの作法〉
①自己（その人らしさ）をイメージ化し、共有すること→その人の人生や生活を想像する
②日常の舞台を共有すること→その人の生活様式に従うこと
③「等身大の自分（弱さと限界を超えたありのままの自分）」を共有→できること・できないことを認める

命令・指示的でなく、相手の意思を確認しお願いするというていねいな口調です。また、笑顔、スキンシップも取り入れます。私たちは、言葉だけで患者とつながろうとしますが、表情、声のトーン、話す速度などからも看護師の心のうちは患者に伝わっています。表6を参考に、笑顔でやさしく接することを心がけ、身振り手振りや、ときには実演し、ユーモアも取り入れてみましょう。

療養環境の調整

病院と住み慣れた自宅とでは療養環境はずいぶん違います。認知症患者は、環境が異なると適応するのが難しいので、入院しただけでBPSDが出現しやすいです。できる範囲のなかで、認知症にやさしい療養環境の工夫を考えてみましょう（表7）。

表7　療養環境の工夫

①目につきやすい場所に置く
②メモ、ラベルなどを貼る
③多様な場所（心が安らぐ場所）をつくる
④個別の空間をつくる（廊下や広場にソファを置く）
⑤なじみのものを使う（カレンダー、枕や毛布、コップ、写真など）
⑥トイレは電気を点けて明るくしておく
⑦標識は目線と同じ高さに
⑧色にメリハリをつける
⑨整理整頓・掃除はこまめに行う
⑩騒音を立てない
⑪情報を重ねない

BPSDの発現やその影響を緩和するような看護師の特性

最後に、BPSDの発現を緩和させる看護師の特性について説明します。

私は、一時体調を崩した実母から「やさしく接してほしい。何もできないと決めつけないで、バカにしないでほしい」と言われ、はっとしたことがあります。頭ではわかっていても、相手を固定概念で決めつけ、厳格な対応をしてきた自分に気づき、素直に反省しました。

看護師は、患者を疾患でみる傾向にあります。また、患者に対して指示し、管理しようとします。認知症患者のBPSDから自分たちのかかわり方について学ぶことはたくさんあります。認知症は、波乱万丈な人生を一生懸命生きてきた人の一つの現象であり、その人らしさはどんな状態であれ尊重されるべきものです。「患者に指示、管理」ではなく、「失

表8　BPSDの発現やその影響を緩和するような看護者の特性

親切、ゆっくりと辛抱強く面倒見がよい、患者に温かい態度で共感する
行動の背後にある原因や意味を理解しようとする、生活にかかわらそうとする
患者を厳格に管理するのではなく柔軟な対応ができる、変化を大目にみられる
個性を尊重する、ユーモア感覚がある、愛する人が認知症であることを恥じない
患者の限界にこだわりをもたない

本間昭訳：介護者への助言．日本老年精神医学会監訳，第２版 認知症の行動と心理症状 BPSD．アルタ出版，東京，2013：102．より改変して引用

敗は誰でもある。何をどうしたらよいか困っておられる患者のために、私たちが力になる」という姿勢で接するようにしたいものです。

しかし、ときには心が折れてしまう看護師もいるでしょう。そんなときは、自分を責めるのではなく**チームで助け合って、負担を分け合いながら進めていくのが認知症ケア**です。例えば、新人看護師がやさしく接しても暴言を吐く男性の認知症患者には、貫禄あるベテラン看護師が接したほうが納得される場合もあります。また、常同行動をとる患者が15時になると掃除をしようとする場合は、看護助手らに協力を求めたほうが効果的です。事務職員のなにげない言葉が患者の興奮を和らげる場合もあります。職員一丸で取り組むために、**病院では職種の壁を超えて認知症研修を定期的に行いましょう。**

表８に、認知症患者のBPSDの影響を緩和するような看護者の特性を示します。

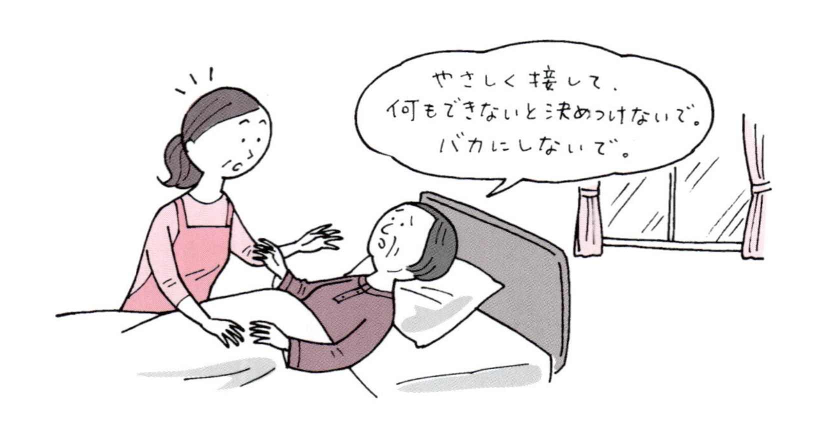

せん妄と認知症の区別、せん妄の看護

内田陽子

せん妄と認知症の区別

脳は体調不良に敏感に反応する臓器です。**身体の疾患や症状に影響され、急に意識障害が起きる場合、これはせん妄です。急に高齢者がおかしくなった場合、まずはせん妄を疑います。**症状が徐々に悪化し長期化するのは認知症です。せん妄は意識障害、認知症は認知障害で病態が違うため区別が必要です。しかし、せん妄をたびたび起こす人は認知症のリスクが高く、認知症患者はせん妄を起こしやすく、両方合併している人も多いのが現実です（表1）。

せん妄の種類

せん妄の特徴である症状には、普段とは違う表情や行動、例えば、目つきや顔つきが異様である、逆に、声をかけてもボーッとしている、何度も同じ行動をとる（引き出しを出したり、入れたりをくり返すなど）などがあります。加えて、認知症と共通する症状は、

表1　せん妄と認知症の違い

せん妄	認知症
急激に起きる、一時的、動揺性、夜間不眠で日中傾眠、幻覚・錯覚・幻視を伴う、元に戻る 〈せん妄の診断の要になる症状〉 ・注意力の低下、意識障害 ・認知の変化（記憶欠損、失見当識、言語障害）、知覚障害 ・短期間で出現し、1日で変動 ・身体疾患の直接的な生理学的結果でもたらされているもの	徐々に進行する、持続性、固定性 〈認知症の診断の要になる症状〉 ・記憶障害がある ・失行、失認、失語、実行機能障害のどれかがある ・社会生活に支障をきたす ・脳などの身体的な原因があるか、あると推測できる ・意識障害はない
注意：せん妄と認知症・両方の合併も22～89%（経過のどこかで発症、数字は文献によって差がある） せん妄をたびたび起こす者は認知症のリスクが高い 認知症患者はせん妄を起こしやすい	

内田陽子：事例介入と看護計画の作成，実施，評価「認知症ケア加算1，2」で看護師が行う共通事項と相違点．内田陽子編著，できる！認知症ケア加算マニュアル．照林社，東京，2016：56．より引用

記憶や見当識障害などがあります。**いつもとは違う急な症状、意識が低下している点がせん妄であり、認知症との区別になります。**せん妄は、過活動型せん妄と低活動型せん妄、混合型せん妄に分けられます（表２）。過活動型せん妄は看護師がすぐ気づきますが、低活動型せん妄は手がかからないために見逃しやすいです。前者は安全管理、後者は廃用性が進行し寝たきりになりやすいので、早期に発見し、回復することが重要です。

せん妄の予兆と早期対処

次の①〜⑧は、せん妄の予兆を示す症状です。①視線がキョロキョロして合わない、②注意しても点滴ルートやカテーテルを何度も触る、③起きる・寝るという動作をくり返す、④ほかの動きに気をとられる、⑤突然怒る・夜間どなる、⑥話がくどい・しつこい・同じことを聞いてくる、⑦会話がかみ合わなくなっている、⑧夕方になると症状を訴える、などがあります。**せん妄は、準備因子、直接因子、促進因子から発生します**ので、もともと発生しやすい患者かどうか、患者背景から予測し、直接の原因である身体疾患の治療および薬剤調整を行い、促進因子に注意します（表３）。**看護師は各因子に介入し、リスクを下げるようにします。**具体的な対処として、環境整備・見当識へ働きかけ（時計やカレンダーの設置）、混乱への声かけ、拘束の検討や解除等の従来の看護に加えて、**脱水予防、電解質調整、疼痛や排泄コントロール、離床の促進、リスクになる薬剤減量や中止、多剤併用の確認、感染予防と感染・発熱時の対応、視覚・聴覚への対応（眼鏡や補聴器の装着）、睡眠リズムの調整等の積極的な看護介入**が必要とされています。これらは、主疾患の治療とともに進めていくものです。通常、治療が順調にいけばせん妄も回復していきます。看護師は医師と連携をとりながら、せん妄や認知症への対処も目を配っていきます。薬剤（抗精神病薬・抗うつ薬・抑肝散・リバスチグミンなど）が必要な場合、患者の症状を伝え、効果や副作用もふまえて薬剤評価し、医師と相談をしていきます。

表２　せん妄の種類と鑑別

過活動型せん妄	看護師の目につきやすい 興奮、錯乱、夜間せん妄、不眠、声高など 【注意】認知症BPSDとの鑑別
低活動型せん妄	看護師が見逃しやすい 無表情、昼間の傾眠、無気力など 【注意】うつ・アパシーとの鑑別
混合型せん妄	過活動と低活動型の反復、昼間寝て夜騒ぐ 【注意】認知症BPSD、うつ、アパシーとの鑑別
それぞれ経過をみる、よく観察することで判断する 例： ・前夜興奮していたのが朝ケロリとしている→一時的なものはBPSDではなく過活動性せん妄の可能性が高い ・やる気がなく、刺激しないでいると何もしない→アパシー ・本人が困っている様子があり、話しかけるとつらそう→うつ病 ・常にボーッとしている→低活動型せん妄の可能性が高い	

内田陽子：事例介入と看護計画の作成，実施，評価「認知症ケア加算１，２」で看護師が行う共通事項と相違点．内田陽子編著，できる！認知症ケア加算マニュアル．照林社，東京，2016：56．より引用

表３　せん妄の発症因子（原因）とアセスメント

準備因子（もともとなりやすい）	直接因子（身体疾患や薬剤など）	促進因子（さらに拍車をかけるもの）
●患者の背景をアセスメント 【例】 ・高齢、認知症、頭部疾患、脳血管性疾患、ストレスに弱い性格 ・男性 ・アルコール多飲 ・せん妄の既往	●患者の疾患・症状・薬剤をアセスメント 【例】 ・中枢神経疾患、代謝障害、電解質異常、ショック、熱傷、感染、腫瘍、術後、呼吸・循環不全など ・抗コリン薬・ステロイド、抗腫瘍薬、オピオイド鎮痛薬、ベンゾジアピン系薬剤など	●患者の環境・スタッフのかかわりをアセスメント 【例】 ・環境の変化、身体・精神的ストレス、感覚の遮断 ・ICU、CCUなどの環境 ・拘束状態 ・睡眠妨害（騒音、照明など）

内田陽子：事例介入と看護計画の作成，実施，評価「認知症ケア加算１，２」で看護師が行う共通事項と相違点．内田陽子編著，できる！認知症ケア加算マニュアル．照林社，東京，2016：57．より一部改変して引用

積極的な観察とやさしいフィジカルアセスメント

認知症患者は体調不良や苦痛をうまく訴えられず、暴力や暴言などを示すことがあります。「認知症だからしかたない。ふれない」ではなく、**身体診査や検査の必要性をやさしく説明し、協力を求めます。**例えば、「Aさんが困っておられることをみつけるために、お体を触らせていただいてもよいですか？」などとていねいな態度で、マッサージをしながらやさしく身体を探ってきます。本人の表情やちょっとしたしぐさから苦痛や異変に気づき、「ここが痛むのですね」と本人の目をみつめながら確認していきます。このような、ていねいで積極的な観察とやさしいフィジカルアセスメントが、心身の変調を見つけ出すことに役立ちます。**せん妄は適切な対処で元に戻りますので、タイムリーな予測と看護介入が必要**となります。近年、認知症とともに、せん妄も含めたチーム活動を行っている病院もあり、両者にきちんと対応することが現場では求められています。

＊

第１章では、BPSDやせん妄がさまざまな要因で出現すること、その要因に対してケアを考えていくことが重要ということを説明しました。

第２章では、皆様の病棟での困り事に対して、仮説（考えられる要因）を定めて回答していきます。

コラム 1

看護計画にも退院後の視点を加えよう

内田陽子

退院支援は入院時から考えます。最近では入院前から検討している病院も出てきました。認知症患者が入院してくると、看護師は目の前のせん妄やBPSDの対応にばかり目がいき、それを抑えようとするあまり、廃用が進み長期入院となることもしばしばです。しかし、せん妄やBPSDは体調や薬剤が原因となる場合も多く、看護師がその原因（痛みや便秘、カテーテル類など）を見きわめ対処すれば、治療とともに状態は改善していきます。状態が改善してから、退院後の支援を考えていくのでは遅いので、早期から看護計画にも退院後の視点を加えていきます。

表はその例を示しています。入院中から病棟環境を整えていく際には、自宅環境の情報を家族から得て活用すると同時に、退院後の環境整備・住宅改修が必要か検討します。また、入院中の呼吸リハビリテーション実施だけでなく、退院後も継続してできるようなサービスはないか考えます。再入院しないように入院中の本人や家族指導だけでなく、それが自宅でも実施可能なものか、家族でもできることなのか、さらに深く検討するため、退院後訪問指導料・訪問看護同行加算算定も計画に入れます。もちろん、本人や家族の意思決定が最重要となりますので、意思を確認しながら（本人にもわかりやすい言葉や図で説明し、同意を得る）介護保険申請やケアマネジャーの決定、サービス導入へとつないでいきます。

表　在宅支援に向けた案を組み込んだ看護計画の例

＃夜間せん妄・帰宅願望が強く、カテーテルなどを抜いたり立ち上がったりする行動がみられる
ニーズ：①夜は安心して眠りたい、②留置カテーテルは抜いてほしい、③家に帰りたい
長期目標：肺炎の状態が改善し、自宅に帰ることができる
短期目標：①患者から眠れたと笑顔がみられる、②トイレで排泄できる、③在宅支援も決定して自宅に戻れる

具体策	在宅支援・サービスの検討
①膀胱留置カテーテルの適応かどうか医師と相談し早期に抜く ●抜いた後、排尿日誌や残尿測定で排尿機能のアセスメントを行う ●定期的に声をかけ、転倒しないよう見守りながらトイレ誘導を行う ●トイレで排尿できたら褒める（排尿習慣の再学習：prompted voiding） ＊排尿自立指導料算定へ	➡住宅改修の検討 トイレまでの段差解消 手すりの設置など ➡福祉用具 家具調ポータブルトイレなど
②本人への見当識障害を助けるかかわりを行う ●いまどこにいるのかわかるように表示をしておく、カレンダーを置く ●まめに声をかけ、本人の訴えを聴く、笑顔で目をみつめてゆっくりと説明する	眼鏡や補聴器の必要性を検討し、入院中や自宅でもすぐ使えるようにする
③入院前の自宅の就寝環境に近い状態にする ●自宅で使用している時計を持参する ●照明は真っ暗ではなく、豆電球程度のあかりにする ●隣人にテレビ使用時間を守ってもらう ●本人の習慣にあわせ夜間12時にトイレ誘導を行う ●自宅で使っていたタオルケットや枕を病棟でも使う ●転倒しないようにベッドの周辺を整理整頓する	家族に自宅での生活を聞く 自宅の写真を撮ってきてもらう ➡住宅改修に活用 ➡訪問介護の掃除・家事に活用
④日中の活動を高めレクリエーションを取り入れる ●ホールで食事の準備をするときに見守りながらテーブルを拭いてもらう ●趣味である詩吟の朗読を取り入れた呼吸リハビリテーションを行う	➡通所介護・通所リハビリの検討
⑤肺炎再発および心不全の増悪予防に対する家族の意思確認と相談・指導 ●自宅での感染予防や水分・栄養について相談・指導を行う ●インフルエンザなどの予防接種の外来予約 ●担当看護師が退院後も自宅訪問し、訪問看護と連携する ＊退院後訪問指導料・訪問看護同行加算算定へ ＊介護保険の活用	➡訪問看護との連携 入院中もパンフレットで指導するが、自宅での方法について訪問看護師と検討 ➡介護保険申請・ケアマネジャー決定

第2章

BPSDをもつ認知症患者「こんなときどうする？」成功看護のためのQ＆A

一般病棟で遭遇する認知症患者への対応に関するさまざまな疑問に対して、仮説を設定して答えます。認知症患者は個別性があり、他の原因探索が必要な場合もありますが、ここでは、現場ですぐに役立つ情報を提供します。

皆さんの現場での認知症患者の看護を考えるうえで、参考にしてください。

Q1

医師への対応
薬剤使用

BPSDの原因は薬剤だと判断したけど、病院には認知症専門医がいない。看護師は主治医をどう説得すればいい？

山口晴保

A　看護師は自分の判断に自信がなく、医師にうまく説明できない以下のような状況が考えられる

仮説1　看護師および医師は、「認知症の治療薬がBPSDの原因なんて信じられない……」と思っている

対応　認知症の治療薬もBPSDの原因になることを理解し、「先生の処方した薬はよく効いていますが、少し効きすぎのようです」という。

仮説2　「私の判断、本当に正しいかな……」と自分の判断に自信がなく、説得できない

対応　まずは、医師に薬剤の減量や中止を提案して、変化を観察する。

仮説3　「私の判断を、どうやって主治医に伝えよう」と医師への報告をうまく言語化できない

対応　医師にはまず、①感謝の気持ちを伝え、②ポリファーマシーの知識を使い、③看護師として患者を思う心配な気持ちを伝え、④減薬の検討をお願いし、⑤効果があれば、感謝する。このサイクルで言語化する。

仮説1　看護師および医師は、「認知症の治療薬がBPSDの原因なんて信じられない……」と思っている

認知症の治療薬としては、アセチルコリンを増やすドネペジル（アリセプト®）、ガランタミン（レミニール®）、リバスチグミン（イクセロン®パッチ、リバスタッチ®パッチ）の３剤と、メマンチン（メマリー®）の計４剤がアルツハイマー型認知症に適応となっています。さらに、アリセプト®のみがレビー小体型認知症に適応となっています（表１）。この４剤によって生じる可能性があるBPSDをまず理解しましょう。

表1　認知症治療薬

薬剤	適応	
	アルツハイマー型認知症	レビー小体型認知症
ドネペジル（アリセプト®）	○	○*
ガランタミン（レミニール®）	○	
リバスチグミン（イクセロン®パッチ、リバスタッチ®パッチ）	○	
メマンチン（メマリー®）	○	

＊アリセプト®のみ

1．過活動性BPSD

アセチルコリンを増やす３剤（ドネペジル、ガランタミン、リバスチグミン）は覚醒レベルを上昇させ、活動性を高めます。そして介護者側からすると「元気すぎ」の症状、例えば多弁、動き回り、易怒性、妄想に伴う暴言・暴力などが出現することがあります。「ことがある」と表現したように、全例ではなく一部です。例えば、筆者のもの忘れ外来受診者では、ドネペジル内服者の１割程度に介護者が困る程度の過活動性BPSDが出現します。基本的に元気になることはよいことで、薬剤が有効だからなのですが、効きすぎると過活動になってしまいます。ですから、過活動性BPSDを“副作用”ととらえるよりは、“効きすぎ”ととらえることが大切です。

その理由は２点あります。１つは、効きすぎなら量を減らせばちょうどよくなるからです。２つめは、本稿の表題である「医師をどう説得すればよいか」に関係します。あなたが「先生の処方した薬の副作用が出ています」と伝えた場合と、「先生の処方した薬はよく効いていますが、少し効きすぎのようです」と話した場合で、言われた医師の立場になって感じてみると、どちらがより不快でしょうか？　**“効きすぎ”には、「先生の処方した薬は素晴らしい、とてもよく効いている」というニュアンスがあり、減量に応じてくれる可能性が高まるでしょう。**アセチルコリンは覚醒レベルを上げ、活動性を高めるのですが、効きすぎたら減らす必要があるという単純な図式です。

次に、少し高度な内容に移ります。この３剤は、全く同じではありません。その特徴を表２に示しました[1]。まず、**常用量を使ったときの過活動性BPSDの出現しやすさは、ドネペジル＞ガランタミン＞リバスチグミンの順**となります。ですから、アルツハイマー型認知症で、投与前から易怒性がある場合は、ドネペジルではなくリバスチグミンを少量で使うという手法が過活動性BPSDを防ぎます。もちろん、穏やかに過ごせる環境調整が優先です。

さらに、この３剤のなかで過活動性BPSDに有効な薬剤があります。**リバスチグミンだけが興奮・攻撃に有効だったという報告です**[2]。筆者の経験でも、盗られ妄想にリバスチグミン少量（4.5mg）を使い、有効なことがときどきありますが、易怒性が悪化することもあります。ほかの２剤も妄想などで有効なこともありますが、悪化リスクもあります。

レビー小体型認知症のBPSDに対しては、リバスチグミンの有効性がメタ分析

表2　アセチルコリンを増やす薬剤

一般名	ドネペジル	ガランタミン	リバスチグミン
製品名	アリセプト®など	レミニール®	イクセロン®パッチ リバスタッチ®パッチ
ADDの適応	軽度～重度	軽度～中等度	軽度～中等度
使用法	１回朝内服	２回朝夕内服	貼付（１日１回）
特徴	後発品あり アリセプト®はレビー小体型認知症にも適応	アセチルコリン以外の神経伝達物質の作用も増やす	重症化で増えるブチリルコリンエステラーゼも阻害する
副作用の特徴	易怒性が比較的多い	胃腸障害が比較的多い	皮膚症状が多い 保湿などが必要

山口晴保：アルツハイマー型認知症治療薬．紙とペンでできる認知症診療術～笑顔の生活を支えよう．協同医書出版社，東京，2016：167．より引用

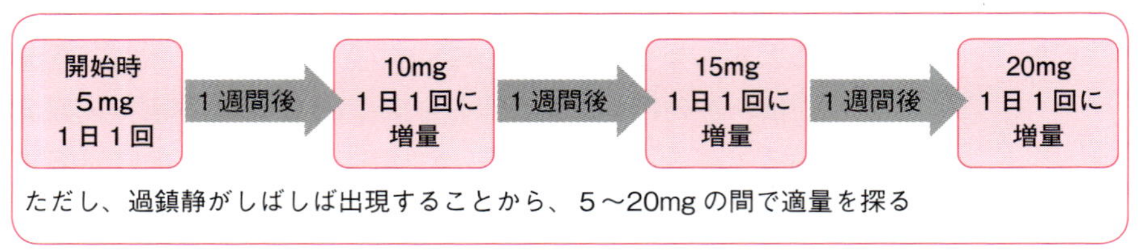

図1　低活動性BPSDへのメマンチンの投与

で示されていますが、日本ではリバスチグミンではなく、アリセプト®（ドネペジル）のみが保険適用となっています。そして、幻視などのBPSDにはしばしば有効です。

2．低活動性BPSD

メマンチンは、興奮性神経伝達物質のグルタミン酸受容体を部分阻害することで、神経細胞の過度の興奮を抑える薬剤です。よって、アルツハイマー型認知症の興奮や攻撃性が低減することがメタ分析で示されています。したがって、**過活動性BPSDにしばしば有効ですが、低活動性BPSD**（アパシー：昼寝てばかり、テレビの前から動かないなど）**を引き起こす可能性があります。**これも効きすぎ症状なので、減量によって活動性が戻ります。メマンチンは、年齢・性別・体重に関係なく、一律に５mgで開始し、１週間後に10mgに増量、その１週間後に15mgに増量、さらにその１週間後に20mgに増量して継続投与が原則です（腎機能低下例を除く）。しかし、このような使い方をすると過鎮静がしばしば出現することから、５～20mgの間で適量を探ることで、低活動性BPSDを防ぐことができます（図１）。

3．せん妄

認知症の人は脳が脆弱で、せん妄になりやすい特性をもっています。具体例を示しましょう。認知症高齢者が風邪を引いたときにPL顆粒が処方されると、しばしばせん妄状態となり、興奮や幻覚・妄想、多動などBPSD様の症状が出現し

表３　中枢神経系での抗コリン作用をもつ薬剤の例

治療目的	主作用	代表的薬剤
過活動膀胱	末梢性抗コリン作用	オキシブチニン（ポラキス®）、フラボキサート（ブラダロン®）、ソリフェナシン（ベシケア®）など
胃潰瘍・胃炎	ヒスタミンH_2受容体阻害	シメチジン（タガメット®）、ファモチジン（ガスター®）、ニサチジン（アシノン®）など
アレルギー	ヒスタミンH_1受容体阻害	ジフェンヒドラミン（レスタミン®）、プロメタジン（PL顆粒に配合）など第１世代の薬剤
うつ病	モノアミン再取り込み阻害	イミプラミン（トフラニール®）などの三環系、パロキセチン（パキシル®）

ます（もともとBPSDがあれば、それがさらに悪化）。このPL顆粒には、鼻水などのアレルギー反応を抑える抗ヒスタミン薬のプロメタジンが13.5mg含まれていて、抗コリン作用を発揮するため、尿閉（副交感神経系の活動低下）、せん妄、認知機能低下、緑内障を誘発します。**抗コリン作用を有する薬剤はBPSDの誘発・悪化要因として重要です。**表３に抗コリン作用をもつ薬剤の代表を示しました。これらの薬剤によるせん妄や認知機能低下に注意が必要です。なお、新しい世代の過活動膀胱治療薬では、①血液脳関門を通りにくい（脳に入りにくい）薬剤や、②末梢で効力を発揮して中枢では効力を発揮しにくいなど、脳での抗コリン作用を抑えた薬剤（フェソテロジン〈トビエース®〉）が開発されています。また、過活動膀胱治療薬でも交感神経系を増強するミラベクロン（ベタニス®）は抗コリン作用がありません。このように、比較的古くからある薬剤（安価）を新しい世代の薬剤（高価ですが）に変更してもらうよう医師に依頼することも必要です。

抗コリン作用をもつ薬剤以外でも、抗パーキンソン病薬のアマンタジン（シンメトレル®）などが、ときにせん妄を引き起こします。

４．認知症以外の疾患の治療薬

認知症治療薬以外の薬剤でもBPSDの原因となるものがあります。その例として、せん妄を引き起こすリスクにつながる抗コリン作用のある薬剤を表３に示しました。抗コリン作用を有する薬剤は、アセチルコリンを増やすドネペジルなどの薬剤に拮抗するので、認知機能を低下させる作用を有することにも注意が必要です。

抗不安薬（安定剤）としてエチゾラム（デパス®）がしばしば使われますが、高齢者ではこの薬剤が認知機能低下や低活動性BPSD（アパシー）の原因となることがときにあります。**ベンゾジアゼピン系薬剤は、認知症の人には使わないのが基本です。**また、眠剤はせん妄（意識障害）の誘因となることもあります。

興奮性BPSDに対して、行動を抑えるために抗精神病薬がしばしば使われますが、この薬剤が**アカシジアというじっとしていられない状態を生み出すことがあります。**

逆流性食道炎などに汎用されるオメプラゾール（オメプラール®）やエソメプ

表4　認知症ケアにおける薬剤チェックのポイント

薬剤の種類	注意点
コリンエステラーゼ阻害薬	食欲低下などの消化器系副作用→中止で軽快 過活動や易怒性などといった効きすぎ症状→減量で軽快 徐脈や喘息の副作用
メマンチン	過沈静：昼寝てばかりで活動性が低下している
抗コリン作用	過活動膀胱治療薬や抗アレルギー薬などでせん妄や認知機能低下、尿閉、緑内障など
プロトンポンプ阻害薬	長期投与で、大腿骨頸部骨折増加、認知症増加、ビタミンB_{12}欠乏に
ポリファーマシー	５～６剤以上の多剤投与で、認知機能低下、転倒増加
糖尿病治療薬や降圧薬	血糖管理のしすぎによる低血糖 降圧薬による低血圧で脳血流低下、特に血圧変動が特徴のレビー小体型認知症で注意
抗不安薬（安定剤）や眠剤	抗不安薬は、認知症には基本的に使わない 眠剤はベンゾジアゼピン系や長時間作用型を避ける
抗精神病薬	パーキンソニズムにより転倒・骨折や誤嚥の誘発 10週間を超えると死亡率上昇

ラゾール（ネキシウム®）などのプロトンポンプ阻害薬は、短期投与では問題ないのですが、長期投与では骨折や認知症のリスクを増大させます。プロトンポンプは胃だけでなく、破骨細胞や神経細胞のなかでも働いているからです。

降圧薬による過度の降圧や、糖尿病治療薬による低血糖が認知機能低下や低活動性BPSDの原因となることがあります。**血圧や血糖値の厳密な管理は、認知症を発症したら緩めてください。**治療ガイドラインでも、高齢者や認知症では緩くなっています。

また、ポリファーマシーという５～６剤以上の投与が、認知機能低下リスクとなることも示されていますので、薬剤の整理も必要です（表４）。

仮説２ 「私の判断、本当に正しいかな……」と自分の判断に自信がなく、説得できない

本題「BPSDの原因が主疾患治療薬」に戻りましょう。遭遇する頻度が最も高い「ドネペジルによる易怒性が疑われる場合」の対応を示します。**出現しているBPSDが、ある薬剤によるものかどうかはその薬剤の中止による変化を観察することで明らかになる**でしょう。ドネペジルの場合は半減期が３日なので、中止後６日で血中濃度が1/4に減ります。よって、１週間の症状変化を観察し、中止の効果を判定します。中止で問題点が改善すれば、そのまま中止か半分の量で再開します。まれに、中止によって「ぼんやりする」など認知機能低下が出現することがあります。その場合は薬が効いていた証拠なので、処方をもとに戻します。

ドネペジルによる易怒性が疑われたら
易怒性発現
薬
中止後１週間観察
症状なし：中止もしくは半分量で調整
ぼんやりしている：再度投与する

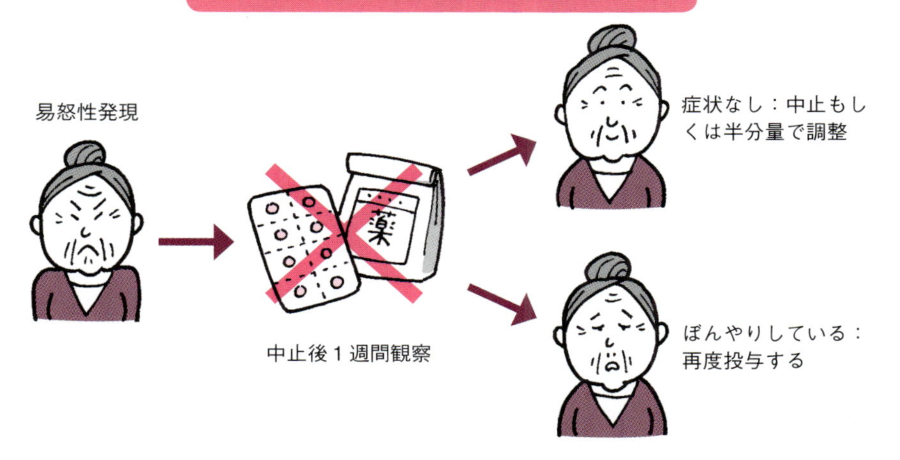

仮説３ 「私の判断を、どうやって主治医に伝えよう」と医師への報告をうまく言語化できない

あなたが専門医の代わりを務めるわけですから、まずはしっかりとした知識を身につける必要があります。山口晴保著『紙とペンでできる認知症診療術～笑顔の生活を支えよう』[1]を読んで知識を身につければ、"鬼に金棒"です。この本は、製薬メーカーの添付文書をそのまま載せたような定型的な教科書ではないので、実践的な知識を身につけてください。例えば、先述したようにメマンチンを律儀に週５mgずつ増量するという本でなく、**「認知症の人の生活状況をみながら増量して適量を探る」**と書いてある実践的な本を選びましょう。さらに、本で学んだことを実践しながら、日ごろの経験を加えて修正していきます。

多くの医師は"自分は名医だ"という妄想をもっています。医師のもとにはよい結果だけが集まり、悪い結果が集まりにくい傾向があることが背景にあります。このような医師の取り扱いは、認知症ケアと同じです。まず、**「先生、いつもありがとうございます。先生のおかげで助かっています」**と感謝を伝えてよい気分にさせます。それから、「最近勉強したのですが、高齢者が薬を５種類以上内服するポリファーマシーでは、認知機能が低下したり、転倒リスクが高まると書いてありました。この**患者さんは薬を８種類も飲んでいるので、私は心配です。私のために薬を減らすことを検討していただけないでしょうか**」ともちかけます。そして、減らしてくれたらただちに褒めます。「素晴らしいです。私のために処方変更していただいて嬉しいです」と伝えましょう。そして、１週間経ったら「先生のおかげでこの患者さんの○○が改善しました（例えば食欲が増えたなど何でもよい。表情が明るくなったとか、会話が増えたとか、歩くのがしっかりしたとか、何かみつける、意地でもみつける）。先生は名医ですね」とよいことを伝えて褒めます。**この「よい結果を伝える」ことがポイントです。自分のとった**

主治医を説得するには？

いつも ありがとう ございます
最近、勉強 したのですが…

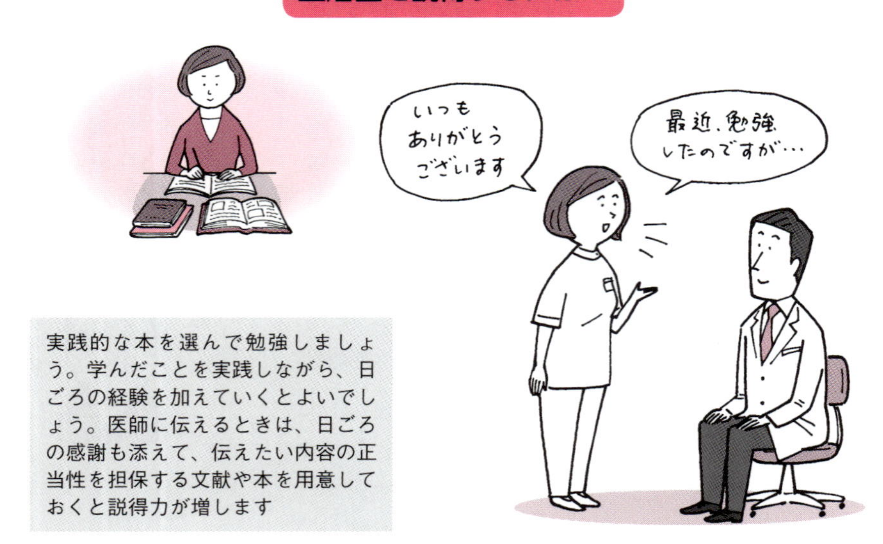

実践的な本を選んで勉強しましょう。学んだことを実践しながら、日ごろの経験を加えていくとよいでしょう。医師に伝えるときは、日ごろの感謝も添えて、伝えたい内容の正当性を担保する文献や本を用意しておくと説得力が増します

行動でよい結果が生まれたとすると、その行動は強化されます。これが行動変容の基本原則です。これで行動はよい方向に変わります（これが名医妄想を助長することにもなるので、正しい方向に導く）。医師の行動変容は、認知症ケアと一緒で骨が折れますが、認知症ケアと同じく愛情が大切です。やさしく接し、失敗は強く指摘しないがきちんと伝えましょう（名医妄想をもたないように）。

さらに**相手を納得させるには、伝えたい内容の正当性を担保する文献や本を用意しておくとよい**でしょう。そのために勉強が必要です。例えば、抗精神病薬の投与で死亡率が高まるという論文のコピーを手元に置いておくと、ふらつきがある人やむせる人に抗精神病薬を処方されたときに「先生、この薬は10週を超える投与で死亡率が高まると報告されています」と医師に伝えることができます。抗精神病薬はドパミン拮抗薬なので、パーキンソニズムを引き起こして転倒・骨折や誤嚥の誘因となるため死亡率が上がります（その他、脳卒中の増加なども）。ですから、しっかり歩けて食べられている人への投与では、短期・少量であれば問題が生じにくいですが、歩行不安定や誤嚥のある人には要注意です。その根拠として、10,079例を対象としたJ-CATIA研究（日本老年精神医学会主導）で、服薬開始から11～24週で死亡率が非服用群の2.5倍になると報告されています。非薬物療法を優先し、やむを得ず抗精神病薬を処方する場合は10週間以内が望ましいようです（2016年の老年精神医学会で新井平伊理事長が報告）。

そもそも認知症治療薬は必要なの？

ドネペジルなどのコリンエステラーゼ阻害薬の投与に関する、これまでの257研究をメタ分析した結果が報告されています[3]。この研究によると、以下のような結果が出ています。

①軽度～中等度のアルツハイマー型認知症とレビー小体型認知症で認知機能や生活機能などを少し高める。
②重度例（ADLに介助が必要で歩行も困難）や85歳以上の高齢者では利点の証拠はなかった。
③副作用は量依存性に増え、85歳以上ではその頻度が倍増した。

85歳以上や重度に進行したケースでは、アルツハイマー型認知症治療薬を内服しないという選択肢もありということです。この種の薬を止めたので食欲が戻った例を病棟でしばしば経験します。

引用文献

1．山口晴保：紙とペンでできる認知症診療術～笑顔の生活を支えよう．協同医書出版社，東京，2016.
2．Cumbo E，Ligori LD．Differential effects of current specific treatments on behavioral and psychological symptoms in patients with Alzheimer's disease：a 12-month，randomized，open-label trial．J Alzheimer Dis 2014；39（3）：477-485.
3．Buckley JS，Salpeter SR．A Risk-Benefit Assessment of Dementia Medications: Systematic Review of the Evidence．Drugs Aging 2015；32（6）：453-467.

ミニQ&A

「薬の変更を主治医にどう言えばよいかわからない」の相談には、「どんな先生ですか？」とお聞きします。例えば、①理論派なのか？　②頑固タイプか？　③親分肌か？　④ユーモアが通じるか？　など、戦略を立てるための情報収集です。

①理論派の先生には根拠を明確に、②頑固タイプの先生には相手の意見を肯定したうえで、③親分肌の先生には頼っていき、④ユーモアが通じる先生には冗談を交えながら、相談するとよいでしょう。しかし、多くの場合は素直に「このような症状が出て、困っています」と医師に言えば応じていただけます。昔と違って（!?）やさしい先生が多くなったような気がします。

（内田陽子）

Q2

不穏

心不全治療で入院してきた軽度認知症高齢者が不穏状態になった。こんなときどうする？

小池彩乃、内田陽子

A 不穏の原因を、以下のように考えて対応する

仮説1 心不全で低酸素状態になり、もともとの軽度認知機能低下状態に脳の血流低下が加わり、不穏となった

対応 心不全、低酸素状態の治療を進め、身体の状態改善に努める。

仮説2 心不全治療の際に使用される酸素マスク、点滴、留置カテーテルなどのチューブ類による苦痛が増加している

対応 治療によるチューブ類の装着を苦痛のないように工夫し、早期抜去に努める。

仮説3 強心薬の副作用であるジギタリス中毒の可能性

対応 ジギタリス血中濃度の確認と副作用の観察、薬剤の調整を行う。

仮説1 心不全で低酸素状態になり、もともとの軽度認知機能低下状態に脳の血流低下が加わり、不穏となった

「不穏」とは、行動の異常（穏やかでない、落ち着きがない、そわそわしている）であり、認知症のBPSDの一つです。せん妄が不穏の原因になっていることもあります（図1）。

心不全は、さまざまな原因により心臓のポンプ機能が損なわれた状態で、高齢者に多い疾患です（図2）。心臓から全身への血流が十分に供給できないため、肺うっ血による呼吸困難、全身倦怠感、浮腫、便秘などが生じ、脳の血流量も低下するため、不穏やめまい、見当識障害などの認知機能低下の症状も出現しやすくなります。不穏で治療が妨げられ生命に危険が生じる場合は、医師に報告して薬剤投与（例：不穏時ハロペリドール１アンプル筋注）を行います。点滴やマスクを外してしまう場合は、やむなく身体拘束を実施することもありますが、できるだけ短期にすべきです（これらの行為は本人・家族にも説明して行います）。また、モニター音や医療従事者がせわしく動き回っている状況は、患者の睡眠が妨げられている可能性があります。夜間は照明を暗くして静かな環境にする、家族にそばにいてもらうなど、環境を整えます。

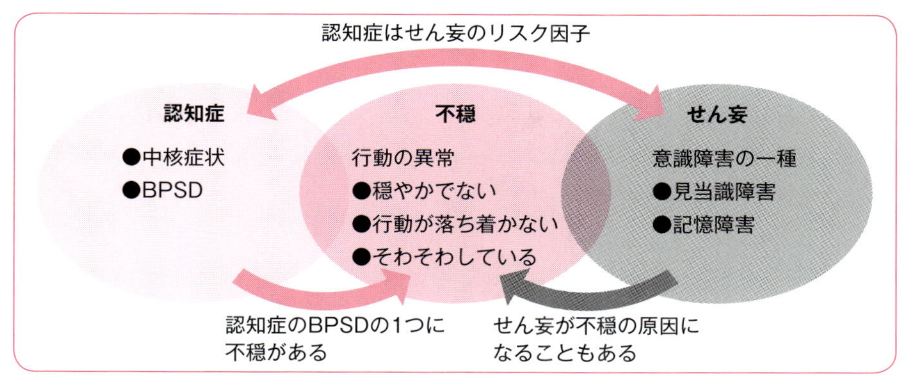

図1　認知症・不穏・せん妄の関係

内田陽子：事例介入と看護計画の作成，実施，評価「認知症ケア加算1，2」で看護師が行う共通事項と相違点．内田陽子編著，できる！認知症ケア加算マニュアル．照林社，東京；2016：57．より一部改変して引用

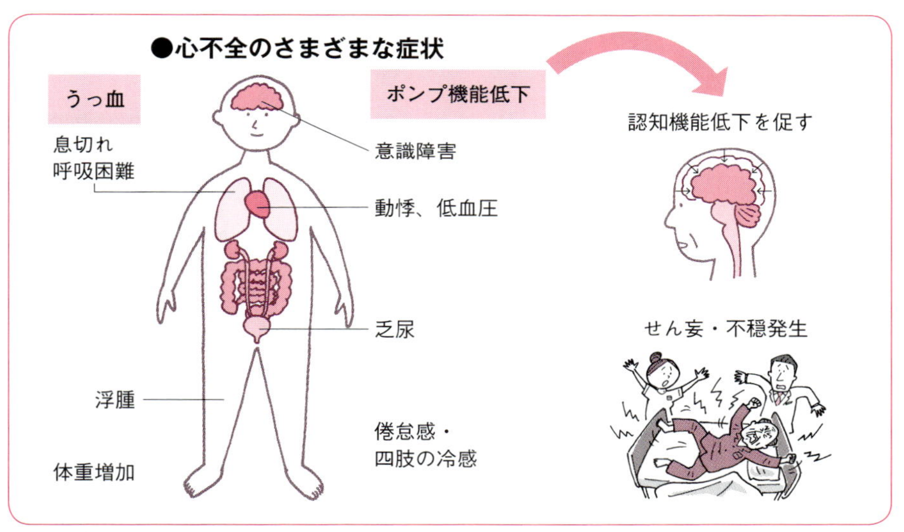

図2　高齢者の心不全症状

仮説2　心不全治療の際に使用される酸素マスク、点滴、留置カテーテルなどのチューブ類による苦痛が増加している

　マスクやカテーテル類は、認知機能が低下した患者にとってストレスを増強するものです。これらについてはQ3（p.44）、Q4（p.52）、Q11（p.94）で詳しく説明しますので、ここでは主に酸素マスクと留置カテーテルにおける工夫について説明します。

1．酸素マスク装着時の工夫

　認知症患者にとって、酸素マスクを装着して過ごすことは苦痛であり、さらに口を覆う酸素マスクを「毒マスク」「恐ろしいもの」と認識して抵抗する場合があります。無理に装着すると、不穏やせん妄による興奮が助長され、心負荷がか

酸素マスク
経鼻カニューレ
やめてくれー!!
チューブは頭
の後ろに回す

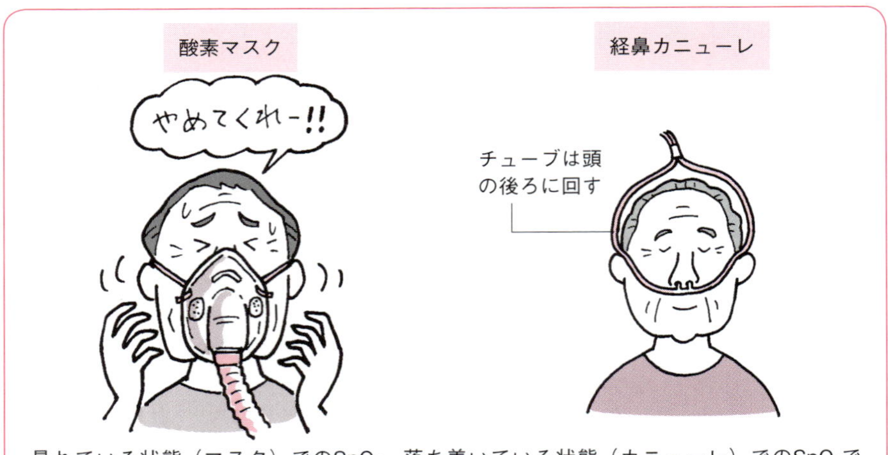

暴れている状態（マスク）でのSpO_2、落ち着いている状態（カニューレ）でのSpO_2では、どちらが安定して酸素供給できているか確認してみよう→医師と相談

図3　経鼻カニューレに変更

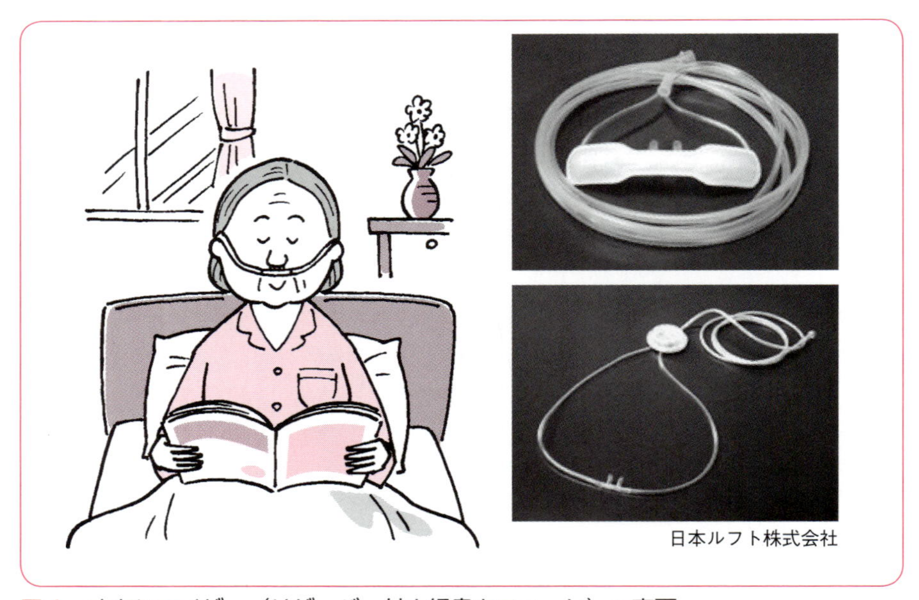

図4　オキシマイザー（リザーバー付き経鼻カニューレ）へ変更

かり、息切れ・動悸が出現し、さらに酸素供給が必要となる悪循環に陥ります。

看護師は、穏やかに、ていねいに「怖いものではない」ことをくり返し伝えたり、実際に看護師が酸素マスクを装着してみせることで、患者が安心して装着できることもあります。経鼻カニューレでの酸素供給により、口や顔を覆う不快感を軽減させることができ、装着を続けられる場合もあります（図3、4）。そのほか、口元に適量の酸素を流すなど工夫してみましょう（図5）。

また、定期的にSpO_2測定、呼吸状態の観察、検査値の確認を行い、全身状態に応じて医師と相談しながら酸素投与量や供給方法を再調整するようにしましょ

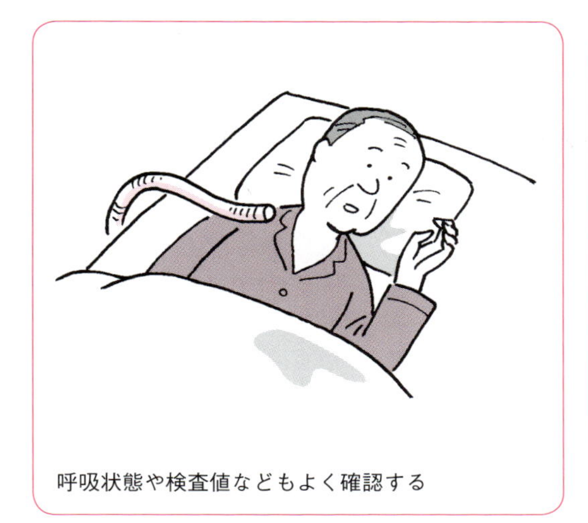

呼吸状態や検査値などもよく確認する

図5　口元に適量の酸素を流す
日本慢性期医療協会運営委員会：医療現場での工夫（酸素編）．身体拘束廃止のためのケアの工夫実践例集～ファーストステップ～．日本慢性期医療協会，東京；2013：14．をもとに作成

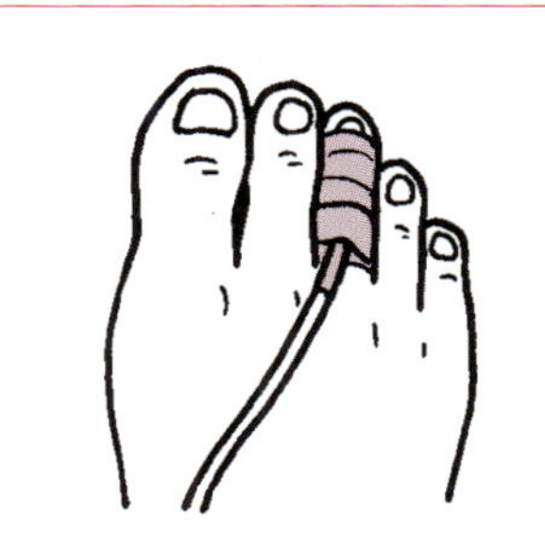

ディスポ型のセンサー（ソフトで軽い）を使用する。足の指なら気にならない人も多い。指を要観察

図6　SpO_2モニター装着時の工夫
日本慢性期医療協会運営委員会：医療現場での工夫（酸素編）．身体拘束廃止のためのケアの工夫実践例集～ファーストステップ～．日本慢性期医療協会，東京；2013：14．をもとに作成

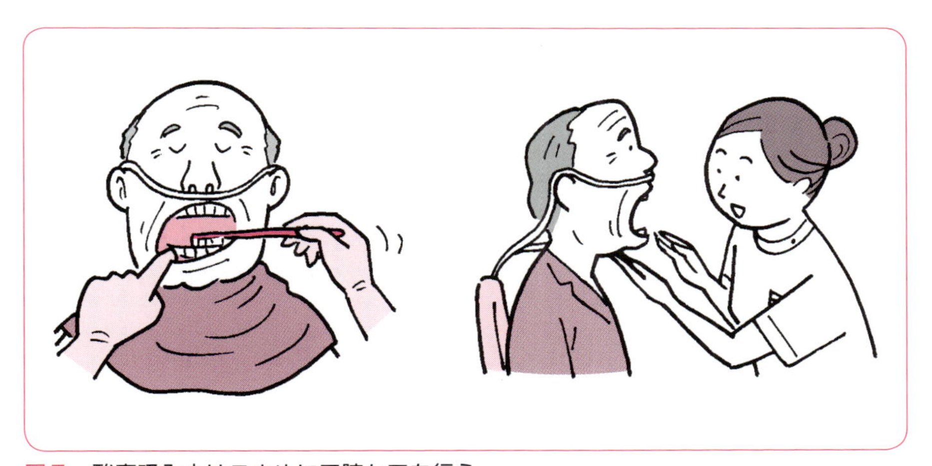

図7　酸素吸入中はこまめに口腔ケアを行う

う。SpO_2モニター装着の際も工夫が必要です（図6）。

また、口腔内が乾燥しやすいので、口腔ケアをまめにして、口の周囲や口腔内をきれいに保つことで不快感を軽減させます（図7）。

2．膀胱留置カテーテル挿入時の工夫と排尿援助

心不全の増悪期には尿量が低下しますが、治療による利尿薬投与で尿量が急激に増加します。安静保持とモニタリング目的のために膀胱留置カテーテルが挿入されますが、カテーテルの違和感や尿量の急激な増加により、排泄に関する不快感が生じ、その結果、不穏、興奮などを引き起こすことがあります。

そこで、本当に留置カテーテルが必要か判断します。超急性期で水分出納を厳密にしなければならないときは、ズボンの上からチューブが出ていると気になる

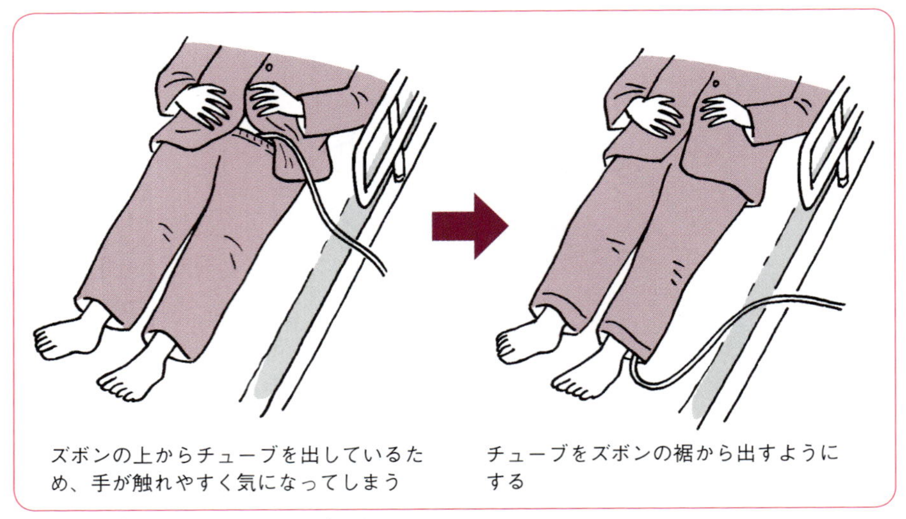

図8　ズボンの裾からチューブを出す
日本慢性期医療協会運営委員会：尿カテーテルでの工夫．身体拘束廃止のためのケアの工夫実践例集～ファーストステップ～．日本慢性期医療協会，東京；2013：20．をもとに作成

ため、ズボンの裾から出すよう工夫をしたり（図8）、カテーテルのサイズを14Fr以下にし、カテーテルによる違和感・不快感が軽減されるよう配慮します。また、男性患者の場合、カテーテル固定は上向きにし、尿道カーブの圧迫による血流障害や尿道損傷を防ぎます。

医師に相談して膀胱留置カテーテルが抜去できる場合には抜去し、表1のような排泄援助を行います。条件を満たせば排尿自立指導料[*1]が算定できます。

仮説3　強心薬の副作用であるジギタリス中毒の可能性

心不全の治療には強心薬（ジギタリス製剤など）が使用されますが、この薬剤は少ないと効果が出ず、多すぎると中毒（ジギタリス中毒）を起こしやすい性質をもちます。ジギタリス中毒は、腎機能低下の高齢者や電解質バランスが悪くなっている患者に発生しやすく、消化器症状や不整脈出現などの症状が現れるのが特徴です（表2）。認知症高齢者のなかには、これらの症状によって不穏になっている可能性があります。BPSDの裏には、自分でうまく訴えられない体調不良があるからです。ジギタリス中毒が不穏の原因である可能性がある場合はただちに医師に報告し、血中濃度を測定し、薬剤を調整する必要があります。また、低カリウム血症ではジギタリス製剤の副作用が出やすいため、カリウム値にも注意すべきです。

＊1　排尿自立指導料：下部尿路機能障害をもつ患者に対して病棟でのケアや多職種チームの介入による包括的ケアについて評価されるもの。

表1　留置カテーテル抜去後の排泄ケア例

①「トイレのときは、ボタンで教えてください」と紙に書き、ナースコールの近くに貼る。もしくは、こまめに訪室して声をかける

②排尿日誌を記録して排尿パターンをモニタリングし、排尿誘導を行う
※排尿計量道具（ユーリパンなど）や残尿測定器（ブラッダースキャンなど）を用い、1回排尿量と残尿量も確認する

③排尿パターンを把握したうえで、安静度に合わせ、なるべく過度な心負荷がかからない排尿誘導を行う（例：尿器・便器はポータブルトイレを使用する、車椅子介助、歩行見守りなど）＊尿が出ないといってすぐに再留置しない。様子をみて間欠導尿を検討する

④尿量測定を忘れずに行い、心不全悪化の兆候を見逃さない

⑤確実な尿量測定ができない場合は、1日1回定時に体重測定を実施する

表2　ジギタリス製剤による主な副作用

心臓外への副作用	頻度が多い症状	食欲不振・嘔気・嘔吐
	頻度が少ない症状	下痢・腹痛・便秘・頭痛・疲労感・不眠・めまい
	視覚症状	色覚の異常・黄視症・緑視症・弱視
心臓への副作用	頻度が多い不整脈	心室期外収縮（二段脈、多源性含む）、1～3度房室ブロック
	ときにみられる不整脈	房室接合部調律、心室頻拍、心房細動

参考文献
1．大津美香：心不全を抱える認知症患者の看護．呼吸・循環ケア 2016；38（2）：50-54.
2．日本心不全学会ガイドライン委員会編：高齢心不全患者の治療に関するステートメント．http://www.asas.or.jp/jhfs/pdf/statement_HeartFailurel.pdf（2017/11/1アクセス）
3．杉薫：ジギタリスによる不整脈．診断と治療 2006；94（9）：1769-1772.
4．日本慢性期医療協会運営委員会：身体拘束廃止のためのケアの工夫実践例集～ファーストステップ～．日本慢性期医療協会，東京；2013.
http://jamcf.jp/pdf/2015/0308_book_shintaikousoku.pdf（2017/11/1アクセス）

ミニQ&A

「この先病気が悪くなっても看取りは自宅でしたいと思っている」と、心不全増悪で入院された患者の長男がおっしゃいました。患者も、「家に帰りたい」と盛んに訴えています。

看護師は、患者が勝手に歩かれるので悩んでいました。患者は90歳代、心不全増悪をくり返しており、治療だけでなくエンドオブライフケアも視野に入れる必要があります。完全治癒は見込めません。行動抑制すると廃用が進行し、自宅に戻れなくなります。

そこで、すぐに退院計画を立案し、介護保険申請、福祉用具のレンタル、訪問看護、訪問診療の在宅ケアプランを作成して自宅に帰れるアクションを起こしました。増悪予防のパンフレットも作成し、自宅でなじみのコップや食器で水分管理できるようにしました。BPSDは患者の意思だと判断して、その実現に向けタイムリーに行動を起こす、そのことをスタッフとともに学んだ事例でした。

（小池彩乃）

Q3
治療拒否①

点滴をしなければならないのに、勝手に抜いてしまう。こんなときどうする？

田中志子

A 身体拘束ゼロで点滴を行ってきた当院の経過をふまえて、以下に仮説を設定してコツを伝授する

仮説1 体に貼り付いているテープが不快で、点滴を抜いてしまう
対応 テープの固定法や種類を検討して、不快感を軽減する。

仮説2 主疾患の症状（発熱など）でつらくてどうしてよいかわからず、身の置き所がない状態のため、点滴を抜いてしまう
対応 主疾患の治療と症状の緩和とともに、自由に動けるように工夫する。

仮説3 点滴そのものが拘束のように負担をかけ、注意がそちらに向いているために抜いてしまう
対応 仮説2の対応に加えて、点滴ルートや注意をそらせる工夫を行う。

仮説1 体に貼り付いているテープが不快で、点滴を抜いてしまう

私たちも、長時間絆創膏や湿布を貼っていると肌がかゆくなったり、身動きができず不快な思いを感じます。けれど、点滴の必要性を理解しているため、受け続けることができます。しかし、点滴治療の目的を理解できない、目的を理解してもすぐに忘れてしまう認知症の人は、「なぜこんなところにテープがベタベタ貼ってあるのだろう？」「かゆいなあ」などと感じ、異物を取り除こうとしていると考えられます。「不快だから取る」、これは人として当たり前の行為です。しかも、認知症患者で自己抜針のリスクの高い人は、より強固にテープで保護されていることが多いでしょう。テープの接着剤によるかゆみ、皮膚の引きつれ、違和感などをできるだけ軽減できるテープを使うようにしましょう（図1）。また、固定法を工夫し、「元気にする点滴です」と表示してもよいかと思います（図2）。

仮説2 主疾患の症状（発熱など）でつらくてどうしてよいかわからず、身の置き所がない状態のため、点滴を抜いてしまう

以前、高熱がある肺炎の認知症患者が、38℃を超える熱があるにもかかわらず、

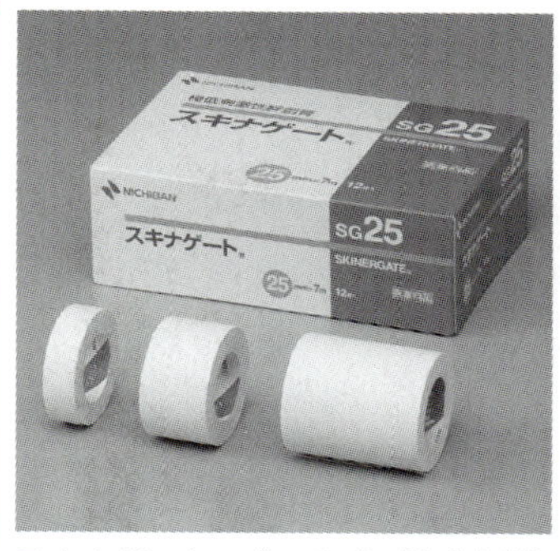

スキナゲート™（ニチバン株式会社）

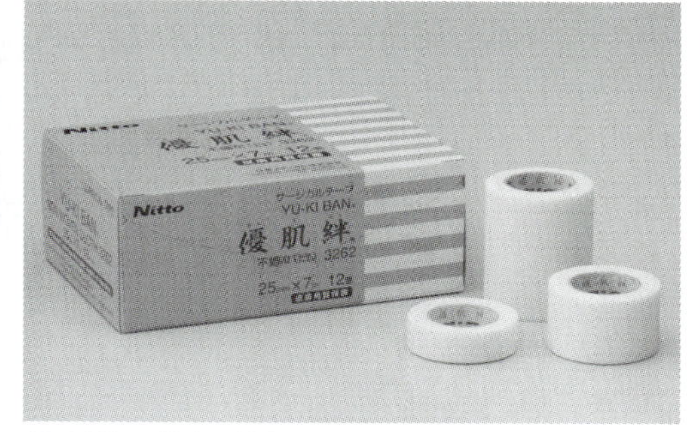

優肌絆® 不織布（白）（株式会社ニトムズ）

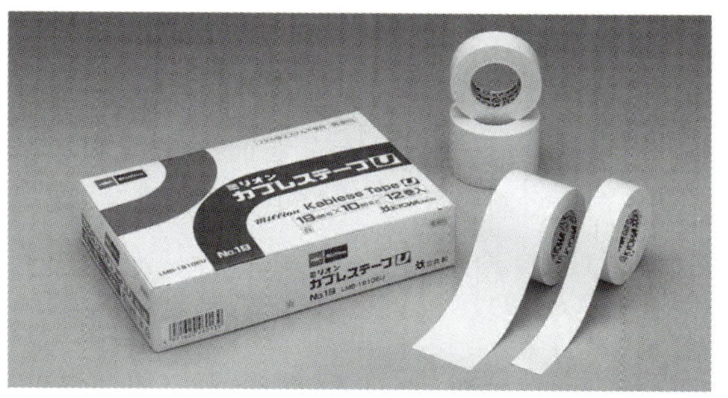

カブレステープU（株式会社共和）

図1　不快感を軽減できるテープの例

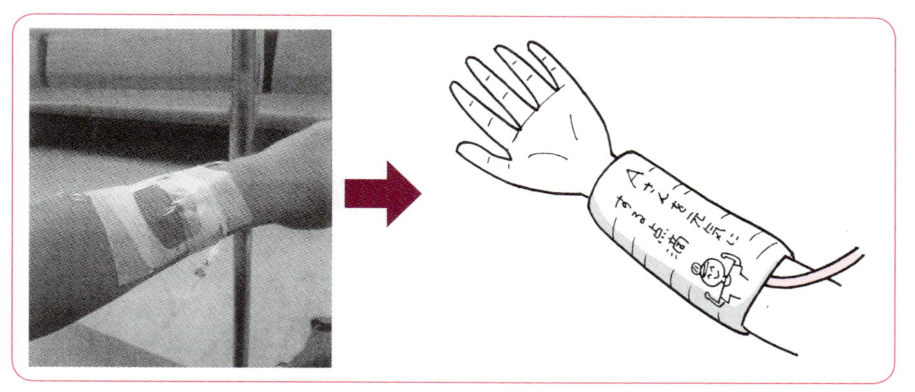

図2　固定法の工夫の例

ベッドに横になることができず、そわそわと病棟内を歩いてしまうことがありました。熱のため食事も食べることができなくなっているのですが、認知症の不穏のために、入院しても病棟でうろうろしていました。当院は、身体拘束ゼロを掲げているため、こういったケースは「点滴をしながら歩けるようにする」という方法をとりました。それは、下肢に点滴を行い、座ったり歩いたりしても、落下差によって点滴が滴下するようにし、看護師が点滴台を後ろから運びました。１日、ナース１人のマンパワーをつけましたが、これは失敗でした（図３）。

患者は、「知らない女が、１日中オレをつけ回す！　なんだ、これはっ！」と怒ってしまいました。しかし、BPSDの対応は、失敗しても再びトライすることが大切です。そこで、少し乱暴かなと思いましたが、仕方なくガムテープで点滴バッグを背中に固定し、自由に病棟内を歩いてもらいました。すると、信じられないことに、500mLの点滴をすべて投与できたのです。そこで、次にはもっと看護の工夫を施し、100円ショップのグッズで点滴ベストを作成しました。2日間、患者にこのベストを着用してもらい、500mLの点滴を無事に投与することができました（図4）。

現在、当院では、この患者と同様に歩き回る認知症患者の点滴治療の際、このベストを着用させなくても、環境や言葉のかけ方で1日1000mL以上でも問題なく投与できるようになりました。しかし、考えてみると、自分の体調の悪さを理解できず苦しくて動き回る要望を押さえつけられるというのは、患者にとって非常につらいことだったでしょう。どうしても必要な抗生物質の点滴などでも、医師に相談し静脈注射として短時間投与や内服に変更できないか検討することで、患者も医療者側もお互いの負担が減少すると考えます。

仮説3 点滴そのものが拘束のように負担をかけ、注意がそちらに向いているために抜いてしまう

留置針だとしても、体調が悪いときに寝返りが打てなくて苦しかった経験がある人はいませんか？　漏れてしまったらどうしようなどと考え、ぐるぐる寝返り

知らない女が
1日中 オレを
つけ回す!!
大失敗!
認知症患者にとっては「白衣の天使」も「知らない人」で、後ろから見守っていても「つけ回されている」になってしまう

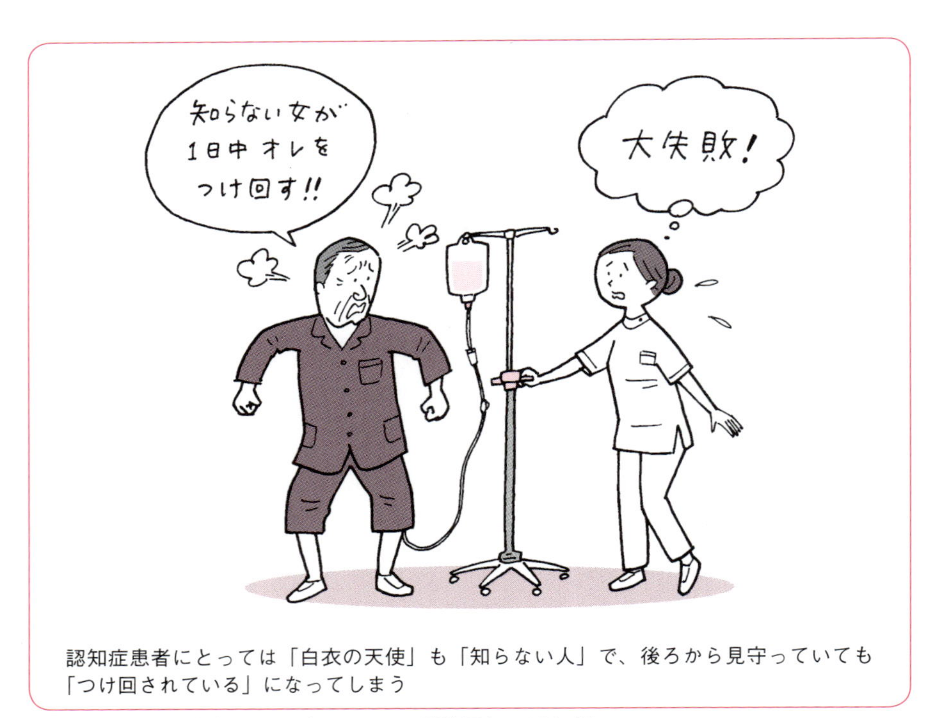

図3　徘徊する患者に、見守りとして看護師をつけたが……

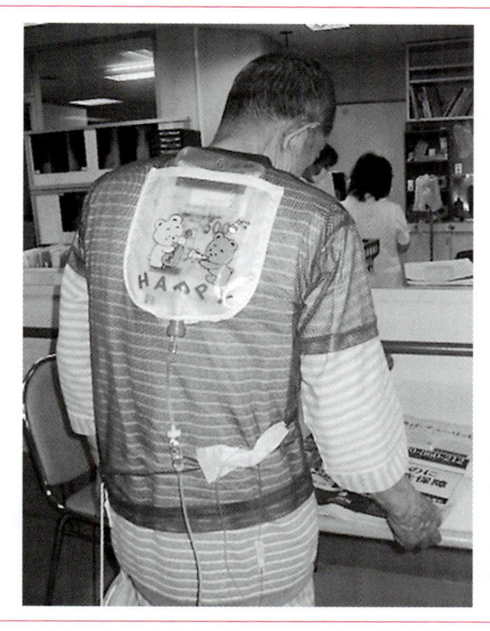

100円ショップで購入したTシャツにポケットを縫い付け、底を開いて点滴の刺入部を外部に出した。点滴針は下肢に留置されている。患者は自由に歩き、リラックスした様子で新聞を読んでいる

図4　徘徊する患者に対する点滴投与の工夫

日本慢性期医療協会運営委員会：医療現場での工夫（点滴編）．身体拘束廃止のためのケアの工夫実例集～ファースト・ステップ～．日本慢性期医療協会，東京，2013：15．より引用

が打てなかったりしてつらさが倍増する患者もいるのではないでしょうか。このように、点滴落下中は多少なりとも行動が抑制されます。認知症の人に負担をかけないためには、できるだけ点滴していることに気づかれないようにすることが大切です。

1．座位での点滴の場合

座位では、点滴のラインを、例えば下肢など見えないところに留置します。下肢に点滴針を留置し、点滴ラインをズボンの中に沿わせて腹部のゴムのところから外に出します。座っている状態で点滴をしながら、両手は本人の好きなものをいじったり、リハビリテーションの道具を使って作業療法をしてもらうなど（図5）、点滴の時間をほかに意識が向く時間に変えましょう。また、点滴台は本人の背中側に置いて見えないようにします。

高齢者では、下肢のむくみなどにより、下肢への点滴ルートの確保が困難な場合もあります。その場合には上肢への点滴を行いますが、このときもできるだけ点滴ラインが患者から見えないよう、洋服の中に通して首から外に出すようにし、点滴台は患者の後ろに置くようにします。

2．臥位での点滴の場合

ベッド上で点滴をする際にも、ラインを長めにとり、動いてもすぐに抜けないよう、ラインに余裕をもたせます。また、点滴を挿入している腕と反対のほうに点滴台を置くのではなく、できるだけ本人の視野の範囲外に点滴台を置くとよい

でしょう。この場合にも、首のほうからラインを出して、頭側に点滴台を置くようにします。また当院では、点滴以外に注意が向くように、天井から下げた紐やリボン、キラキラ光る飾りなどに触るなど楽しんでもらい、患者の気が紛れるようにしています（図6）。

病棟で認知症患者への治療を進めていくためには、看護の負担は大きくなります。しかし、「これを抜いて、看護師の仕事を増やして困らせてやろう」などと考えて点滴を抜く患者はいないはずです。患者との知恵比べだと思って、点滴を抜かれないような工夫をたくさん考えてみてください。**患者は、「不快だから異物を取り除こうと一生懸命がんばっている」だけなのです。**これは、**人として当**

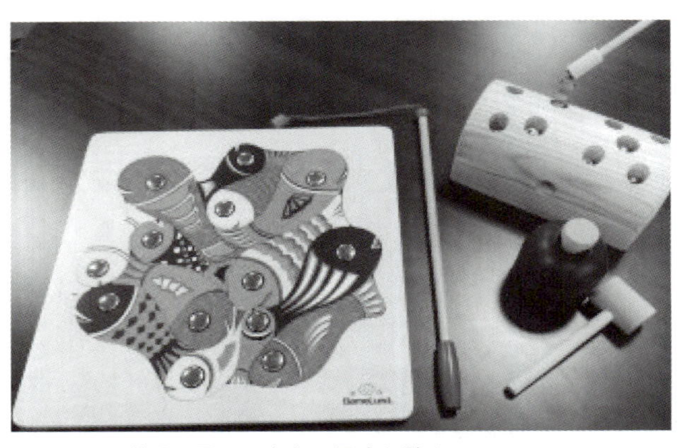

カラフルな道具を用いて患者の興味を引く

図5　点滴投与中、ほかのことに意識が向くよう工夫する

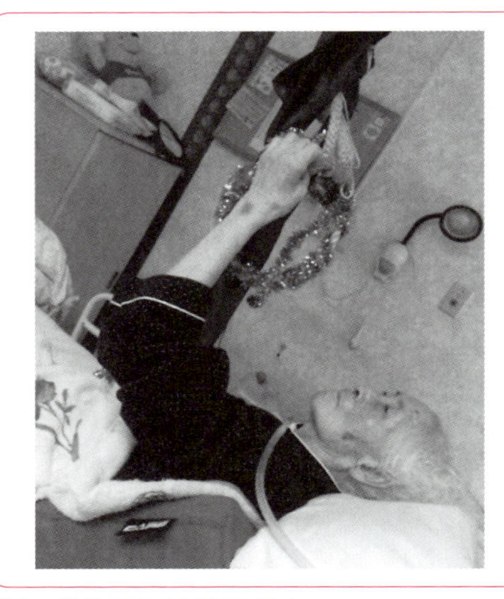

天井から、リボンや患者の好きだった毛糸などを吊して楽しんでもらい、その間に点滴を終了させる

図6　臥位での点滴時の工夫

田中志子：縛らないケアのために．山口晴保，田中志子編，楽になる認知症ケアのコツ 本人も家族もそろって笑顔に．技術評論社，東京，2015：219．より引用　（許可を得て掲載）

表1　点滴・チューブ類抜去の発生件数に関するデータの一例（入院患者・入所者100人あたり）

点滴・チューブ類の抜去の発生件数（2015年９月、患者・入所者100人あたり）		点滴・チューブ類を抜去しようとする患者・入所者の割合			合計
		０％	０～15％以下	15％超	
点滴・チューブ類を抜かないよう四肢を紐などで縛った患者・入所者の割合	０％	0.933 (n=181)	3.707 (n=207)	8.089 (n=47)	3.026 (n=435)
	０～６％以下	7.031 (n=４)	3.592 (n=40)	7.326 (n=10)	4.538 (n=54)
	６％超	3.125 (n=１)	2.423 (n=11)	3.696 (n=20)	3.241 (n=32)
合計		1.076 (n=186)	3.634 (n=258)	6.849 (n=77)	3.196 (n=521)

点滴などを抜こうとする患者を身体拘束なしで看護すると、抜こうとする患者の割合が15％を超えていても、自己抜去件数は100人あたり８件、自己抜去しようとする患者を紐などで縛ったときの自己抜去件数は100人あたり3.6件であった

全日本病院協会 厚生労働省老人保健健康増進等事業 報告書．平成27年度 老人保健事業推進費等補助金「身体拘束ゼロの実践に伴う課題に関する調査研究事業」（https://www.ajha.or.jp/voice/pdf/other/160408_2.pdf）より引用

たり前の欲求であるということを、心にとどめておいてほしいです。

3．できるだけ点滴を抜く方向に

点滴が必要な時期は限られています。体調をよく観察し、医師に申し出て、早期に抜去し、経口薬と経口摂取を促します。

4．身体拘束について

拘束をすればチューブ類の自己抜去が予防できると思われがちですが、拘束をしても驚くほどの効果はないようです。表１に拘束した患者、入所者の割合別チューブ抜去の件数を示しました。このことをよく理解して、拘束すればそれでよいのではなく、ほかの方法はないか、拘束の適応かどうか、解除してよいか、拘束の弊害はないか、などについて毎日評価する必要があります。

参考文献

1．日本慢性期医療協会運営委員会：身体拘束廃止のためのケアの工夫実例集～ファースト・ステップ．日本慢性期医療協会，東京，2013.
http://jamcf.jp/pdf/2015/0308_book_shintaikousoku.pdf（2017/11/1アクセス）
2．大誠会認知症サポートチーム：楽になる認知症ケアのコツ．山口晴保，田中志子編，技術評論社，東京，2015.
3．松尾香奈：一般病棟において看護師が体験した認知症高齢者への対応の困難さ．日本赤十字看護大学紀要 2011；25：103-110.

資　料

認知症患者の点滴治療の際には、やむを得ず上肢を拘束するなどといった身体拘束によって点滴を実施してきた病院が多いという調査結果があります（表）。しかし、2016（平成28）年４月に制定された認知症ケア加算の算定要件として、「**身体的拘束を実施した日は、所定点数の100分の60に相当する点数により算定する**」という減額条件が付与されました。つまり、これからは「身体拘束をできる限り減らす看護」が求められているといえます。なお、先の調査によれば、

表　行動症状別の該当患者・入所者数と身体拘束11行為の被実施率

行動症状	(回答総数)	身体拘束				
		1）徘徊しないよう車椅子・椅子・ベッドに体幹や四肢を紐などで縛る	2）転落しないよう体幹や四肢を紐などで縛る	3）ベッドの四方を柵や壁で囲む	4）チューブを抜かないよう四肢を紐などで縛る	5）手指の機能を制限するミトン型の手袋等
(1) 点滴・チューブ類を抜去しようとする	799人	6.1%	9.1%	29.3%	16.3%	48.2%
(2) 実際に点滴・チューブ類を抜去したことがある	746人	6.0%	9.5%	29.8%	15.5%	42.8%
(3) 徘徊の恐れがある	689人	8.0%	6.1%	12.6%	1.6%	2.5%
(4) 転落の恐れがある	1695人	5.9%	8.3%	29.5%	4.8%	10.6%
(5) かきむしり・自傷行為がある	401人	2.7%	4.7%	19.5%	6.7%	28.9%
(6) 弄便・不潔行為がある	451人	4.2%	7.3%	22.6%	5.3%	12.9%
(7) 異食行為がある	155人	3.9%	2.6%	11.0%	3.9%	5.8%
(8) 椅子・車椅子からのずり落ち	761人	5.5%	6.0%	20.6%	3.3%	8.0%
(9) 椅子・車椅子から不意に立ち上がろうとする	825人	8.2%	7.8%	20.0%	1.7%	3.9%
(10) 立ち歩くと転倒の恐れ	1824人	5.2%	5.2%	16.7%	1.6%	2.8%
(11) 実際に転倒・転落したことがある	1410人	3.5%	3.7%	15.7%	1.1%	3.5%
(12) 脱衣やおむつはずしをしようとする	669人	6.1%	9.0%	28.8%	6.0%	16.6%
(13) 暴力行為がある	353人	4.5%	4.5%	20.4%	4.0%	14.7%
(14) 暴言がある	602人	3.8%	4.3%	16.9%	3.8%	8.6%
(15) 性的逸脱がある	32人	0.0%	0.0%	3.1%	0.0%	6.3%
(16) 睡眠障害や不穏症状がある	1244人	4.3%	5.9%	20.5%	4.3%	9.5%
(17) 看護や介護に対して抵抗する	739人	3.2%	4.6%	20.0%	5.8%	16.8%
全体	4950人	3.0%	3.7%	15.5%	3.4%	10.9%

全日本病院協会の調査によれば、点滴・チューブ類を抜こうとする患者70.8%に対して何らかの身体拘束が行われていた。内訳をみると、「チューブを抜かないように四肢を紐などで縛る」が16.3%、「手指の機能を制限するミトン型の手袋等」が48.2%と高かった

点滴などを抜こうとする患者のうち、実際に点滴を抜いたケースは、いずれも数%にすぎないことが示されています（p.49、表１参照）。身体拘束をしないで点滴治療をする際には、ぜひ、Q3に挙げた方法を試してほしいと思います。実際に私たちが行って、身体拘束をしないまま点滴が実施できたケースです。不要な身体拘束が一つでも減ることを祈ります。

	身体拘束						
	6）Y字型抑制帯や腰ベルト、車椅子テーブルをつける	7）立ち上がりを妨げるような椅子を使用	8）介護衣（つなぎ服）を着せる	9）他人への迷惑行為を防ぐためベッドなどに体幹や四肢を紐などで縛る	10）向精神薬の多剤併用	11）自分の意思で開けることのできない居室などに隔離	**身体拘束の11行為のうち１つ以上を実施**
	10.4%	2.9%	9.1%	0.8%	5.4%	0.3%	70.8%
	11.1%	2.8%	9.5%	1.3%	5.5%	0.1%	66.9%
	12.6%	3.0%	4.5%	0.9%	8.3%	0.4%	26.4%
	16.7%	5.0%	6.8%	1.1%	8.0%	0.3%	44.5%
	9.2%	1.0%	12.0%	0.7%	4.0%	0.2%	51.4%
	11.5%	1.6%	15.7%	1.6%	5.8%	0.7%	42.8%
	11.0%	1.9%	7.1%	0.6%	9.0%	0.6%	27.1%
	21.7%	4.7%	5.5%	1.2%	8.5%	0.4%	38.2%
	22.7%	6.8%	5.2%	1.3%	10.1%	0.2%	38.1%
	12.4%	4.3%	3.4%	0.8%	6.0%	0.2%	28.2%
	11.5%	3.3%	3.3%	0.6%	6.2%	0.3%	27.2%
	16.7%	4.0%	17.3%	1.6%	8.7%	0.3%	52.5%
	9.1%	2.0%	5.9%	1.4%	11.3%	0.0%	38.8%
	9.0%	2.2%	4.7%	0.7%	11.6%	0.0%	32.2%
	0.0%	0.0%	3.1%	0.0%	3.1%	0.0%	15.6%
	11.3%	3.5%	5.1%	0.6%	10.0%	0.2%	36.7%
	9.2%	2.0%	5.5%	0.9%	8.5%	0.0%	38.6%
	8.0%	2.1%	4.1%	0.4%	4.5%	0.2%	30.7%

全日本病院協会 厚生労働省老人保健健康増進等事業 報告書．平成27年度 老人保健事業推進費等補助金「身体拘束ゼロの実践に伴う課題に関する調査研究事業」（https://www.ajha.or.jp/voice/pdf/other/160408_2.pdf）より引用

Q4

治療拒否②

治療のための酸素吸入を拒否された。こんなときどうする？

戸谷幸佳、内田陽子

A　酸素吸入を拒否する原因を、以下のように考え対応する

仮説1 低酸素血症により、さらに認知機能が低下し治療に対する理解ができなくなっている

対応 低酸素血症はせん妄の悪化要因でもあるため、低酸素血症の原因疾患を治療しつつ見当識を支援するような声かけや環境調整を行う。

仮説2 酸素吸入に用いている経鼻カニューレや酸素マスクの装着が不快で外してしまう

対応 装着感が少ない医療機器の使用を検討したり、不快感を緩和するようなケアを行う。

仮説3 低酸素血症や、排痰がしっかりできないことにより呼吸が苦しく、身の置き所がない

対応 楽な姿勢を保つ方法を検討したり、痰がしっかり出せるよう援助する。

仮説1　低酸素血症により、さらに認知機能が低下し治療に対する理解ができなくなっている

高齢者は、安静時であっても酸素化が障害されていることがあり、さらに肺炎などの感染症が加わると、低酸素血症を生じやすくなります[1]。また、呼吸器疾患以外の原因によっても低酸素血症を生じやすく[2]、入院加療時に酸素吸入が必要となることが多くみられます。

低酸素血症が疑われる症状には、判断力の低下、混迷、意識消失など認知機能にかかわる症状があります[3]。特に脳は酸素が欠乏するとダメージを受けます。認知症患者では、もともと認知機能が低下しているところに入院による環境の変化、治療に伴う苦痛などが加わり、さらに酸素不足になるとせん妄やBPSDが悪化します。その結果、酸素吸入を拒否する態度につながっていると考えます。

酸素吸入の適応、必要量と期間を医師および多職種で予測しながらかかわることが求められます。患者が酸素吸入を外していても、治療の必要性をくり返し説明し、そのつど装着しなおせるよう見守り体制をもてば治療ができると考えます。例えば、ほかの患者のベッドサイドでリハビリテーションを行っていたスタッフが、となりのベッドで酸素吸入を外している認知症患者に声をかけて再装着する

×
治療だから
外してはダメ
です!!
○
これをしたら
息が楽に
なりますよ.

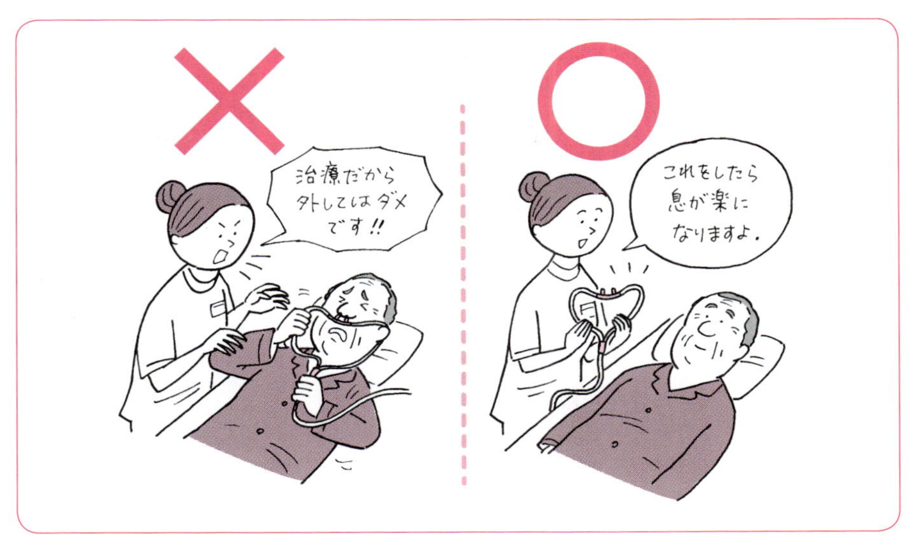

図1　肯定的なわかりやすい声かけを行う

など、協力し合うことが大切です。

また、患者に治療の必要性を説明する際も、「治療だから（酸素吸入を）してください」といった説明ではなく、マスクやカニューレなどを示しながら「これ（酸素吸入）をしたほうが、息をするのが楽になりますよ」、パルスオキシメーターで酸素飽和度を測定しながら「酸素を吸っていると数値がよくなりますね」など、目で見える効果や、患者自身にとってよいことがあるということを伝えて、治療の理解を促していくことが望ましいです（図1）。実際に、酸素吸入を外して歩行し息切れがみられていた認知症患者に、背中をタッチングしながら酸素吸入を促し、「呼吸も、深くゆっくりしてくださいね」などと声をかけると「楽になったよ」と言い、納得されました。くり返しかかわることが必要となりますが、その結果、装着できる時間が次第に増えていきます。急性期の挿管チューブや気管カニューレの場合、やむなく拘束することもあるでしょう。その場合、毎日拘束が適応かどうかチェックし、安易な継続を予防します。

仮説2　酸素吸入に用いている経鼻カニューレや酸素マスクの装着が不快で外してしまう

酸素療法は、酸素濃度を高めた気体を患者に吸入してもらうものですが、投与方法はさまざまです[3]。経鼻カニューレや酸素マスクは、鼻腔や顔に触れるため異物感を感じやすくなります。また、酸素の投与量が増えるほど気体が鼻腔や顔に当たる感じや音が気になります。最近では、首に固定したり、カチューシャのように頭部に固定するなどさまざまな形状の酸素投与器具（図2）が販売されています。また、装着方法を工夫することで不快感を軽減することもできます。「外してしまうから」と、経鼻カニューレや酸素マスクの固定をきつく締めることは逆効果です。こまめに観察し、ずれがみられたら位置を直すように対応すること

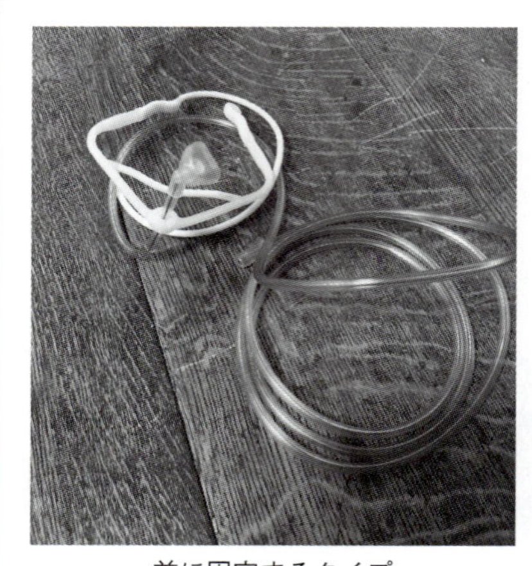

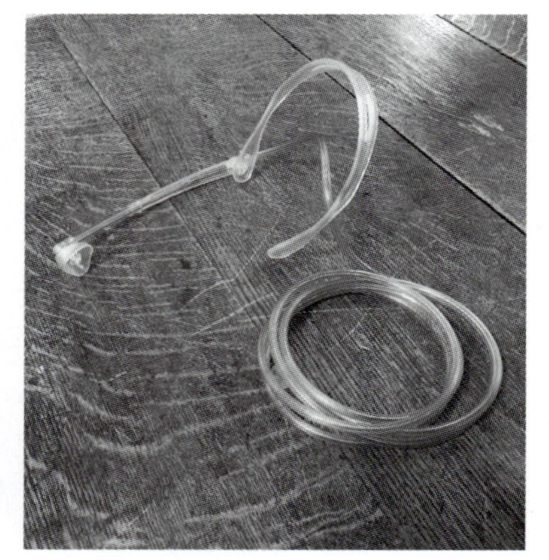

図２　さまざまな形状の酸素投与器具

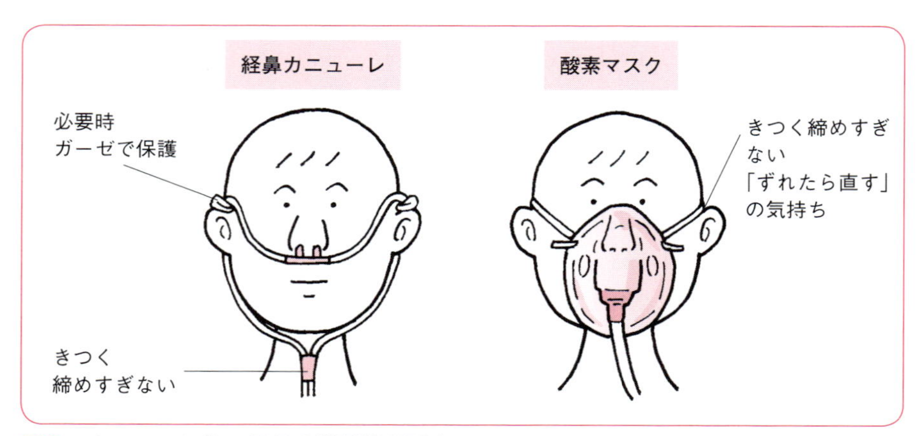

図３　カニューレやマスクの装着時の工夫

が望ましいと考えます。特に、皮膚が脆弱な高齢者では、耳介部やマスクが接触するところに、潰瘍や褥瘡などの皮膚トラブルが発生してしまうこともあり、装着方法には配慮が必要です（図３）。

どうしても酸素投与器具を装着できず、酸素化の改善がみられないときは、酸素飽和度を計測しながら、高流量システムのネブライザー付き酸素吸入装置を用いて患者の顔の近くに置くのも一つの方法です（図４）。

酸素吸入をするために用いる器具そのものが、患者に拘束感や不快感を与えていることを念頭に置き、医師と相談しながら投与方法を工夫します。

仮説３ 低酸素血症や、排痰がしっかりできないことにより呼吸が苦しく、身の置き所がない

さまざまな原因や疾患により身体的苦痛が生じていることから、治療に対する

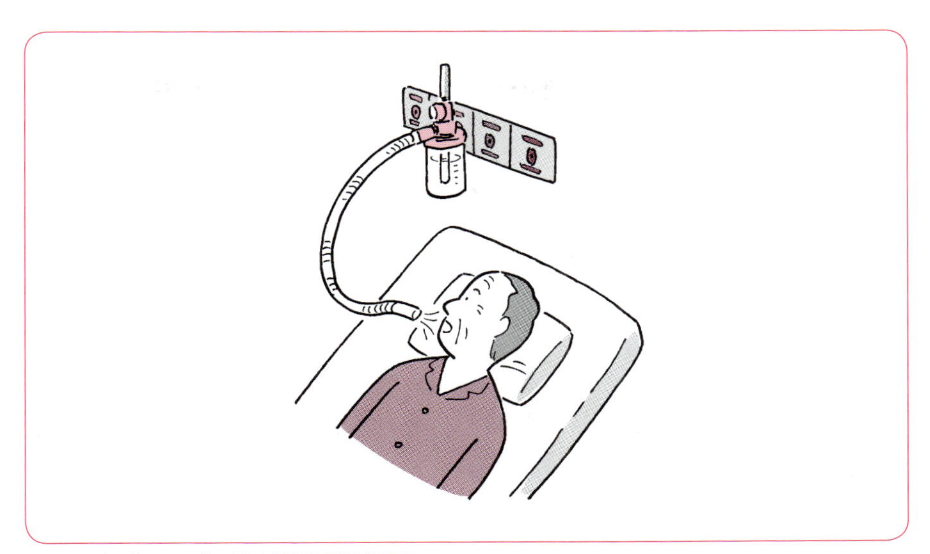

図4　ネブライザー付き酸素吸入装置

理解が低下し、治療行為に協力ができなくなっている可能性があります。また、呼吸器疾患では呼吸の苦しさを感じやすく、酸素化を改善するために用いている酸素マスクを、反対に呼吸しにくいと訴える患者もいます。認知症患者でも、ほかの呼吸器疾患の患者と同様に、原因疾患に合わせた呼吸リハビリテーションやポジショニング、体位ドレナージや呼吸法の指導などを、早期治癒と苦痛緩和のために用いることが望ましいと考えます[4]。必ずしも、安静を保って酸素吸入をすることが疾患や病状の改善の最短ルートではないと考えます。

呼吸リハビリテーションや呼吸法の指導など、認知症患者では指示した動作を理解せず、トレーニングできないと思われがちですが、それは、こちらの指示が画一的のため、うまくいかないのだと思います。認知症の人がやりたいことや、なじみのある活動にトレーニングや訓練を置き換えれば、リハビリテーションは可能であり、効果も望めます。実例を挙げると、日本人であれば一度は耳にしたことのあるラジオ体操や盆踊り、また『炭鉱節』など身体を動かす音楽をかけ上肢を挙上したり、立ち上がったりという動作を取り入れることはトレーニングになり、さらに楽しい気持ちになるという二次的な効果もあります。リハビリテーションスタッフも巻き込んで、楽しく行えるプログラムを立案しましょう。また、車椅子から立ち上がる動作をくり返す認知症患者もいますが、その動作をリハビリテーションに結びつけるという発想の転換も大切です。車椅子から立ち上がる原因としては、①トイレに行きたい、②長時間座っているのでおしりが痛い、③座っているだけで退屈、などさまざまなことが考えられますが、「動きたい」、「立ちたい」というニーズも人として当然のことであることを忘れてはなりません。

痰の喀出については、食後にお茶を飲んでもらう、好きな飲料水を促すなど、誤飲に注意し水分をしっかり補給してもらいます。うがい、口腔ケア（Q12；p.102）もまめに行います。そして、咳払いを促したり、腹部に手を当てて咳をして痰を出す見本を示します。うまく痰が出たら一緒に喜びます。自己喀出がで

表１　呼吸を安楽にする環境調整を行う際の注意点

①呼吸を楽にするために、ファーラー位や座位をとるが、その姿勢をとるために殿部や仙骨部に圧がかかっていないか、腰部に痛みが生じていないかなど注意が必要
②入院前から認知症がある患者では、ベルトやウエストがきついために呼吸が妨げられていることもみられるため、家族やキーパーソンに、患者が楽に過ごすことができる衣類の準備を依頼する
③るい痩の著明な患者や呼吸苦の強い患者では、病院備え付けのかけ布団や枕が重すぎると感じることもあるため、必要に応じて軽い綿毛布や夏がけを用意し、室温や衣類で保温を図る
④外気を取り入れるために窓を開ける際、冷たい風は咳嗽を誘発してしまうことがあるため、直接風が当たらないよう注意する。また、部屋を閉め切ることで息苦しさを感じる場合もあるため、訴えや表情をみながら適切な換気や室温の調整を行う

きない場合、胸や背中をマッサージしながら軽くタッピング（またはバイブレーターにて振動をあてる）します。

また、吸入を行うときは、やはり見本を示して苦痛がないことがわかればスムーズにしてもらえることが多いです。

ポジショニングや体位ドレナージについても、認知症患者では姿勢の保持が難しく、使用したクッションをはずして放り投げてしまう、といった声も聞かれます。正座をしてもらいお辞儀をするように頭を下げてもらう、両手で上半身を支えて腰を上げ頭を低くして咳をしてもらうなど、一つ一つの動作を実演して、できたら褒めるようにします。どうしても吸引が必要な場合、やさしく声をかけて説明し、正確で迅速な手技で苦痛を最小限にするのがポイントです。そして、協力してくれたことへの感謝とともに、「息が楽になってよかったですね」などの声かけを行い、怖かったという印象で終わることのないように努めます。

認知症患者は、中核症状により季節や気候が把握できない（見当識障害）、今まで行えていたことができない（実行機能障害）など日常生活動作に支障が生じ、安楽に過ごせるよう自分で環境を整える力は衰えます。患者が安楽に呼吸することができる環境は、看護職が注意して整える必要があります（表１）。

引用文献

1．小玉敏江，亀井智子編著：改訂 高齢者看護学．中央法規出版，東京，2010：304.
2．小玉敏江，亀井智子編著：改訂 高齢者看護学．中央法規出版，東京，2010：305.
3．陳和夫：酸素療法と非侵襲的換気.日本呼吸ケア・リハビリテーション学会誌 2015：25（2）：168-173.
4．小玉敏江，亀井智子編著：改訂 高齢者看護学．中央法規出版，東京，2010：309-313.

Q5

治療拒否③

創部を処置しようとしたら、患者の怒りが爆発しガーゼを剥がしてしまう。こんなときどうする？

内田陽子、鈴木峰子

A 治療拒否の原因を、以下のように考え対応する

仮説1 何をされるかわからないままに体を触られ怖い
対応 笑顔で声をかけ、処置もわかりやすく実況中継しながら行う。

仮説2 創部に触れられ、痛みなどがあり不快
対応 心地よいケアも取り入れながらすばやく処置し、協力してもらったことに感謝する。

仮説3 ガーゼ・包帯が不快
対応 厳重にするのではなく、簡易的な処置を工夫する。

仮説1 何をされるかわからないままに体を触られ怖い

看護師は毎日忙しく、業務の流れに従い行動してしまいます。つい、患者の表情や意思の確認を十分に行わないで処置してしまうこともあるかと思います。認知症患者からみれば、「マスクをした怪しい女が、金属音を立てながら突然やってきて、体をいきなり触り、不愉快なことを平気でする」と思ってしまいます（図1）。それが処置の際に怒りとなって、表出してしまうのです。効果的な対応として、**看護師はいきなり処置ではなくマスクをはずし、笑顔で声をかけ、たわいのない会話をして、自分は敵ではなく味方であることをわかってもらいます。そして、処置の協力のお願いをして、了解が得られたら処置を始めます。**そこまでの配慮に時間をかけることが、その後の処置をスムーズに行うコツです。「急がば回れ」です。

仮説2 創部に触れられ、痛みなどがあり不快

痛みを伴う処置ではありますが、できるだけ笑顔で、何をするのか説明し、患者を安心させながら行います。**洗浄やマッサージは心地よいケアなので、それを間に取り入れます。その際に、「気持ちいいですね」などと快適刺激を強化しま**

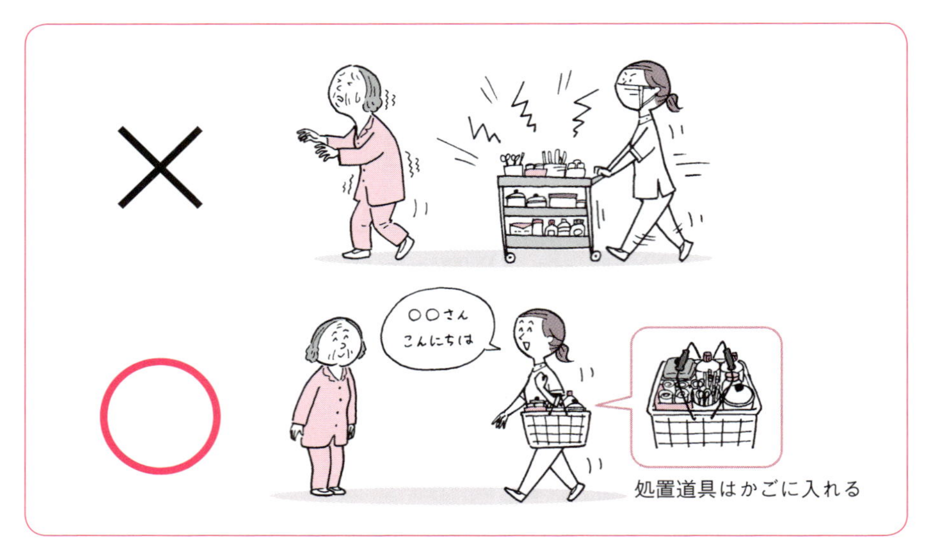

図1　処置の際は患者から信頼を得るよう努める

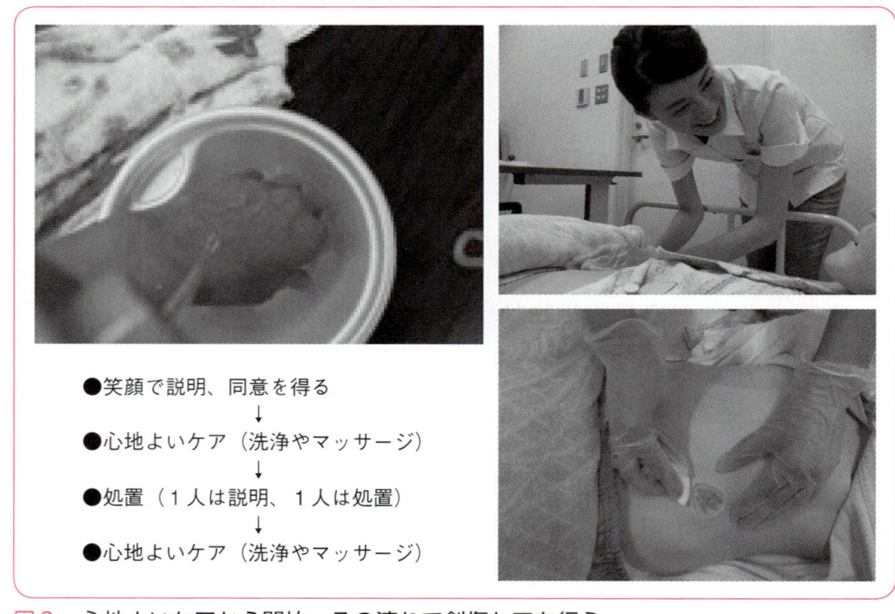

図2　心地よいケアから開始、その流れで創傷ケアを行う

す（図2）。「処置の途中で痛いことがあったけれど、全体的に親切にしていただいてよかった」と患者に思ってもらえるように処置を終えるのが理想です。どうしても不快を与えざるを得ない場合は、処置後に、協力してもらったことの**感謝の言葉をかけます。**また、皮膚から伝わる感覚に注意を払います。手は、掴むのではなく**やさしく支えるようにします。**その際、指先だけでなく手のひら全体で支えるようにするなど、**患者とのボディタッチ**に気を配ります。看護師２人で行える状況であれば、１人は患者の手を握りながら、やさしく、何をするのか説明し（例：「手を挙げますよ」、「お肌がきれいですね」と**実況中継するなど**）[1]、も

う１人がすばやく処置を行う方法も有効です。

仮説３ ガーゼ・包帯が不快

ガーゼ類を患者に剥がされてしまう場合、それを剥がされないようさらに強化することも一つの案ですが、**よりシンプルに、普通にする工夫**も一案です（図３）。ガーゼを何枚も重ねて包帯でぐるぐる巻きにすると、その皮膚に覆われる布の重なりは多くなり、より不快感を生みますので、できるだけ重なりを少なくします。また、認知症の方は自分の身体の各部がどうなっているのか、傷や人工肛門などについても自覚に乏しい傾向にあります。創部に恐怖を感じさせないような工夫、商品を使うことも効果的です。最近では、市販のものでもかわいいデザインのストーマカバーなどもありますので、参考にするとよいでしょう（図４）。

身体失認・視空間認知障害の具体的な対応策を表１に示します。これらの障害をもつため、物にぶつかって創部を痛めたりすることがあるので要注意です。

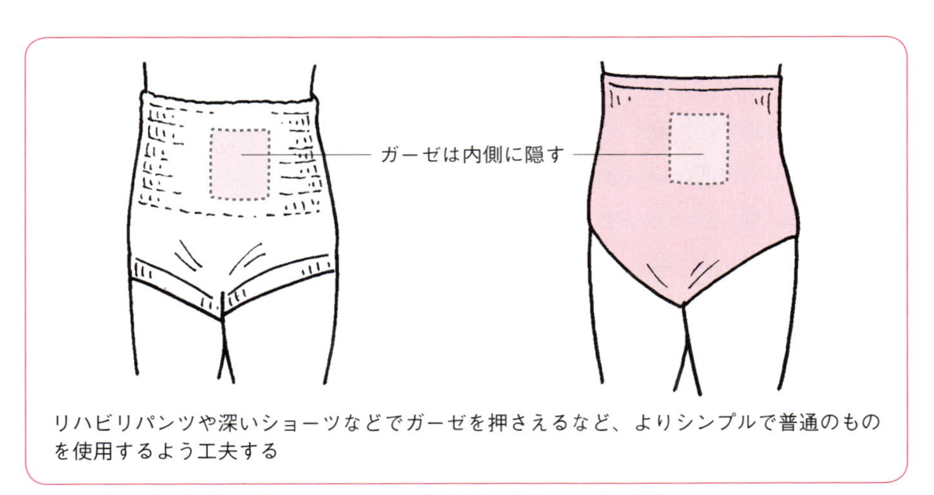

リハビリパンツや深いショーツなどでガーゼを押さえるなど、よりシンプルで普通のものを使用するよう工夫する

図３　ガーゼや包帯の重なりをできるだけ少なくする工夫（例）

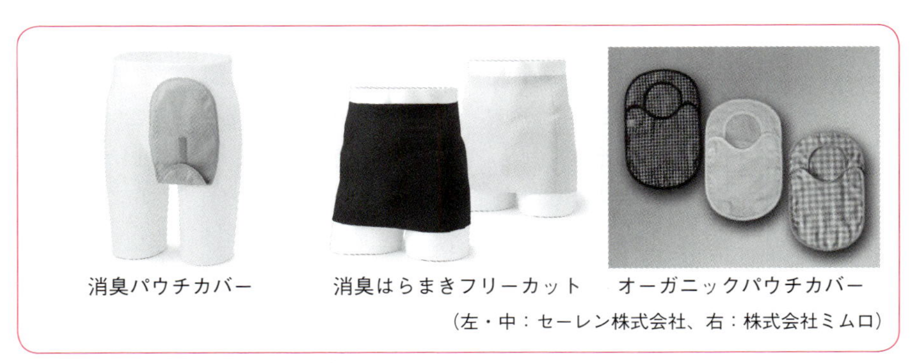

消臭パウチカバー　消臭はらまきフリーカット　オーガニックパウチカバー

（左・中：セーレン株式会社、右：株式会社ミムロ）

図４　いろいろなストーマカバー

表1　身体失認・視空間認知障害の具体的な症状と対応

症状	対応例
●自分の体の各部位がどうなっているのかわからない ・処置をしても患部が自分の体だとわからない、人工肛門も自分のものとわからない	●体にやさしく触り、皮膚感覚の刺激を与えて、自分の体の認識を促す ●患部に恐怖を感じさせない目印・装具カバーをつける（図4）
●物にぶつかる（物の位置関係がわからない） ・椅子、車椅子やごみ箱などにぶつかる。段差も認識できないため転倒する	●段差に色テープを貼って目立たせる ●識別できるように、はっきりした物品を使う ●ぶつかったところに異常がないか身体を観察する
●道に迷う（いつもの目印が目印にならない）	●目印になるものを部屋やトイレなどに表示する（情報がありすぎると混乱するため注意する）
●床に置いた敷物が穴に見えてしまう	●玄関マットや柄のカーペットは使わない
●道具を使えなくなる（歯ブラシで眉をなでたりする）	●昔使っていた道具を使う ●使うところを見せて、手を添えて一緒に使用する

引用文献

1．本田美和子，イヴ・ジネスト，ロゼット・マレスコッティ：ユマニチュード入門．医学書院，東京，2014：57.

事例から

目からウロコ！　環境調整の工夫

アルツハイマー病をもつAさんは、いつも右側臥位になるので右殿部に発赤が発生しました（圧迫で消失する発赤）。そこで、これ以上発赤が継続し褥瘡とならないよう、右側臥位にならないように指示しましたが一向に止みません。そこで、なぜ、右側臥位になるのかアセスメントしました（図1）。その結果、Aさんは農業に長年携わっていて、右側に鍬（くわ）を担いでいたということで、自然に右に傾く生活習慣があったようです。右側臥位、左側臥位で体圧測定をしたところ、やはり右側に荷重が高い状況が明らかになりました。Aさんは、壁側を向くより人の気配を感じているほうが安心されることがわかったので、右側が壁になるように布団を移動しました。しかし、今度は頭部を下にして逆向きに寝ていました（右側臥位は変わらず）。どうすればよいか考えた結果、色のついたバスタオルを敷き、その上に枕を置き臥床を勧めたところ、あっさり左側臥位で休むことができました（図2）。白地に白い枕だと方向がわからず、色を区別しやすくしたことで寝る方向がわかったようです。私たちは、目で見た情報を脳の中で分析して、方向、距離、位置などを立体的に把握しますが、認知症の人は**視空間認知障害をもっているため、把握が困難**になります。したがって、色をうまく使って位置関係を識別しやすくするなど、環境の調整が効果的です。

（鈴木峰子）

事例：Aさん、80歳代、女性、アルツハイマー病。農業に長年携り、鍬を右肩にかけ、右に重心を置く生活をしてきた。今回、右殿部に10×8cmの発赤（圧迫で消失する発赤）を発見した。これ以上、持続的な圧をかけることはよくないと判断した

・体圧測定器利用（目標 50mmHg 以下）

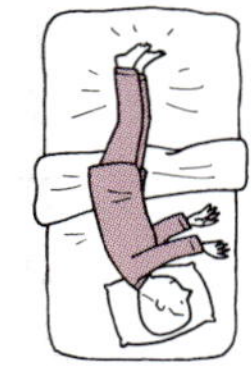

右大転子部付近
114.5〜148.7mmHg

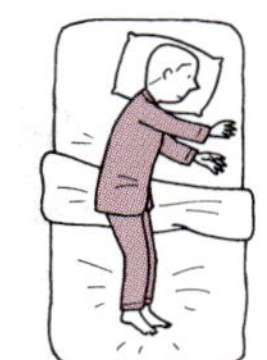

左大転子部付近
16.4〜25.6mmHg

右側に重心がよりやすいのはなぜ？

アセスメント1
立位時のベルトラインは右腰下がり

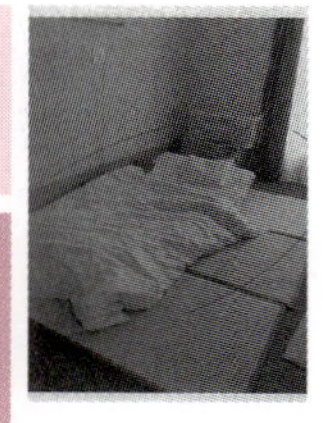

アセスメント2
長年農業に携り、鍬を持ち畑を耕す動作、右利き

アセスメント3
自宅の部屋の入り口、布団の場所、トイレの場所は右に向く位置に

右側臥位が習慣になっている

参考文献
1．日本褥瘡学会編：在宅褥瘡予防・治療ガイドブック 第3版．照林社，東京，2015：59.

図1　Aさんのアセスメント：なぜ右側臥位になるのか？

壁を右側にしても、逆さで右側臥位で寝る

色付きバスタオルを敷く

枕の位置がわかるように色付きバスタオル使用

長時間右側臥位で眠ることはなくなった

発赤は消失
引き続き皮膚障害予防

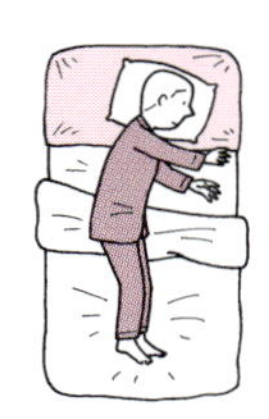

図2　寝る向きが変わるように環境を工夫

Q6 徘徊 家に帰りたいと何度も訴え、廊下を歩き回る。こんなときどうする？

清水みどり

A 「家に帰りたい」と何度も訴えベッドから降りて廊下を歩く原因を、以下のように考え対応する

仮説1 なじみのない環境による不安や苦痛を適切に訴えられず、「家に帰りたい」と表現している

対応 なじみの環境を提供し、信頼関係を早めに築いていく。また、身体的な苦痛の原因を推察し、苦痛の除去に努める。

仮説2 それまでの何らかの習慣から落ち着かず、廊下を歩いている

対応 日々の習慣を家族らから聞き、入院中もできることは行う。

仮説3 本人は過去の最も活き活きとした時代に暮らしており、それを実行しようとしている

対応 本人の生きてきた生活歴や時代背景を理解し、今の状況を心地よいものにする。

仮説4 中等度認知症にみられる多動や徘徊、暴力行為といった行動障害が盛んな時期

対応 仮説1～3の対応を行っても多動や徘徊、暴力行為が治まらない場合は医師による「鎮静を目的とした薬剤投与の検討」「治療方針の検討」、医師も含めた多職種チームによる「療養の場の検討」「身体拘束の適応の検討」、といった方針も検討する。

仮説1 なじみのない環境による不安や苦痛を適切に訴えられず、「家に帰りたい」と表現している

1．なじみの環境を提供する

人や場所に慣れていない不安感から「家に帰りたい」と訴える場合、患者とスタッフとの信頼関係を早期に築くことが重要です。**患者が慣れ親しんだ小物を配置し、小まめに声をかけ、入院環境に早く慣れてもらえるとよい**でしょう。特に、入院初日の対応はていねいにかかわります（図１）。

また、入院日以後も、視界に入り込んで名前を呼び笑顔を向けるといったことをこまめに行い、安心してもらうことが重要です。これは、PEAP専門的環境支援指針[1]に示される、触れ合いの促進といえます（p.151、表１）。このような対

入院時からていねいに対応し、なじみの関係を築く

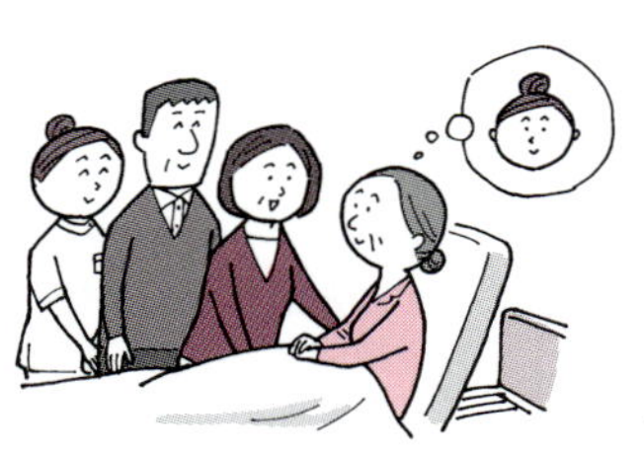

家族の面会中に看護師も家族とともに患者のそばに行き、仲よくなって患者に顔を覚えてもらう

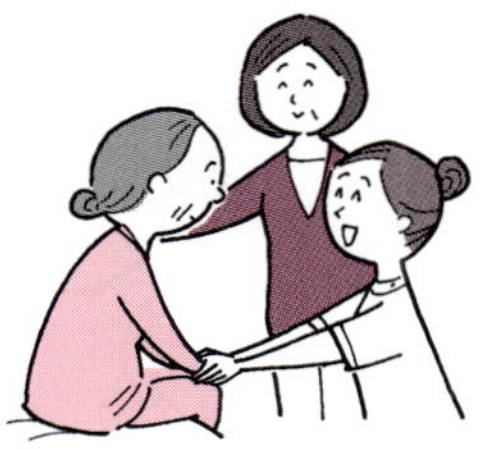

患者と視線を合わせ、笑顔で挨拶する。その際に、患者の手を握るなどスキンシップを図るとよい

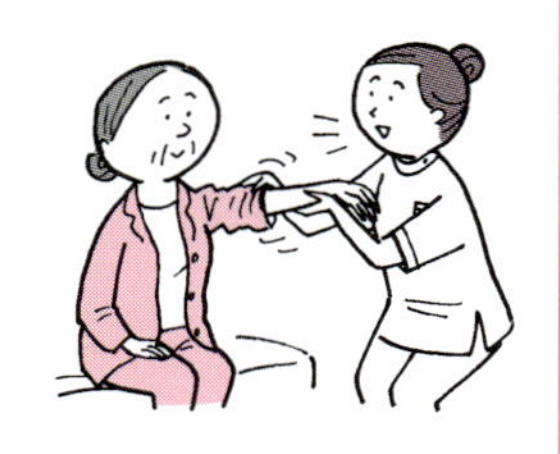

ケアの際は、実況中継のように何をするのか説明、声をかけながら行う

図１　認知症患者が環境に慣れるために

応でスタッフとの人間関係が築けてくると、日一日と患者の行動は落ち着いたものになっていきます。

２．身体的な苦痛の原因を推察し、苦痛の除去に努める

認知症患者は、傷病を負って入院し苦痛があっても、それを的確に認識、表現することができず、「家に帰りたい」と訴えていることがあります。辻[2]は、「自身に何らかの認知・行動障害がある場合に、それに気づかない、意識化されない場合は、原則としてすべて『病態失認』であるといえる」と述べています。このような場合、原因疾患の症状からくる苦痛はないか、症状の悪化はないか、感染症や呼吸器、消化器、腎・泌尿器系、循環器系などの変化はないかなどを観察することが重要です。岩田[3]は、「特に高齢者は加齢によって基礎体温は低下し、同時に、外因性・内因性の発熱物質に対する視床下部体温中枢の反応も低下してくる。そのため、高齢者は感染症に罹患しても発熱しないことがあるので注意しよう」と述べています。このように、高齢者は典型的な症状が出ないことがあり、前述したように認知症高齢者はBPSDという形で表現されることもあるので、看護師はケアの折々で注意深く観察することが重要です。ほかにも、緩い便がたびたび排泄されていても、嵌入便（図２）という肛門の手前で硬い便が溜まってしまって自力で出すことができず、つらい状況になっていることがあります。

また、高齢者は、①口渇中枢の機能低下、②失禁の恐れから水分補給が少ない、③水分や電解質を体内にとどめておく機能が低下する、といった理由から脱水が起こりやすく、その体調変化を「家に帰りたい」と訴えていることもありますので、注意が必要です。

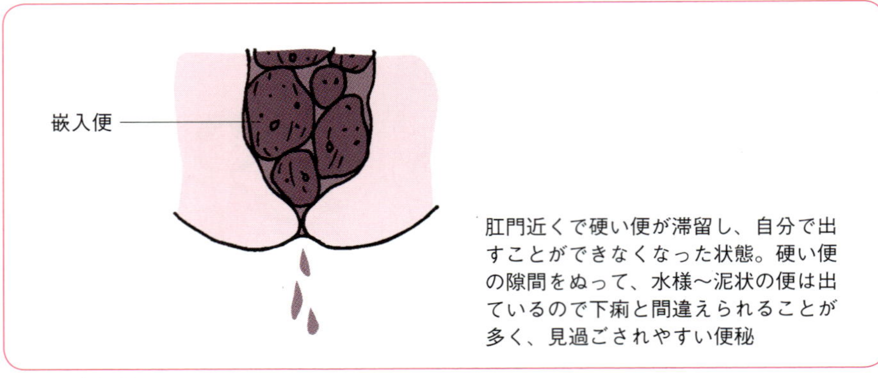

図２　嵌入便

仮説２ それまでの何らかの習慣から落ち着かず、廊下を歩いている

「家に帰りたい」と言い廊下を歩き回るのは、それまでの習慣が影響しているのかもしれません。以下に、事例を紹介します。

認知症高齢者の生活習慣や人となりを考え支援する

Ａさんは80歳代前半の女性で、脳梗塞の急性期治療が終了し、回復期リハビリテーション病棟に移り、食事も開始されました。つたい歩きができるレベルだったのですが、食堂で自分の食事が終わると落ち着かず、車椅子からの立ち上がりをくり返しました。そこで、尿意を訴えられずにいるのかと、トイレ誘導を行いましたが、排泄後も落ち着きませんでした。すると１人のスタッフが、Ａさんが食後にテーブルを拭いているスタッフを目で追っていることに気づきました。そこで、Ａさんに布巾を渡してみたところ、テーブルをつたい歩きしながら熱心に手を伸ばし、テーブルを拭いてくれました。あとで家族に確認すると、Ａさんは

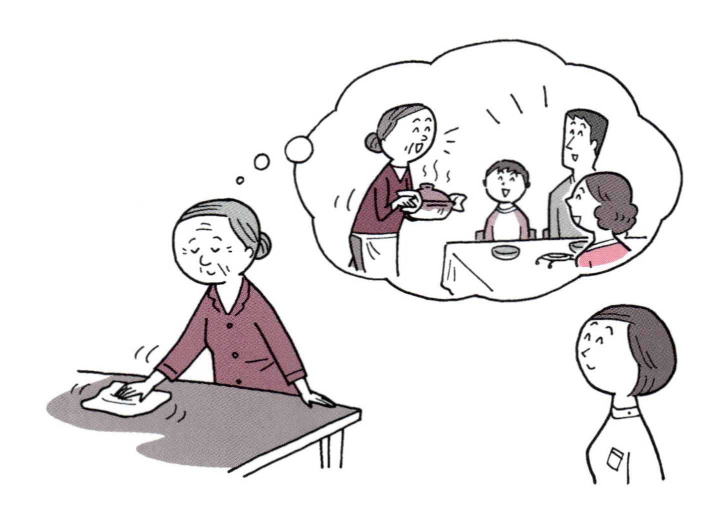

とても世話焼きで、かつ綺麗好きで、自宅では食後のテーブルをこまめに拭いていたということでした。食堂のテーブルが一通り拭き終わると、そのあとは落ち着いて食後の時間を過ごすことができました。

このように、それまでの生活習慣から落ち着けず、廊下を歩くとも考えられるため、家族から患者の生活習慣や人となりの情報を得ておくことはとても重要です。いずれにせよ、「家に帰りたい」という言葉を真摯に受け止め、「治療中だから帰れない」ではなく、**患者はなぜ「家に帰りたい」と訴えているのか考え、対応する**ことが大切です。そして、一日も早く自宅に帰れるように支援します。

仮説3 本人は過去の最も活き活きとした時代に暮らしており、それを実行しようとしている

仮説2とも近いのですが、日々の習慣だけでなく、もっと大きな、患者の人生といった概念から考えることも必要です。山口[4]は「認知症の中期以降になると、認知症の人は過去の最も活き活きしていたころのエピソードのなかで暮らすようになる」と述べています。そのため、入院中であってもその行動を実行しようとしていると考えられます。以下に事例を紹介します。

認知症高齢者が体験している世界を想像してみる

Bさんは70歳代の男性で、パーキンソン病のレスパイトケアで入院してきました。長年、設計士かつ大工仕事をされてきた方で、入院してからも朝から寝るまで「出かけてくる」と言い、ふらつきながら廊下を歩き回るため、スタッフも困り果てていました。あるとき、スタッフが、「わたしの家を設計してくれませんか」と紙と鉛筆を渡したところ、熱心に家の設計図を作成され、自室で過ごすことができました。それでも「行ってくる」と出かけようとするときは「お供させ

ここの建て付けがゆるむんだ
なるほどさすがですね

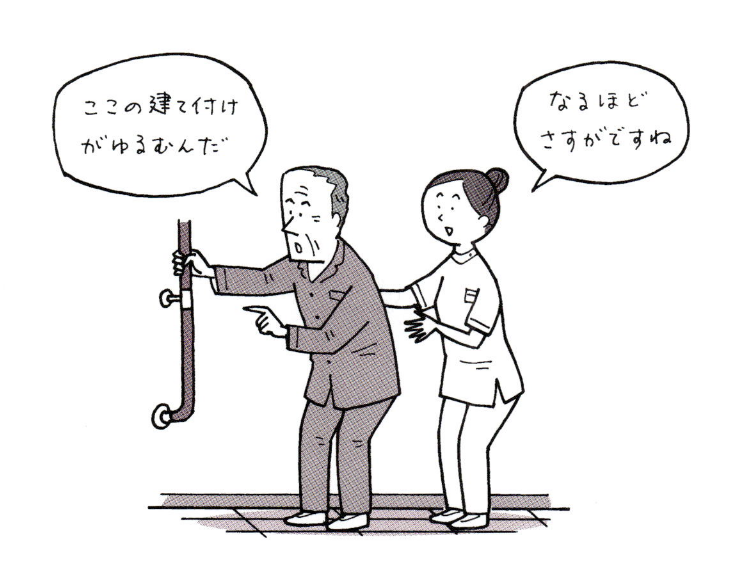

てください、見て欲しいところがあるので」と伝え、病棟内の“建て付け”を一通り見てもらうことにしました。すると、“建て付け”の批判をしながら廊下を数周し、その後満足され自室に戻って過ごすことができました。

このように、患者の生活歴や時代背景を考慮しながら、過去の最も活き活きしていたころに戻れ、落ちつくことのできる支援が重要です。

仮説 4 中等度認知症にみられる多動や徘徊、暴力行為といった行動障害が盛んな時期

多動や徘徊、暴力行為といった行動障害が著しい状況では、「ケア」だけでなく「キュア」としての介入を検討します。前述した仮説１～３の対応を行っても治まらない場合には、医師による「鎮静を目的とした薬剤投与の検討」「治療方針・治療方法の検討」、医師も含めた多職種チームによる「療養の場の検討」「身体拘束の適応の検討」、といった方針も検討します。

なお、過活動の治療に用いる抗精神病薬（ドパミンD_2受容体）は、パーキンソニズムを引き起こし、転倒や誤嚥、死亡のリスクを高めます。薬物の導入を検討する際には、患者の歩行能力や構音障害の有無、誤嚥（むせ）の有無を確認し、これらも含めて医師に報告します。

治療方針・治療方法は、主治医に現状を報告し検討してもらいます。その際、家族には治療がなぜ変更になるのかを説明する必要があります。第一選択でやるべき治療を変更しなくてはならなくなるということは、家族にとっても少なからずショックな出来事です。そのため、家族の気持ちに寄り添いつつ現状の患者にとって最善な治療について、医師と検討していく必要があります。

また、治療の変更は、認知症患者自身にも説明する必要があると筆者は考えます。倫理的な側面からの考えに加え、**患者の理解に合わせてゆっくりと穏やかな口調で説明を行う**と、本人なりに納得することができ、わずかでも治療行為に協力を得られることがあるからです。

患者に「家に帰りたい」と訴えられ廊下を歩き回られると、看護師はほかの仕事ができないため患者に動かないように説得しがちです。しかし、患者側からみれば何らかの理由があっての行動です。チームで協力して歩みに付き合うなどの時間をもちたいものです。

引用文献

1．ケアと環境研究会：認知症高齢者への環境支援のための指針PEAP日本版３．ケアと環境研究会，東京，2005.
2．辻省次編：認知症―神経心理学アプローチ．中山書店，東京，2112：343.
3．岩田充永：JJN SPECIAL 急変予防＆対応ガイドマップ 高齢者救急．医学書院，東京，2010：11.
4．山口晴保編著：認知症の正しい理解と包括的医療・ケアのポイント 第２版．協同医書出版社，東京，2010：75.

Q7

同じ発語

「トイレ、トイレ」と何度もくり返し訴える患者。こんなときどうする？

内田陽子

A トイレ発言をくり返す原因を、以下のように考え対応する

仮説1 過活動膀胱や排尿後残尿などがあり、再び排尿したくなる

対応 トイレ誘動する。排尿後残尿測定を行う。尿の混濁を確認し、排尿日誌をつける。

仮説2 漏れるのではないかなど、さまざまな不安を抱えている

対応 パッドを当てて、やさしい声かけを行う。

仮説3 排尿でなく排便かもしれない

対応 トイレ誘動する。排便の可能性も考えて、便秘がないか、排便状況や食事、水分量を確認する。

仮説1 過活動膀胱や排尿後残尿などがあり、再び排尿したくなる

排尿は、しっかり溜めて（蓄尿）、しっかり出す（排尿）が基本です（メカニズムは図1、2）[1,2]。**認知症患者は、トイレの場所がわからず漏れる（機能性尿失禁）だけでなく、早期から急な尿意が襲い（尿意切迫感）、漏れる（切迫性尿失禁）など、頻尿や尿失禁があることが知られています**[3]。その要因は、**膀胱抑制的に働く中枢部位（大脳基底核、前頭葉）障害による過活動膀胱**とされます[4]。男性の場合は前立腺肥大症が影響しているかもしれません。水分摂取が少ない場合は尿路感染にも注意します。

また、認知症患者は、尿をきちんと排出できないために残尿があり、再びトイレに行きたいということもあります。このような場合は、患者に排尿をせかさず、排尿後に少し前かがみになり腹圧をかけて排尿を促すようにします。

蓄尿と排尿機能をアセスメントするために排尿日誌をつけて、それに応じた対応をとる必要があります（表1、p.69）。排尿日誌は、排尿時間、排尿量などを記録します。残尿量は、排尿後に図3のような機器などを使って測定します。

表1の症例では、排尿回数が19回と頻尿であることがわかります。しかし、1回排尿量に関しては、1回だけですが230mLで、もともと溜める力があることがわかりました。残尿はありません。したがって、昼間、尿を溜めることができるように、レクリエーションをケアに取り入れ、注意を他へ向けるようにしました。その結果、排尿回数が減り、自宅に帰られました。

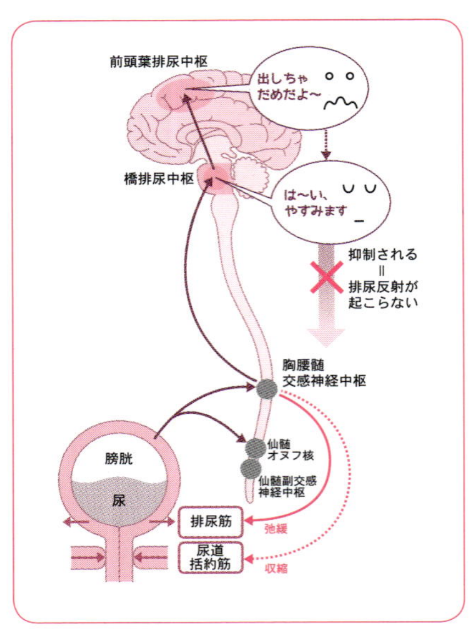

図1　排尿のメカニズム1：正常（蓄尿期）

谷川阿紀：蓄尿障害ってどんな状態？どのように対応するといいの？．エキスパートナース 2016；32（6）：108．より引用

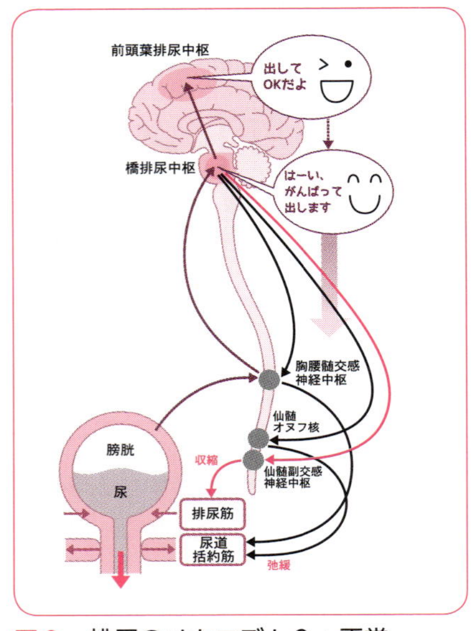

図2　排尿のメカニズム2：正常（排尿期）

谷川阿紀：排出障害ってどんな状態？どのように対応するといいの？．エキスパートナース 2016；32（6）：114．より引用

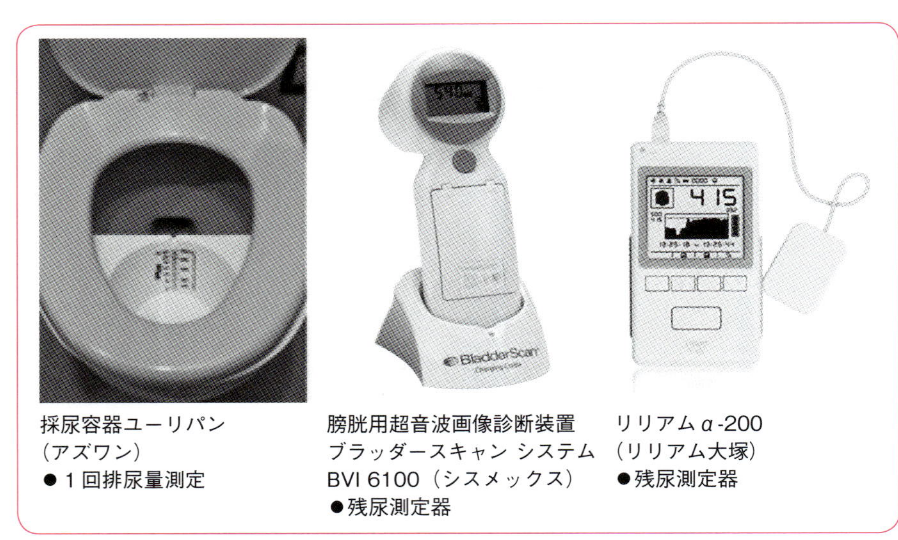

採尿容器ユーリパン（アズワン）
● 1回排尿量測定

膀胱用超音波画像診断装置 ブラッダースキャン システム BVI 6100（シスメックス）
●残尿測定器

リリアム α-200（リリアム大塚）
●残尿測定器

図3　排尿計量道具の例

蓄尿には交感神経、排尿には副交感神経が関与します。ストレスや不安が生じると蓄尿が難しくなります。逆に排尿時はリラックスします。認知症患者で頻尿の方は、トイレに行くことで安心する方もおられ、入院生活がストレスであることが考えられます。この場合は、無理にトイレに行くことを妨げないようにします。リハビリだと思って付き添い、本人の好きなこと、興味のあることをケアに取り入れ、気分転換を図ります。

表１　認知症患者（Aさん）の排尿日誌とケアプラン

■Aさんの排尿日誌

回数	時刻	１回排尿量（mL）	失禁の有無（○/×）	残尿量（mL）	尿意の有無（○/×）	排便の有無（○/×）
1	10：00	230	×	0、0、10	○	×
2	12：35	—	×	—	○	×
3	13：15	—	×	—	○	×
4	13：55	25	×	22、0、32	○	×
5	14：00	—	×	—	○	×
6	14：30	150	×	—	○	×
7	15：15	100	×	—	○	×
8	16：50	—	×	—	○	×
9	17：25	—	×	—	○	×
10	18：41	—	×	—	○	×
11	19：05	—	×	—	○	×
12	19：40	—	×	—	○	×
13	19：56	—	×	—	○	×
14	20：45	—	×	—	○	×
15	24：52	—	×	—	○	×
16	04：50	—	×	—	○	×
17	06：50	—	×	—	○	×
18	08：10	—	×	—	○	○
19	09：00	—	×	—	○	×

排尿回数19回で頻尿。しかし230mL蓄尿できる力はある。残尿も問題ない、失禁もない。—は測定せず。

■Aさんのケアプランと結果

診断	頻尿
目標	日中、１時間30分蓄尿できる 排尿回数が減る 排尿以外に関心をもち、楽しい時間がもてる
具体策	趣味が乗馬のため、馬に関する本を一緒に見て話す お手玉、あやとり、風船バレーを一緒に行う 尿意訴え時、理由を確認して本当に行きたい場合のみトイレ誘導
結果	19回/日から11回/日に改善し、早期に自宅に戻った

仮説２　漏れるのではないかなど、さまざまな不安を抱えている

認知症患者には、排尿自覚を強化する「PROMPTED VOIDING（PV：排尿自覚刺激行動療法）」（表２）が有効です。これは、そのつど声をかけて、うまくできたら褒めるトイレ誘導です。「今しっかり排尿されたので大丈夫ですよ」などと声をかけます。また、本人の希望を聞いて、患者の尿失禁に合わせた失禁グッズを使用してもよいでしょう（図４）。安易におむつを使用することは、陰部が不衛生になり、皮膚のただれや尿路感染を引き起こし、かえって排尿に注意が

表２　排尿習慣の再学習（PROMPTED VOIDING〈PV：排尿自覚刺激行動療法〉）

- 尿意をある程度認識でき、排尿促しに反応できる患者に有効である。認知機能はある程度障害されていても可能とされる
- やさしく尿意を尋ね、トイレまで誘導し排尿を促す。自尊心を傷つけるような素振り、言葉遣いをしない

●方法

- 病室を訪問し、失禁の有無を確認する
- 失禁の有無を確認する→失禁がなければ褒める（あればコメントしない）
- 排尿の意思があるかどうか確認する
- 意思にかかわらずトイレ誘導する→排尿があれば意思表示できたことを褒める
- 次の訪問時間を告げ、漏らさないよう励ます

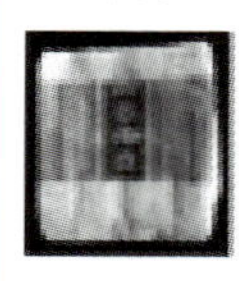
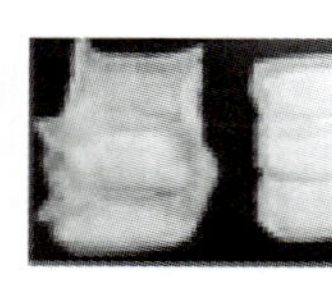
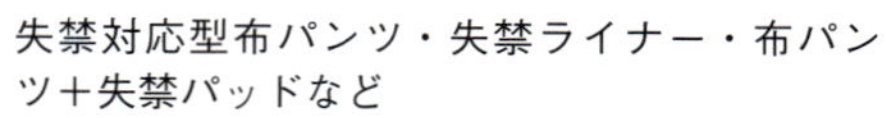

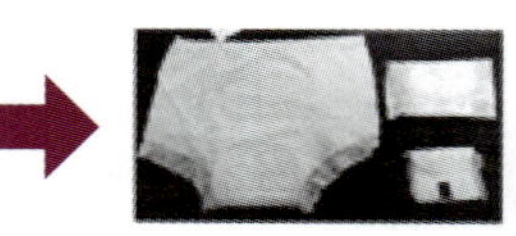
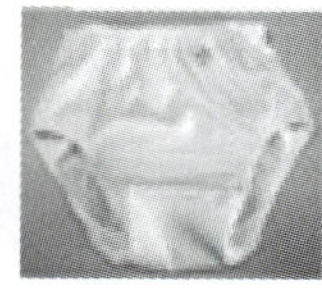
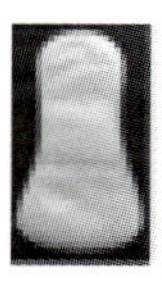

図４　効果的な失禁グッズの選択と使い方

入田貴子，内田陽子，西本祐也，他：紙から布パンツにするアセスメント・ケアプロトコールの事例への適応と評価―介入６日間プログラムの３事例―．日本老年泌尿器科学会誌 28；2015：76．で報告

表３　尿漏れに不安を抱く患者への生活支援・生活指導

- ●生活習慣病予防と持病の適切なコントロール・排尿に影響する薬剤の調整
- ●水分摂取の工夫
  - ・コーヒー、アルコール、緑茶を控える→水、ほうじ茶、番茶に変える
  - ・夕食後からの水分摂取を控える、過度の水分を制限
- ●便通を整える
- ●体重コントロール
- ●冷え予防
- ●教育と安心を与える
- ●排尿終末時の搾り出し
- ●規則正しい生活・適度な運動
- ●検尿で尿路感染をチェック

向いてしまいます。筆者らは、認知症患者におむつはずしの取り組み（トイレ誘導やPV、気分転換のケアなどを含むケアプログラムの実施）をした結果、不快感がなくなり、訴えが少なくなった人もいました。そのほか、排尿を刺激するような水分摂取（緑茶やコーヒーなど）を避ける、便通を整える、体を冷やさないことなどの生活指導も有効です（表３）。

同じ訴えをくり返す認知症患者は、かろうじて浮かぶ言葉を使い、回数で補おうとし、相手に伝わらない場合にBPSDとなって怒りが爆発します（表４）。看

表4　同じ訴えをする認知症患者のニーズをくみ取ろう

●つながりの喪失による不安、多重苦
・認知能力の低下＝周囲との感覚的なつながりを失う

●認知症高齢者の感情表出方程式
y（感情表現）＝a（かろうじて自分がわかる言葉）× x回 ＋ b（行動）

↑ 使える言葉が少ない（a）
↑ 回数で補おうとする（x回）
↑ 何でわかってくれないの！→暴言・暴力（b）

護師は、患者の言葉の真意を汲み取って、仮説をいくつか立ててケアの検証を行う必要があります。仮説検証の過程では看護師との温かな交流が行き来し、それだけでも患者は不安がなくなります。

仮説3 排尿でなく排便かもしれない

通常、排泄中枢である仙髄に損傷や障害がない限り、尿・便意を感じることができます。また、その区別ができ、程度の強弱により排泄をがまんしたりしてコントロールします。しかし、認知症患者の場合、**尿・便意を感じるもののその区別が判断できずにがまんできないで、かつ、うまく言語で伝えられないでいる**ことが考えられます。高齢者は病院という慣れない環境で、水分摂取量も少なく運動不足になっていたり、便秘になっていたりする可能性もあります。排尿か排便か想定し、トイレ誘導をしてみてください。また、トイレの場所がわかるように表示を工夫します。排泄のプロセスに沿って声かけや部分介助を行い、できるだけ患者の自立を助けます。ケアでは対応できない場合は、泌尿器科等に受診します。

引用文献

1．谷川阿紀：蓄尿障害ってどんな状態？どのように対処するといいの？．エキスパートナース2016；32（6）：108.
2．谷川阿紀：排出障害ってどんな状態？どのように対応するといいの？．エキスパートナース 2016；32（6）：114.
3．榊原隆次編著：神経因性膀胱 ベッドサイドマニュアル．中外医学社，東京，2014：141.
4．榊原隆次：脳画像と膀胱機能．臨床神経学 2012；52（11）：1282-1285.

Q8

手術対応

術後には病棟で手がかかることが考えられる。予防できる対処法は？

大橋史弥、内田陽子

A 術後に起きるせん妄やBPSDは、以下のものが原因で発症すると考え術前から対応する

仮説1 術後の環境変化と病変部不快感などで発症する

病棟看護師の術前対応 療養生活を入院前環境に近づけ、患者―家族関係を把握する。安らげる時間をつくり、主治医、麻酔科医、病棟・手術室・ICU看護師らのチームで対応する。せん妄評価を行い、多職種で共有する。

手術室看護師の術前対応 術前訪問時に顔なじみの関係性をつくる。写真を取り入れたパンフレットの使用、換気用マスク・ドレーン類の持参により、患者が実際に触れたときの反応を確認する。視覚に訴え、記憶に残る術前訪問を実施する。

仮説2 腰椎麻酔の場合、意識はあるが手術に関する状況理解が乏しいため、意思疎通困難や多動が起きる。全身麻酔でも同様に注意する

手術室看護師の術中対応 手術中はそばに付き添い手をそっと握る、やさしく声をかけるなど、患者に安心感を与える。高齢者は訴えが乏しいため、表情やしぐさなどの非言語的表現にも目を向ける。

仮説3 術後は、麻酔薬の影響や手術侵襲（疼痛や嘔気、ドレーン類などの多数の管につながれる）による身体的および環境変化で発症する

手術室・ICU看護師の対応 術後訪問を実施し、患者・家族を含めた手術の振り返りを行い、病棟看護師と共有する。

病棟看護師の対応 多職種チームで術後せん妄を防ぎ、円滑な治療の実施、早期退院・地域復帰をめざす。

仮説1 術後の環境変化と病変部不快感などで発症する

1．超急性期医療と認知症看護ケアの融合（図1）

手術看護を取り巻く超急性期医療は、術中のみならず、術前・術後も含めた役割に飛躍しています。特に、治療優先型医療からのモデルチェンジが必要となり、治療と入院前生活の融合、多職種や多部署と連携できる看護師が求められます。手術を受ける高齢者に対し、医師や病棟看護師・手術室看護師・ICU看護師らはチーム全体で「個人の強みを活かし、せん妄や合併症を防ぐ」という意識の統一

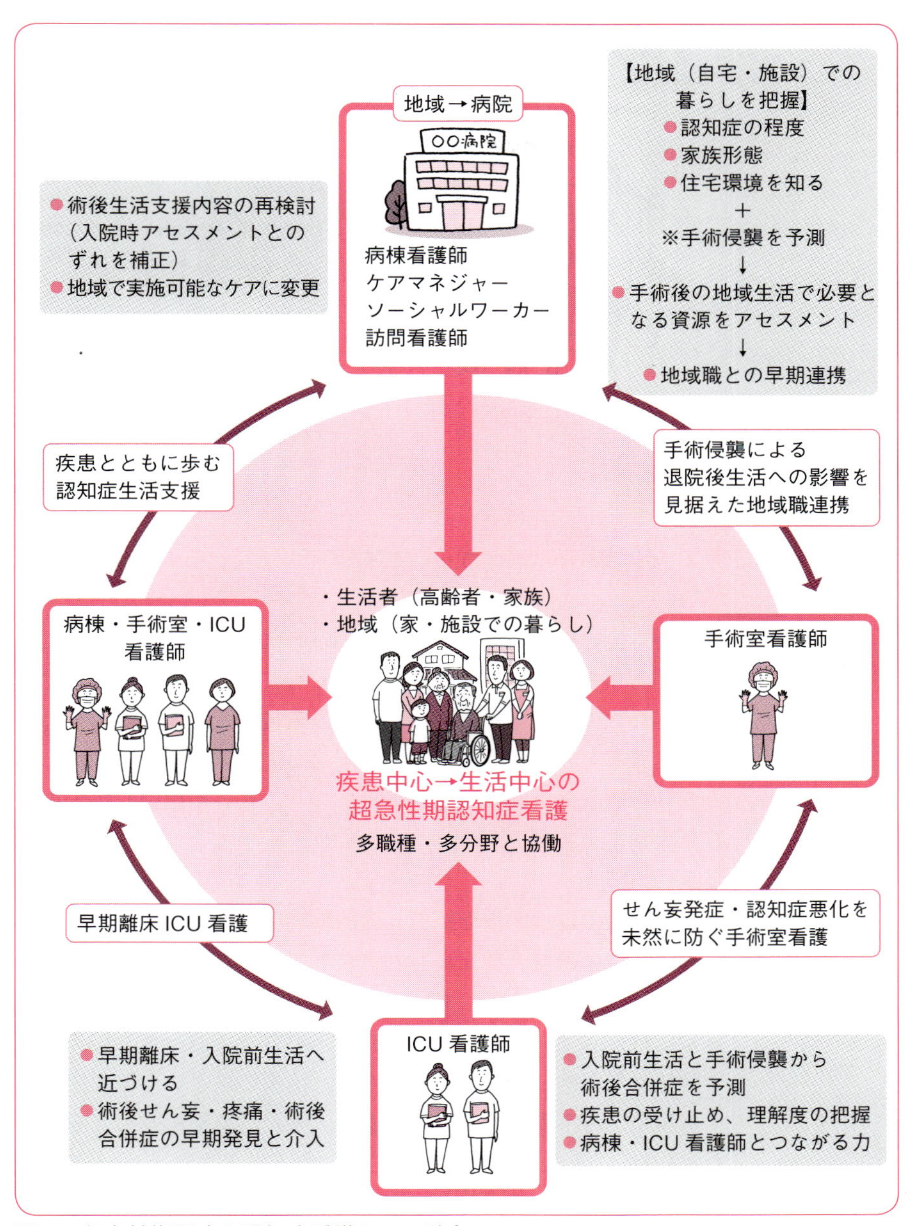

図1　超急性期医療と認知症看護ケアの融合

を行います。看護師は、医師が提示した術式に患者・家族が耐えられるか、術前にはすでに術後の生活を見据えたアセスメントを行っています。せん妄評価を行い、手術前・中・後の療養生活への対応をチームで検討します[1]。

2．認知症高齢者の意思尊重

多くの患者は、慣れ親しんだ自宅や家族、施設や職員から引き離され手術を受けます（図2）。「家族が勧めるから、仕方なく何もわからないが入院させられた、

自宅や家族・施設や職員
慣れ親しんだ、温かい人や環境
突然の疾病告白
手術を控えた入院生活
〈強みを活かす
残存機能の把握〉
高齢者の強みはどこにあるのかな？
何ができているのかな？
どんな助けがあれば地域で生活できるのかな？
閉鎖的空間・孤独感・
不慣れな環境・医療者
が恐ろしい・さみしい

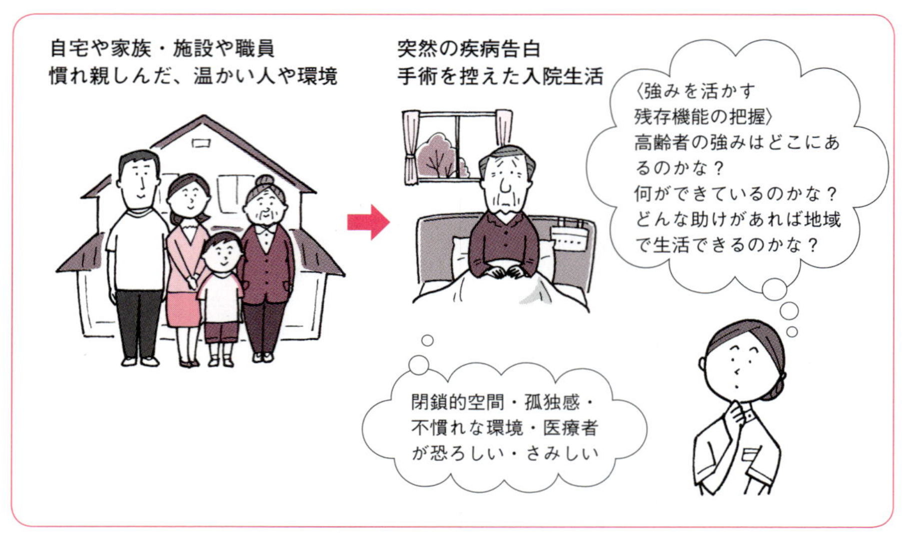

図2　慣れ親しんだ環境から引き離され手術を受ける

自宅から追い出された」と状況がつかめずに、医療者や家族に不信感を抱く人も少なくありません。治療方針についても、認知症高齢者の意思より家族の希望が優先されることもあります。しかし、術後回復を促進するためには、家族の支えと高齢者本人が納得したうえでの治療が必要です。看護師は、高齢者–家族双方の意見をふまえた両者の聞き手役となり、互いが納得して手術を受けられるように介入します。

3．認知症のレッテルを払拭、術前環境を整える

入院時の情報で「認知症」と書かれている場合、医療者は「認知症高齢者＝手がかかる」と身構えてしまいます。その前に、本人のコミュニケーション能力や日常生活自立度、治療に対する受け止め方を確認しましょう。高齢者は、入院による急激な人的・物理的環境の変化、治療の場という緊張感や、初めての人に接する環境から不安や混乱が生じます。また、不穏やせん妄症状を目の当たりにした家族は、「うちの人はボケてしまった」と落ち込み、治療後の療養生活に強い不安を感じます。看護師は家族に対して、せん妄症状は一過性であり高齢者にはよくみられること、家族との時間が高齢者の安心感につながることを伝えます。そして、認知症高齢者に対して怖がらずに話しかける、やさしく触れるといった行為を率先して行い、温かい関係性を築きます。

4．手術室看護師・ICU看護師による術前訪問

手術前日には、当日担当する手術室看護師・ICU看護師が術前訪問を行い高齢者との面識をもちます。認知症高齢者は、疾患や麻酔、手術といった医療行為・ケアへの協力が得られにくいといわれています。そこで、手術室内見学の実施やオリエンテーションビデオ・タブレット、パンフレット、写真などを活用します。手術室内の風景や手術後の身体的特徴を説明するなど、術前から視覚に訴え、不

安を和らげる工夫が必要です。これらはせん妄予防に効果的であるといえます。術前訪問を通して患者情報の取得、手術の安全性の確保や禁忌薬・アレルギーの確認、関節可動域や皮膚状態など、全身状態を含めたアセスメントをします（図3、4）。

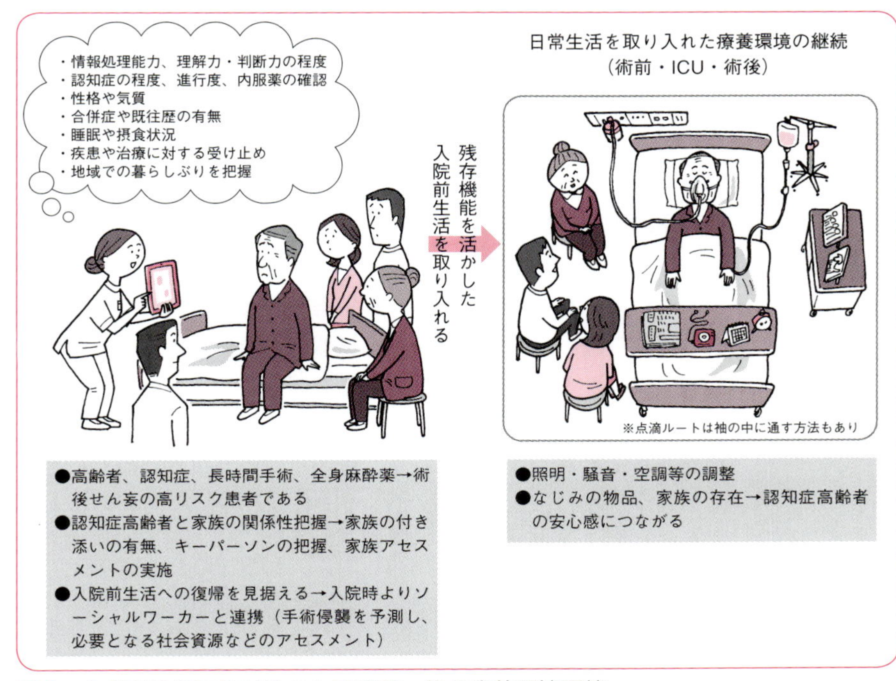

図3　入院前生活を取り入れた手術前・後の療養環境調整

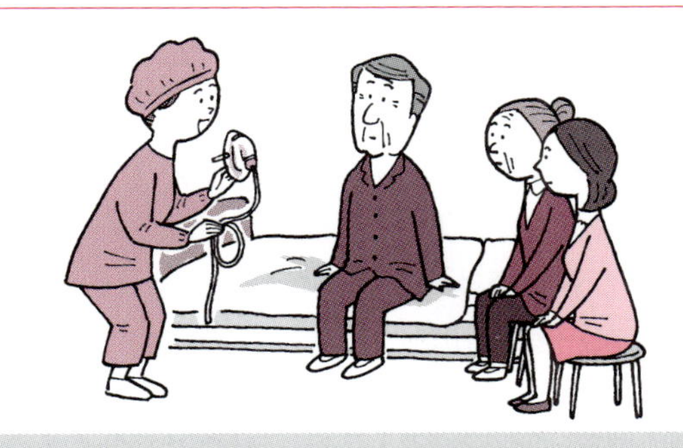

●病棟看護師と時間調整→術前訪問時の家族参加→家族の円滑な治療・ケアへの参加を促進
●認知症程度の把握→理解度・疾患の受け止め、手術への意思、家族との認識のずれの確認→医師・病棟看護師と共有→必要時は医師から再度説明を行う機会を設ける
●写真・イラスト入りのパンフレット使用、人工呼吸用マスクやドレーンなどに実際に触れる→視覚・触覚への刺激
●手術室看護師が実際の手術用帽子・マスク・衣類を装着し、高齢者の反応を伺う

図4　手術室看護師・ICU看護師による術前訪問時の工夫

仮説2 腰椎麻酔の場合、意識はあるが手術に関する状況理解が乏しいため、意思疎通困難や多動が起きる。全身麻酔でも同様に注意する

1．認知症高齢者が受ける手術の特徴

認知症高齢者は、がん疾患と比較すると転倒による骨折や硬膜下血腫、交通外傷による緊急手術が多い傾向にあります。大腿骨頸部骨折後の手術は、腰椎麻酔もしくは全身麻酔で行います。腰椎麻酔の場合、全身麻酔と比べ麻酔薬の影響は比較的軽微で手術中の意識ははっきりしているため、体動や言語・非言語的訴えを含めた観察が必要です。

2．主治医、麻酔科医、看護師らによる手術室入室時の工夫（図5、6）

手術当日は、絶飲食や術衣の着用などいつもとは違う異様な雰囲気を察知し、高齢者の緊張感は高まります。手術室に到着すると、マスクや帽子を被った医療者に連れられ、麻酔器や手術関連機器が無数に置かれた部屋に入室します。狭いベッドに寝かされると同時に腕や足を固定され、身動きができません。そのときの緊張はピークに達します。「まな板の上の鯉」とはまさにこのことです。認知症があっても暴れることはなく、覚悟を決めたように静かにじっと耐えている方もいます。また、「手を握っていてほしい」と言う人もいます。**高齢者は強く不安を感じていますので、そっと肌に触れる、マッサージをするなどが有効なケア**といえます。

全身麻酔の場合、麻酔薬を投与されたあとは意識が消失します。麻酔科医がマスク換気可能かを判断し、筋弛緩薬の投与、気管挿管を行います。不測の事態や出血時の輸血に耐えられるよう、普段より太い静脈ラインを追加し、継続的に循環動態を確認するための動脈ライン、尿道カテーテルの挿入など、一方的な医療行為を受けることになります。

3．全身麻酔導入から術中看護の工夫（図7、8〈p.78〉）

執刀医が皮膚を切開し脂肪層・筋層を分け対象臓器に到達します。全身麻酔下においても疼痛は発生するため、麻酔科医や看護師は血圧変動や術中のin（輸液・輸血）－out（出血・尿量・不感蒸泄）バランスに着目し、全身管理を実施します。手術室看護師は術前に外科医や麻酔科医とコンタクトを取り、手術が円滑に進行するように、そして一分一秒でも早く患者を日常生活に取り戻せるように援助します。認知症をもつ患者の多くは高齢者です。加齢による臓器の変化や低栄養、皮膚の脆弱化、るい痩がみられます。皮膚が弱い患者には皮膚保護剤を使用し、関節可動域に制限のある患者へ個別性をふまえた体位の工夫を実施します。

また、麻酔薬の影響や体内臓器の露出から、著しく体温が低下します。術前からベッドの保温を行い、術後のシバリング（体温の自己回復を目的とした身震い）を予防します。深部静脈血栓症予防のために弾性ストッキングや間欠的下肢圧迫装置の着用、術中に四肢の除圧を行うなど、患者の声なき声に耳を傾けるのが手術室看護師の役割です。

手術室乗り換えホール
ここはどこだ？何をするんだ？
どこに行くんだ？これから何をされるんだ？
帰りたい・・・・・
モデルチェンジ
家族は手術室入口まで同行してもらう
どこかで見た顔だ。昨日来てくれた人か。安心するなあ。
私がずっとそばにいますね。よろしくお願いします。

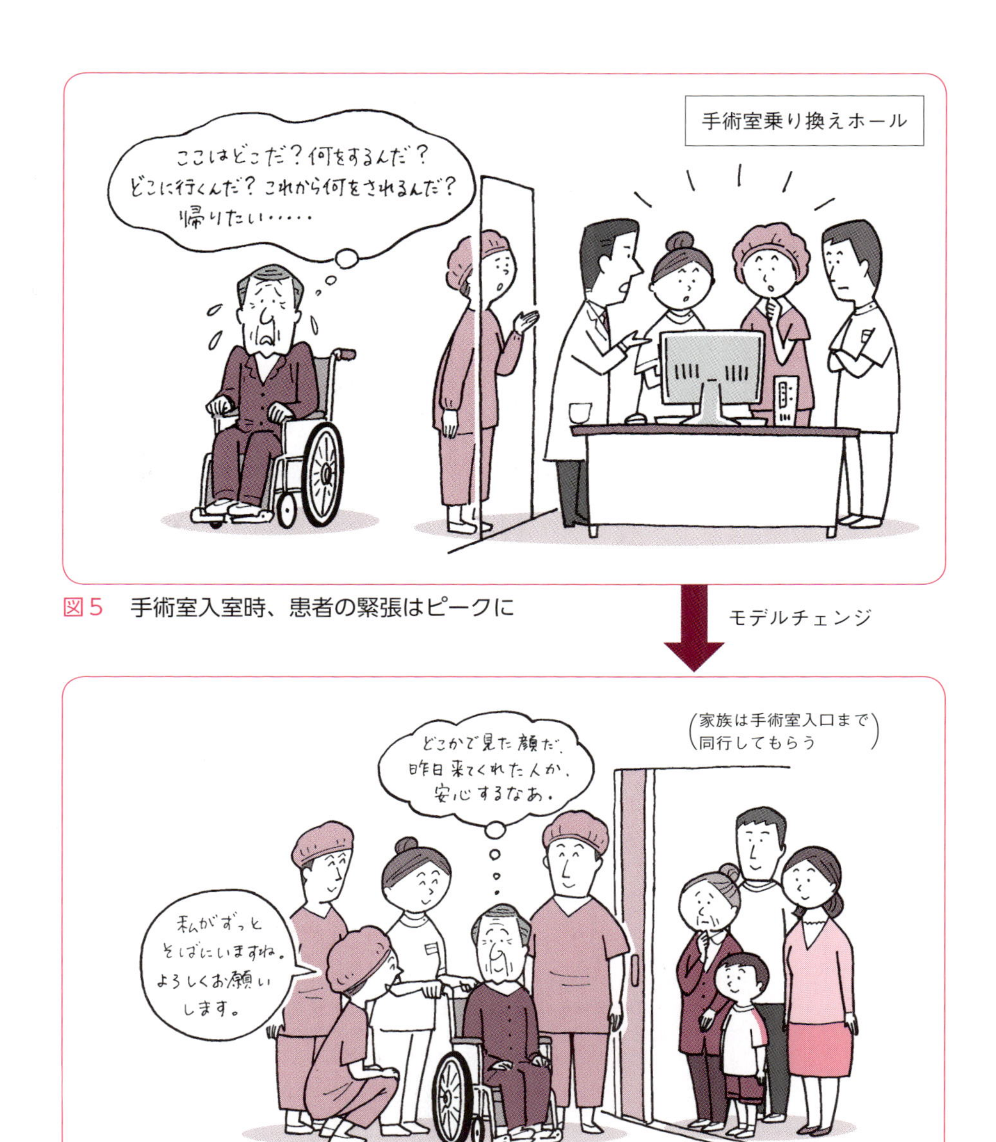

図5　手術室入室時、患者の緊張はピークに

図6　手術室入室時は患者の不安や緊張をとりのぞく

仮説3 術後は、麻酔薬の影響や手術侵襲（疼痛や嘔気、ドレーン類などの多数の管につながれる）による身体的および環境変化で発症する

1．日常生活への早期復帰をめざした術後覚醒（図9〈p.79〉）

手術終了とともに筋弛緩拮抗薬の投与、麻酔からの覚醒状態を確認するために指示動作（口を開ける、手を握る・離す、足を動かす）が実施可能かを確認し、気管挿管していたチューブが抜かれます。疼痛や嘔気の有無、不快症状の確認後に回復室やICUへ移動、その後病棟へ帰室となります。

全身麻酔からの覚醒時も、術前・中を対応した、患者と面識のある看護師が対

ここはどこなんだ！
誰だ、あいつは！
わしは実験台じゃないぞ！
130/70
100
37.0
全身麻酔による無意識・無痛・無反応、長時間の同一体位・麻酔時間
【呼吸器系への影響】気管挿管による人工呼吸管理（粘稠痰、術後嗄声、反回神経麻痺）
【循環器系への影響】心機能低下、末梢血管拡張、迷走神経反射、心筋虚血・不整脈
【体温低下】麻酔薬による熱生産量の低下、体腔内洗浄・急速輸液→頻脈・心室細動、回復遅延

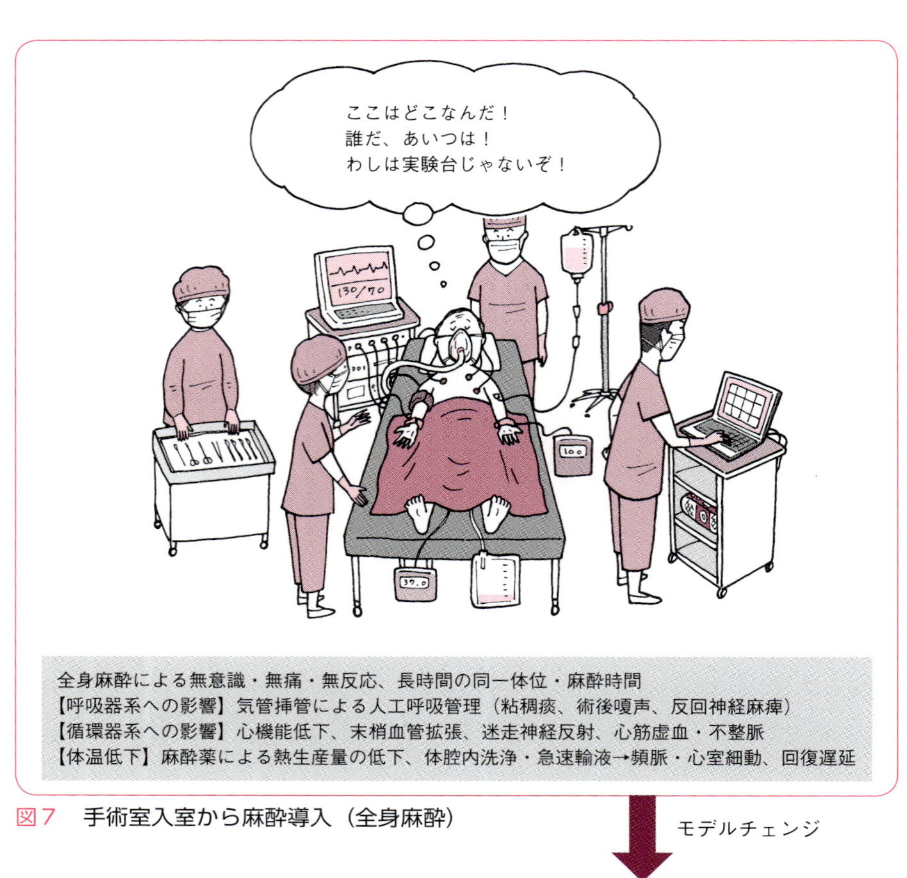

図7　手術室入室から麻酔導入（全身麻酔）

モデルチェンジ

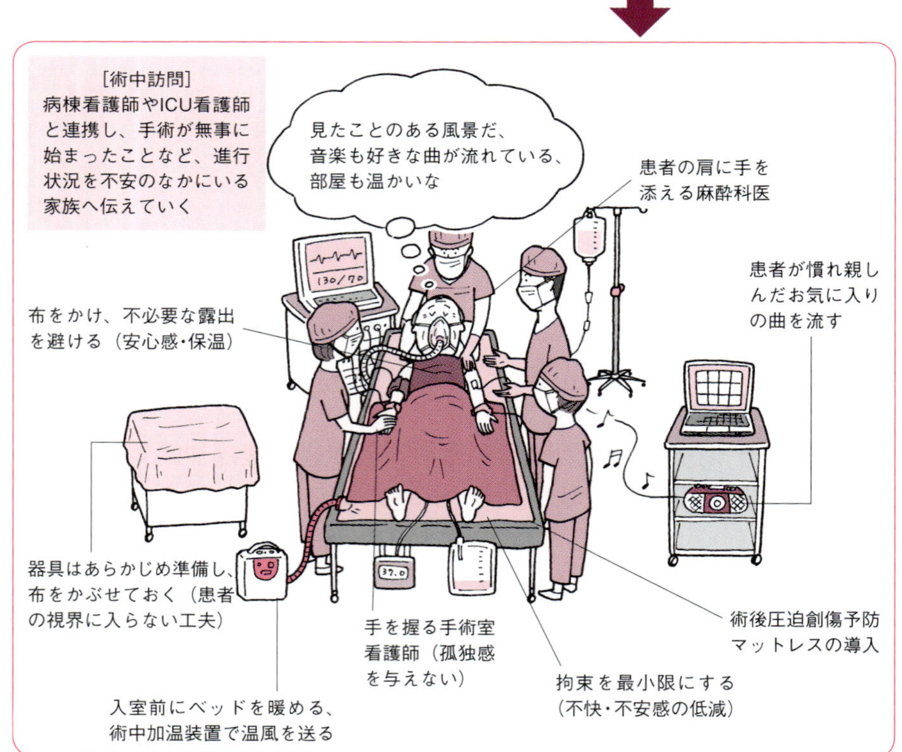

図8　手術室看護師らによる不安や緊張を取り除く麻酔導入（全身麻酔）

○○さん、手術が終わりました、ご家族もいらっしゃってますよ
管類は洋服の中に通し、気にならないように工夫する

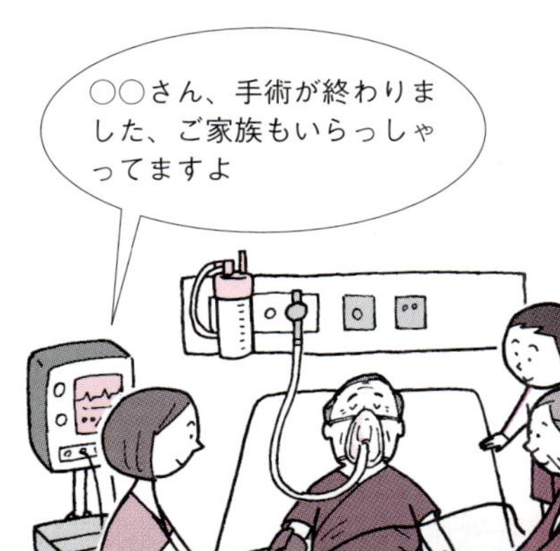

- 覚醒直後は意識が朦朧としている→声をかけることによって早期覚醒を促す
- 不必要なライン類は早期に抜去できるようにアセスメント→主治医と相談
- 術後、管類につながれた患者をみた家族は何をしたらよいのか戸惑う→看護師が率先して手を握りながら、「ご本人、意識がありますので話しかけてあげてください」など声をかけ、家族がふれあえるように支援する
- 術直後のせん妄は、長時間の手術、夜勤帯などに多いので注意する
- 手術創は抜糸不要の糸や皮膚接着剤を使用する（早期退院）
- 私物のパンツ、紙パンツの着用を検討する（安易なおむつの着用を控える）
- 局所麻酔注入可能な尿道カテーテルの使用を検討する

図9　術後せん妄を防ぐICUにおける超急性期看護

応することが望ましいです。高齢者は「もう手術は終わったの？　生きていてよかった」などと、緊張から解き放たれた本音を口にします。時間感覚がなくなっているため、「今は夕方の○時です」「よくがんばりましたね」などと労をねぎらい、声をかけます。家族が回復室やICUへ入室可能か主治医・麻酔科医と連携を図り、早期に認知症高齢者と家族が触れ合えるようにします。

2．術後合併症と生体への影響

①加齢による生理機能変化が手術に及ぼす影響

加齢による生理機能変化が手術に及ぼす影響について、表1にまとめます。

表1　加齢による生理機能変化が手術に及ぼす影響

	加齢による生理機能変化	手術への影響
脳神経系	脳実質萎縮、脳血流量↓、脳酸素消費量↓、神経伝達物質速度↓、脳代謝↓、脳室拡大、脳血管障害	記憶力低下、麻酔薬に対する感受性増大、精神活動の低下、異常な精神反応、術後せん妄、術後認知機能障害、術後脳梗塞
自律神経系	自律神経障害、発汗抑制、温度受容体機能↓、末梢血管調節能↓、体温維持能↓、呼吸中枢反応↓	侵襲時の循環不全、低体温（創感染率↑）、低酸素血症、呼吸抑制
循環器系	心拍出量↓、収縮期圧↑、動脈硬化、末梢血管抵抗↑、左室負荷増大、左室収縮力↓、心筋壁の硬化と肥厚、刺激伝導系の変性	不整脈、循環不全、急性心不全、肺水腫、心房細動、血栓・塞栓、起立性低血圧、弁膜症、心筋虚血、拡張機能障害
呼吸器系	肺容積・重量↓、肺胞数↓、肺弾性収縮力↓、胸郭コンプライアンス↓、肺活量・1秒量↓、機能的残気量↑、呼吸筋脆弱化、喀痰排泄能↓、咽頭反射↓、胸郭硬化、動脈血酸素飽和度↓	低換気、呼吸筋疲労、気道閉塞、無気肺、誤嚥性肺炎、喀痰排出困難、閉塞性障害、安静時酸素化能低下、麻薬・鎮静薬による呼吸抑制
肝機能	肝実質減少、肝血流量↓、タンパク合成能↓、肝容量↓、肝細胞数↓	薬物代謝遅延、効果遅延、麻酔からの覚醒遅延、創部治癒遅延・易感染
腎機能	糸球体濾過率↓、腎血流量↓、尿濃縮能↓、膀胱容積↓、前立腺肥大	薬物排泄能低下、急性腎不全、浮腫・脱水、電解質バランスの乱れ
消化器系	血流量↓、腸管運動機能↓、便秘、嚥下機能↓、唾液分泌量↓、口腔内乾燥	腸管麻痺
水分・血管系	細胞内液量↓、循環血液量・血漿量↓、ヘモグロビン量↓、低タンパク・低アルブミン	循環不全、薬物効果増大、低栄養、易感染
感覚器系	視力・聴力↓、老眼、白内障、視界の狭まり	安全性低下、移動時の不慮の事故
皮膚・骨格・筋系	皮膚水分量↓、骨格筋減少、筋萎縮、関節可動域制限、骨粗鬆症、円背・亀背	褥瘡、低体温、脊椎変形（腰椎麻酔困難）、神経障害、廃用性変化の進行

佐々木久美子：手術を受ける高齢者の看護．草柳かほる，久保田由美子，峯川美弥子編著，ナーシング・プロフェッション・シリーズ 手術室看護 術前術後をつなげる術中看護．医歯薬出版，東京，2011：207．より改変して引用

②術後せん妄発症要因（図10）

術後せん妄の発症要因にLipowskiの分類があります。術前から予測できる部分も多くあるので、それらを念頭に置いて看護を行います。また、術前には通常

準備因子	医療者による早期ケアと治療による対応が可能	
	誘発因子	直接因子
●高齢者 ●認知機能低下者 ●脳血管疾患の既往 ●せん妄の既往 ●視聴覚障害 ●糖尿病 ●喫煙歴 ●飲酒歴　など	●環境変化（入院、病室間の移動） ●感覚遮断 （話し相手がいない、モニター音、採光） ●不眠 （騒音・照明・空調・天井のシミ） ●不動・身体拘束 （点滴・ドレーン類、ベッド柵、骨折後の牽引、身体拘束） ●絶飲食 ●心理面 （術前の不安、知らない人・場所） ●身体面 （疼痛、かゆみ、便秘、暑さ、寒さ）	●脳血管疾患 （頭部外傷、脳出血、脳梗塞） ●代謝障害 （脱水、電解質異常、低血糖、高血糖、腎不全、肝不全、貧血） ●循環障害 （心不全、心筋梗塞、不整脈） ●呼吸障害（呼吸不全、肺梗塞） ●感染症 （肺炎、尿路感染、敗血症） ●薬物 （抗コリン薬、抗パーキンソン病薬、三環系抗うつ薬、過活動膀胱治療薬など）

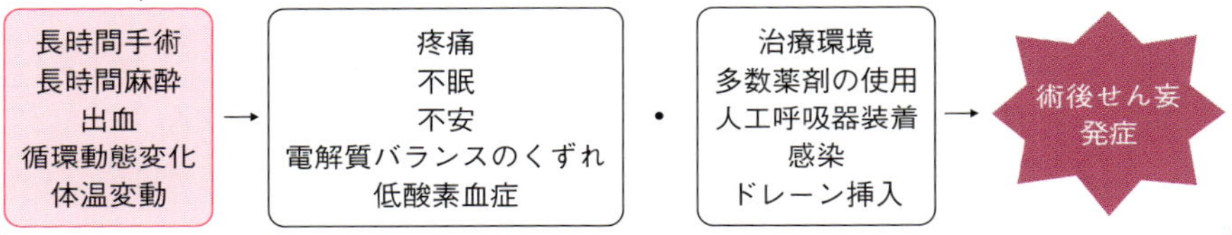

長時間手術
長時間麻酔
出血
循環動態変化
体温変動
→
疼痛
不眠
不安
電解質バランスのくずれ
低酸素血症
・
治療環境
多数薬剤の使用
人工呼吸器装着
感染
ドレーン挿入
→
術後せん妄
発症

図10　術後せん妄の発症要因

・山田律子：せん妄．中島紀惠子編，新版 認知症の人びとの看護 第3版．医歯薬出版，東京，2017：161．
・雄西智恵美：術後せん妄．雄西智恵美，秋元紀子編，周手術期看護論 第3版．ヌーヴェルヒロカワ，東京，2014：221．
上記２文献を参考に作成

のコミュニケーションがとれていたのに、全身麻酔からの覚醒後に突然点滴を抜く、ベッドから降りようとする、つじつまの合わないことを言う、幻視を訴えるといったことがあります。このような術後せん妄は一過性に現れ、多くは手術侵襲からの回復とともに消失する意識障害です。術直後は主疾患治療が優先されるため、無意識下のチューブ類抜去予防のために一時的な身体拘束を行うことも検討します。身体拘束は事前に状況説明や必要性を患者・家族に行い、早期に解除するためにも、拘束が必要か、他の案がないかをチームで毎日検討します。日々の声かけに加え、高齢者の目につきやすい場所へ「○○さん、本日は○月○日です。○○さんは手術を終えられて、いま大切な点滴を行っています」などと書いたメモを貼ることも工夫の一つです。

引用文献
1．小川朝生：せん妄対策が変わってきた！「DELTAプログラム」ってどんなもの？．エキスパートナース 2017；33（12）：51-57.

参考文献
1．澄川耕二編：高齢者の周術期管理．克誠堂出版，東京，2014：13-174.

Q9

ゆがんだ記憶

ICUから一般病棟に移られたが、「私は看護師に殺される」と叫び、治療を拒否する。こんなときどうする？

小池彩乃、内田陽子

A　ゆがんだ記憶の原因を、以下のように考え対応する

仮説1　ICUでの医療や看護師の対応がゆがんだ記憶となり、暴言・治療拒否として出現している

対応　温かい対応を行い、ゆがんだ記憶の誤解を解いていく。

仮説2　ICUから病棟での環境の変化に対応できなくなっている

対応　ICUから回復期、そして退院まで一貫した、認知症患者にやさしい対応をしていく。

仮説3　ICUで廃用症候群・認知症が併発、悪化していった

対応　身体および認知症活性化リハビリテーションを行い、早期退院・在宅支援を行う。

仮説1　ICUでの医療や看護師の対応がゆがんだ記憶となり、暴言・治療拒否として出現している

ICU入室中の体験の記憶は、**①現実的な体験、②記憶の消失、③非現実的体験、④あいまいな記憶**の４つに分類され、**「現実的な体験」以外の３つの記憶は心理的影響**を及ぼし、**「ゆがんだ記憶」として維持し続けます**[1]。これらはICU退室後も持続し、患者の心に悪影響をもたらします。

この「ゆがんだ記憶」をもつ事例には、看護師のガウンをエイリアンだと思い誘拐されると怯える患者や、酸素マスクを毒マスクだと思い込む患者もいます。これらを「本当のこと」ととらえ、恐怖や不安のどん底で入院生活を送っているのです。さらに、見ず知らずのあやしい医師や看護師が近づいてきて、突然病衣を脱がせ、「チクリ」と針を刺したり、ガーゼを剥いでいくのです。そのようなことが起こったとき、患者が「殺される！」と叫び、治療を拒否するのも無理はないでしょう。

このとき患者は看護師を敵とみなしていますので、これらの対応方法として、**笑顔でゆっくりとやさしく体に触れながら話しかけ、看護師が患者の味方であり支援者であることを伝えます**（図１）。ケアを行うときは、**患者の視界に入って**

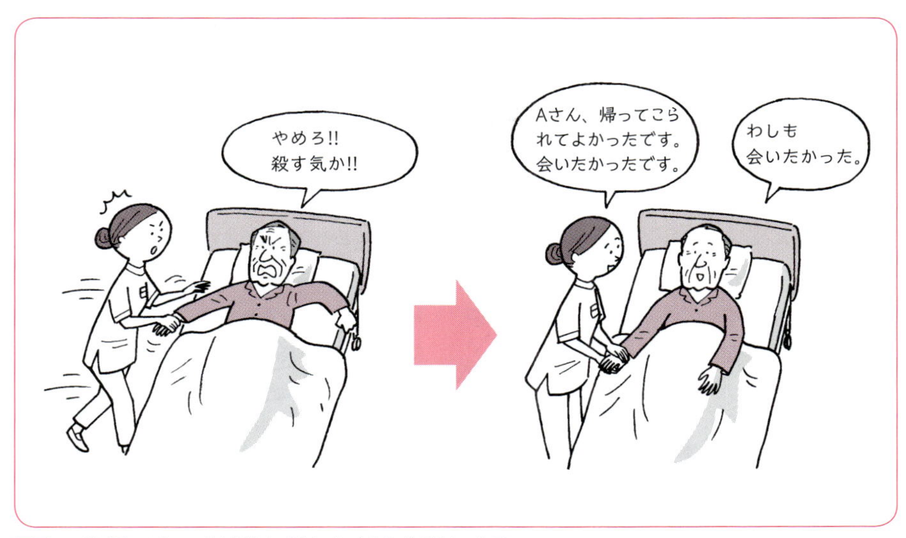

図1　笑顔でゆっくり体に触れながら会話をする

アイコンタクトがとれてから話しかける、一言声をかけてから身体に触れるなど、突然の出来事に驚くことがないような対応が大切です。また「ゆがんだ記憶」をもつ患者は、ICUでの体験を否定されずに語りたいと思っており、現実の出来事なのか幻覚なのか記憶の再構築をするといわれています[1,2]。**ICUでの出来事について語りを促し、正しい情報提供を行い、記憶の整理を行うことで患者の不安が軽減していきます。**

仮説2　ICUから病棟での環境の変化に対応できなくなっている

ICUに入室する認知症患者は、緊急入院や大手術を受けた後の痛みや苦痛で大変な状態にいます。突然の入院で現場はバタバタし、真剣な看護師の表情は眉間にしわがより、痛い創部を触り手早くさっさと処置を済ませていきます。一般病棟に移動しても見当識障害があるため、同じように痛い思いをさせられると治療を拒否するので、看護師も困り悪循環に陥りやすいです。

そこで、一般病棟の看護師は、「Aさんは体調がよくなったんですよ」「ここは病棟で、回復していくところ、家に帰るためのリハビリテーションをする病棟です」と説明します。そして、**穏やかな表情**で**ゆっくりとしたペース**を心がけ、**言葉以外の表情やジェスチャーを積極的に使いながら**、病棟での生活やリハビリテーションについて一つ一つ**ていねいに説明**します。このとき、認知症患者が感じている**気持ち**（例えば「痛くて大変でしたね」「よくがんばりましたね」「奥さんがいるから大丈夫ですよ」など）を**代弁する**ことで安心感が生まれ、信頼関係を得ることができます。

また、認知症患者は環境変化によってもせん妄やBPSDが出現します。ICUはもちろんのこと他の病棟でも医療機器に囲まれた環境は、認知症患者の不安を強くします。**モニター音や電子音はなるべく小さい音にする、回診車やワゴンなど**

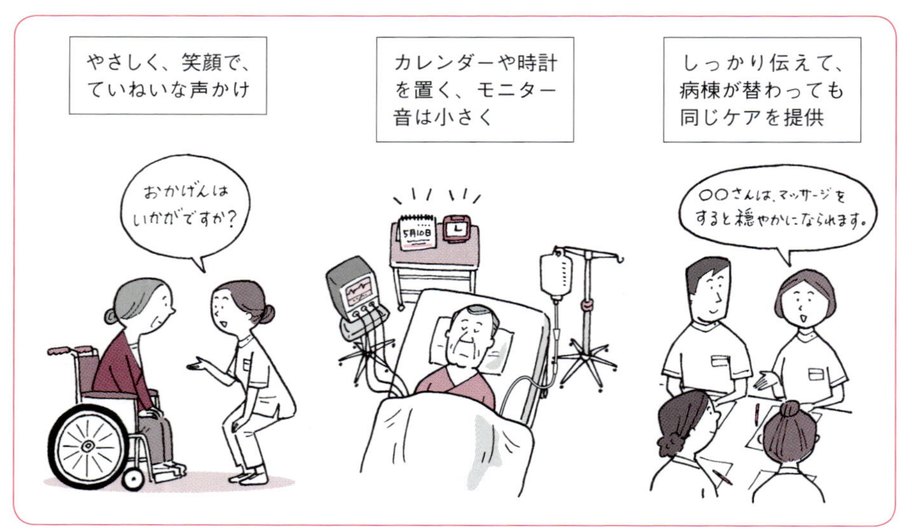

図２　患者とのかかわり方と環境調整

は静かに動かし音を立てない、夜間の照明は必要最低限にして昼夜のメリハリをつけるなどの工夫が必要です。さらに、日付や時間がわかるように**カレンダーや時計を置く、毛布や枕カバーは患者が自宅で使用していたなじみのある物**を用意するなど、本人の普段の生活に近づけた病室に環境を整えていく必要があります。

病棟移動の際は、**患者が笑顔で過ごせていたかかわり方、病室のつくり方などしっかり申し送りを行い、一貫したかかわりをもっていきます**（図２）。

仮説３　ICUで廃用症候群・認知症が併発、悪化していった

ICUは、生命維持のための治療が優先され、集中して行われるところです。そのため、患者は寝たままの状態で過ごすことが多くなると、回復期病棟に戻っても「立てなくなった」「歩けなくなった」「食事が摂れなくなった」など、心身の機能は大きく低下し、自宅に帰ることがさらに困難になっています。まず、毎日の**「顔を洗う」「トイレに行く」「食事をする」などの生活行為を自分でできるよう生活リハビリテーションを行います**（リハビリテーション室でのリハビリテーションだけでは不足。認知症の方は、毎日の生活のなかでくり返し行っていくことが大事）。具体的な方法を図３に挙げます。これは、24時間日常生活に寄り添える**看護師ができる特権**でもあります。しかし、「ナースだけ」でなく、できるだけ**多くのスタッフを巻き込んで協働**し、少しでも自立度を上げ、退院へと導きます。本人、スタッフともに楽しくリハビリを進めるためには、**「脳活性化リハビリテーションの５原則」**が有効です（表１）。認知症高齢者は、認知機能の低下、失行、失認、失語などにより、毎日の生活では失敗ばかりです。また、失敗を責めるほうもストレスがたまります。そこで、この５原則を心がけ、「褒めて、楽しく」が互いをHAPPYにします。

●朝は明るくあいさつをする。時間や日付の確認を行う

おはようございます。
今日は○月○日で
○時ですね。
起きましょうか。

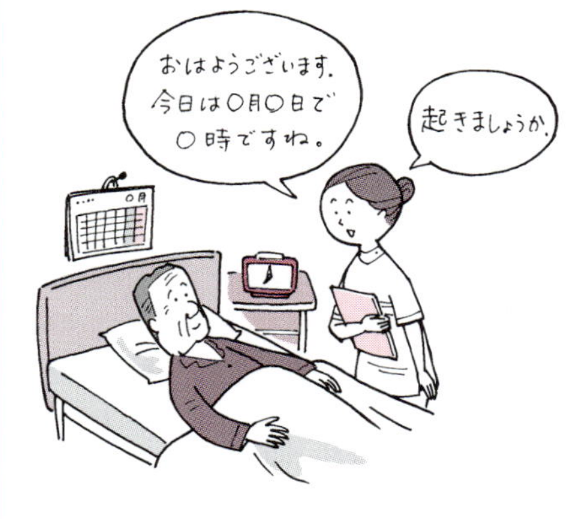

●食事のときは姿勢や道具を整える。腕の動きで筋力維持

お箸を持って
食べましょう。

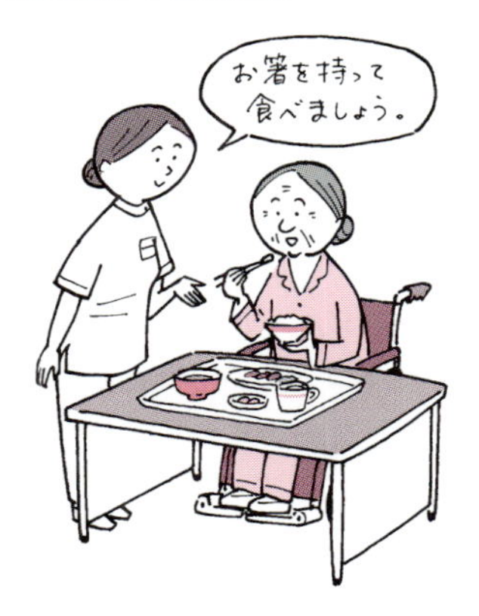

●「できる」を活かした車椅子の移乗介助で脚力の維持

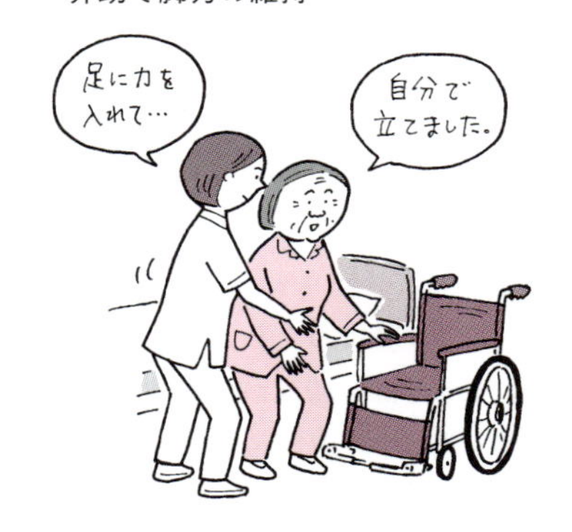

●トイレ介助もリハビリテーションの大きな柱

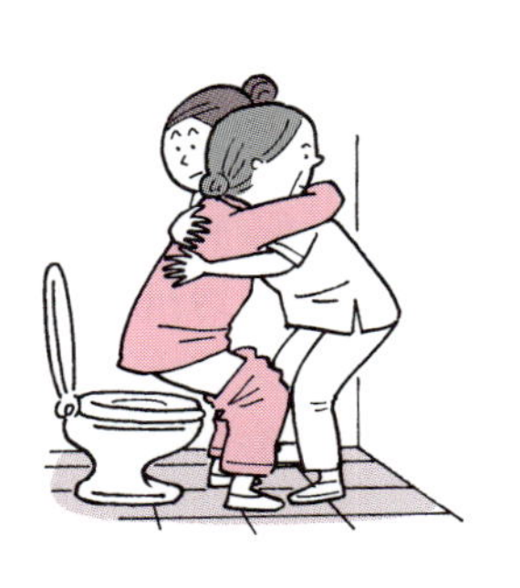

図3　生活リハビリテーションの具体的な方法

表1　脳活性化リハビリテーションの5原則

●目標：認知症があっても前向きに楽しく生活できること

1．快刺激	笑顔、楽しい、やりたい
2．褒め合い	両者にやる気、自己効力感
3．コミュニケーション	安心
4．役割を演じる	生きがい、尊厳
5．失敗しないよう支援	成功体験、やる気

山口晴保：総論：脳活性化リハビリテーション．認知症の正しい理解と包括的医療・ケアのポイント 第2版．協同医書出版，東京，2010：154-156．を参考に作成

笑顔！ やる気！

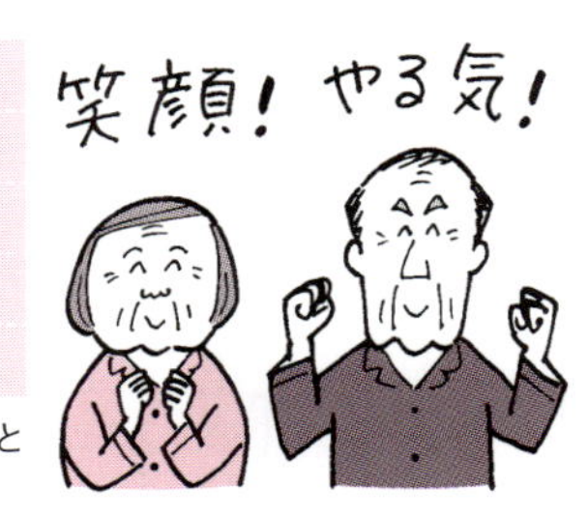

引用文献

1．木下佳子：記憶のゆがみをもつICU退室後患者への看護支援プログラム開発とその有効性に関する研究．日本クリティカルケア看護学会誌 2011；7（1）：20-35.

2．内田陽子：できる！認知症ケア加算マニュアル．照林社，東京；2016：56-58.

コラム2

早期退院についての具体策

小池彩乃、内田陽子

2016年の診療報酬改定では、「退院支援加算」が新設され、3日以内の退院困難者抽出、7日以内の患者・家族面談、多職種カンファレンスの開催と、早期支援への取り組みが重要視されています。認知症患者は、本人は取り繕って訴えませんが、実生活はすでに支障が起きています。フォーマル・インフォーマルサービスの導入や調整が必要です。そのため、入院直後からケアマネジャーや訪問看護師らといった退院後の協力者と連携しながら、退院後の"暮らし"を支える退院計画書の作成に取り組みます。入院初日から定期的にカンファレンスを開催し、多職種間で互いの分担を決め、共通の目標に向かって進んでいきます。在院日数は短縮化されていますので、「入院から○日以内に○○をする」という具体的なケアを立案し実践していきます。

コラム3

在宅支援についての具体策

小池彩乃、内田陽子

2016年の診療報酬改定では、「退院後訪問指導料」が新設され、退院後に病院看護師が自宅を訪問し、患者や家族に対して療養上の指導を行った場合に評価されるようになりました（図）。対象患者の算定要件の一つに「認知症高齢者の日常生活自立度Ⅲ以上」が挙げられています。また、訪問看護ステーションの看護師らと同行し指導を行った場合、加算がとれます。家屋調査などの機会を利用し、退院前に自宅療養環境の確認を行うだけでなく、退院後は、病院スタッフと訪問看護師で在宅療養の継続ポイントについて共有しておくことが大切になります。退院したら終わりではなく、自宅でバトンタッチしてみてください。訪問してみると、病院ではできないことが自宅ではできたり、本人の笑顔がみられます。住み慣れた地域で生活できるよう支援につなげるのが私たちの役割です。

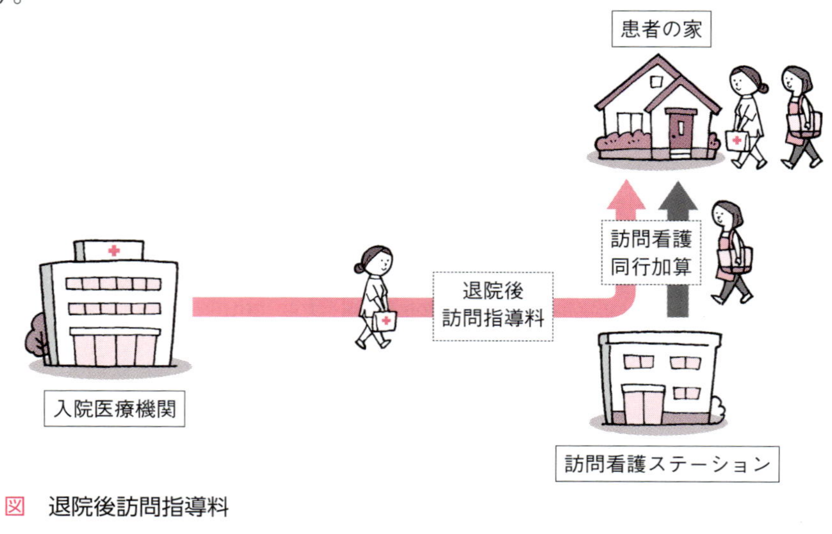

図　退院後訪問指導料

Q10

夜間不眠　夜間ごそごそと動き眠っていない。こんなときどうする？

鈴木峰子

A　夜間ごそごそと動き眠っていない原因を、以下のように考え対応する

仮説1 尿意・便意があるけれど、どうしたらいいのかわからない
対応 排泄パターンを把握し、前もってトイレ誘導を行う。

仮説2 便秘、かゆみや痛みなどの症状があり不快である。体調も悪い
対応 便秘、関節炎、皮膚の乾燥や陰部などに感染症などの症状がないか、身体の観察を行う。

仮説3 シーツの上に虫がいて、それをどうにかしたい（幻視）
対応 その場所を一緒に調べ追いはらう動作をする、シーツのシミ・汚れ・ほつれやゴミなど、幻覚を誘うものは除去する。

仮説4 いつもと寝ている場所が違う、隣人のテレビの音などが気になり不快・不安である
対応 入院前に自宅や施設で眠っていた環境を知り、照明・音・温度・寝具の種類などの環境調整を行う。

仮説5 昼間寝ており、夜間起きている
対応 起きたときに太陽の光を浴び、日中は活動し、昼食後30分ほどの仮眠をとる。

仮説1　尿意・便意があるけれど、どうしたらいいのかわからない

Q７仮説３（p.71）のように、認知症患者の場合、尿意や便意を感じるもののその区別ができず、かつ、うまく言語で伝えられないでいることが考えられます。また、認知症患者は尿意切迫感や切迫性尿失禁があることも知られています。尿意や便意をとらえきれずに、下腹部のあたりが「何か変」と感じるものの、それが何かわからずにごそごそと動いていたり、漏れてしまってどうしたらよいのかわからないのではないでしょうか。そのようなときは、「トイレに行ってみましょうか」と声をかけ、トイレ誘導を行います。おむつを使用している場合は、失禁していないかどうかを確認します。患者の排泄パターンを把握すれば、前もってトイレ誘導を行うことができます。排尿日誌をつけることで排尿パターンを予

測することができます。そもそも、高齢者は夜間頻尿（夜間１回以上）や夜間多尿をもつ人が多いです。これらの特徴をふまえて、排泄のニーズに対応します。

仮説 2 便秘、かゆみや痛みなどの症状があり不快である。体調も悪い

加齢とともに腸の蠕動運動や腹圧の低下、活動性の低下や、歯牙の欠損、咀嚼力の低下に伴う食事量や、水分量の低下などにより便秘となる傾向があります。口渇中枢の機能も低下し、口渇を感じにくく、自ら水分摂取を行う機会が減り、脱水にもなりやすい状況です。脱水は、せん妄を引き起こす要因にもなります。患者が飲みやすいもので、水分摂取を促しましょう。

また、高齢者の皮膚は、皮脂の分泌低下や角質層の水分保有能の低下などにより乾燥しやすく、脆弱化が進み、皮膚のバリア機能が破綻し、かゆみ、褥瘡やスキン-テアなどが発生しやすくなります。患者は、痛みやかゆみをどうにかしたいと思い、身体をごそごそ動かすけれど改善せず、眠りにつくことができないと考えられます。

ごそごそと動く行動がみられたら、便秘による腹痛・腹満や口渇、四肢のスキン-テアなどの外傷、膝や足首、足趾などの関節周辺に発赤、腫脹、熱感など痛みとなる原因や、おむつやパッドなどの使用による蒸れがないかなどの諸症状を観察しましょう。また、皮膚の乾燥や感染症などといったかゆみの原因はないか観察します。

皮膚の乾燥がみられる場合は、ワセリンや保湿剤などを塗布します。感染症がある場合は、医師の指示のもとで薬剤を使用します。おむつやパッドなどによる蒸れが原因でかゆみが考えられる場合は、尿量や便の性状や量、ADLに合わせて適切なおむつやパッドの種類、枚数を選択します。また、おむつやパッドの交換時、部分清拭や陰部洗浄後に皮膚保護を目的として、ワセリンや保湿剤などを塗布します。

便が出て よかったですね。お腹をさすりますね。
あー 楽になったよ。
●夜間不眠、せん妄の原因を探る
例えば……
便秘による腹痛・腹満、スキン-テアや褥瘡などの外傷、膝や足首、足趾などの関節周辺に発赤、腫脹、熱感など痛みとなる原因や、おむつやパッドなどの使用による蒸れがないかを観察する

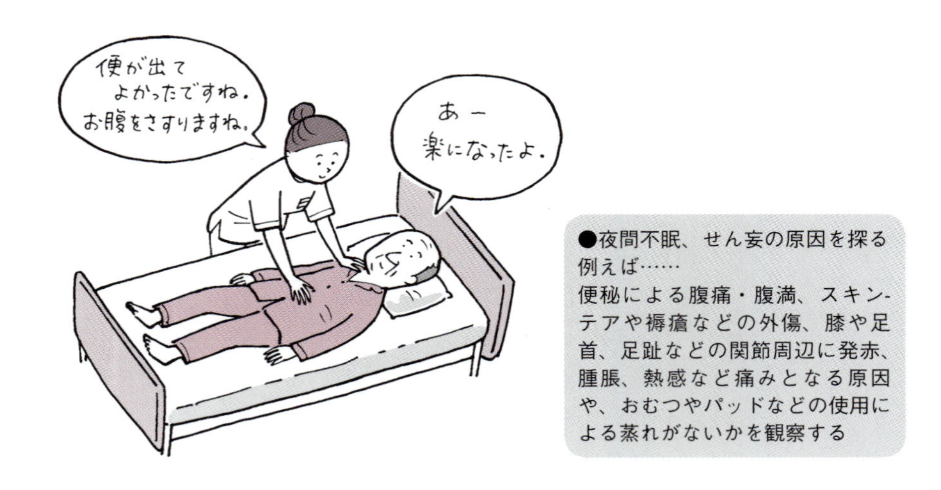

仮説3　シーツの上に虫がいて、それをどうにかしたい（幻視）

認知症者における「幻覚」の発現率は12～49％と報告されています[1]。そのうち最も多いのは「幻視」で、ほぼ30％に認められます[1]。疾患別では、アルツハイマー病では約19％、レビー小体型認知症では約80％で発現するのが特徴です[1]。幻視は、大脳皮質（特に後頭葉視覚野）でのアセチルコリン放出量の減少が関係していると考えられています[2]。

幻視は、実際には生じていないことですが、本人にとっては、いま目の前に「虫がいる」ことは事実であり、「襲ってくる、不安だ、怖い、こんなんじゃ眠れない」などと困っている状況が推測できますので、本人の事実を否定し修正することは逆効果となります。否定した場合、**患者は「否定された」という不快な感情が残り、認知症の悪化をまねく恐れがあります**ので、幻視を助長することがないよう、否定も肯定もせず受容的な態度で本人の話を聞きます。そして、部屋を明るく（大部屋の場合はその部分が見えるように明るさを調整）し、「虫がいる」という場所を一緒に調べ、追いはらう動作をします。また、シーツ上のシミや汚れ、ほつれにより「虫」のように見えるものは取り除きます。小花柄のシーツやバスタオルが「虫のいるシーツやバスタオル」、ストライプ柄が「布の切れ目」になり、「このシーツやバスタオルは不良品」と見える場合があります（図1）。幻視のもととなるものは取り除き、患者が安心して眠れるよう環境を整えていくことが大切です。

仮説4　いつもと寝ている場所が違う、隣人のテレビの音などが気になり不快・不安である

認知症患者は、短期記憶障害などの記憶障害や、時間・場所・人といった見当識障害などの認知機能障害により、自分がどこにいるのか、なぜここにいるのかといったことの理解が難しくなってきます。治療が必要なため入院していること

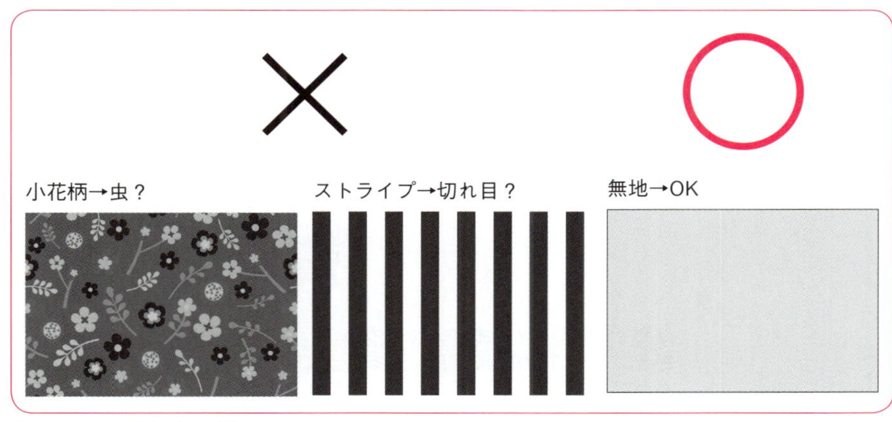

図1　柄の見え方の例

を何度伝えても記憶として残らず、「ここはどこだ。何だかわからない」と思い、慣れ親しんだいつもの場所とは違う、見慣れない場所に一人取り残されたような不安を感じています。特に、夜間は周囲が暗くなり、人の気配もなくなるため、いつもの見慣れた場所となるような環境調整を行い、安心して過ごせるようにする必要があります（表１）。

入院前の自宅や施設の環境を知り、照明・音・温度・寝具などの環境調整を行います。自宅や施設で使用していた時計やカレンダーを使用することで、時間の見当識障害への支援を行いながら、家族やペット、趣味の写真などを置き、自分の居場所と感じることができるようにします（図２）。

表１　睡眠行動を促すための環境づくりで注意すべき点

項目	例
照明	・真っ暗にして眠っていたのか ・豆電球の明かりは点いていたのか
音	・夜中は騒音がなく静かなのか ・道路脇など常に車の往来があったのか
温度	・寒がりなのか、暑がりなのか
寝具	・ベッドを使用していたのか、布団なのか ・枕をしていたのか、バスタオルで代用していたのか
起床・就寝時間	・病院での消灯時間や起床時間の違いはあるのか
就寝前の行動	・寝る前にお湯・お茶を飲む ・足元をアンカで温かくしていた
起床時の行動	・起きるときに時計を見る ・ラジオをつける

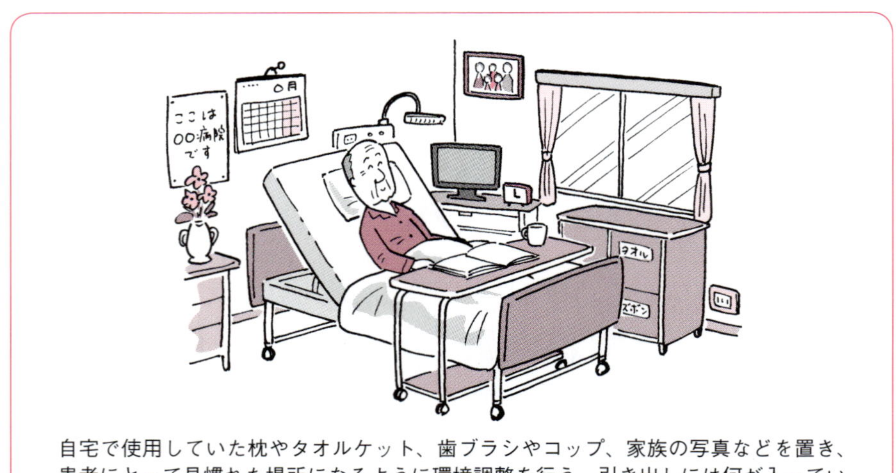

自宅で使用していた枕やタオルケット、歯ブラシやコップ、家族の写真などを置き、患者にとって見慣れた場所になるように環境調整を行う。引き出しには何が入っているか記して貼るなど、過ごしやすい環境調整の工夫も行う

図２　患者にとって見慣れた場所となるよう環境調整を行う

仮説5 昼間寝ており、夜間起きている

睡眠は２つのメカニズムによって調節されていると考えられています。１つは、覚醒して脳を使うことで体内に睡眠物質が蓄積し、それにより睡眠が誘発されて恒常性を維持する機構（睡眠恒常性維持機構）、すなわち「疲れたから眠くなる」ことです。もう１つは、「夜になると眠くなる」というように、体内時計機構により調節されると考えられています。

体内時計のリズムは朝の太陽光線を浴びず、時刻合わせが行われないと１日あたり約１時間ずつ遅れてしまうといわれています[3]。入院中は日中の運動量が低下し、臥床している時間が長くなります。適度な疲労が得られず、体内時計の同調に必要な太陽の光を浴びる機会も減少するため、昼に寝て夜は眠れず起きるという昼夜逆転の状況となります。起床時にカーテンを開け太陽光線を浴び、日中は離床し、車椅子や椅子に座って過ごすようにします。脳の脆弱化がみられる認知症高齢者の場合、日中のさまざまな情報や刺激により脳が疲労しすぎてしまうため、昼食後30分程度の仮眠をとり、午後から寝る前までの活動に備えます。昼夜のリズムをつけることで、睡眠を促していきます。

睡眠不足は認知症を悪化させますので、夜間のおむつ交換の時間帯にも注意します。睡眠計を使ってある患者を観察した際、深い眠りの時（深夜２時）におむつ交換されていました。そこで、午後11時に夜間対応型パッドに交換するようにしたところ、その後は朝まで安眠できました。このように、患者の睡眠パターンを把握し、安眠を妨げるケアの調整も必要です。

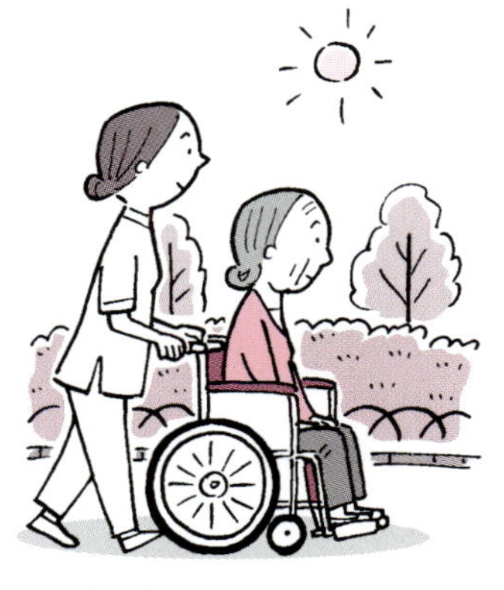

日中は離床し太陽に当たる

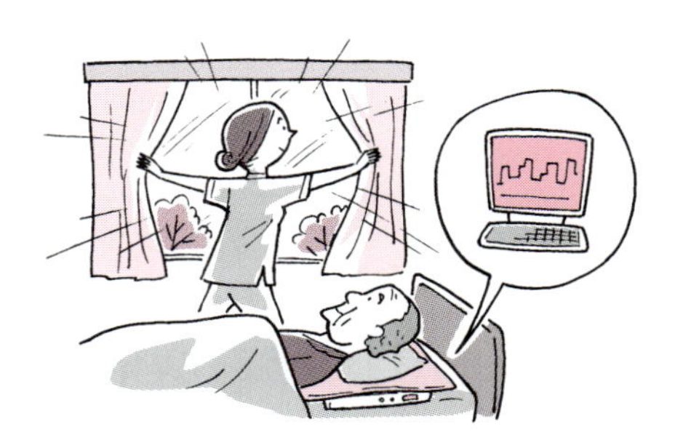

マットレス型の睡眠計を利用すれば、
波形で可視化できる

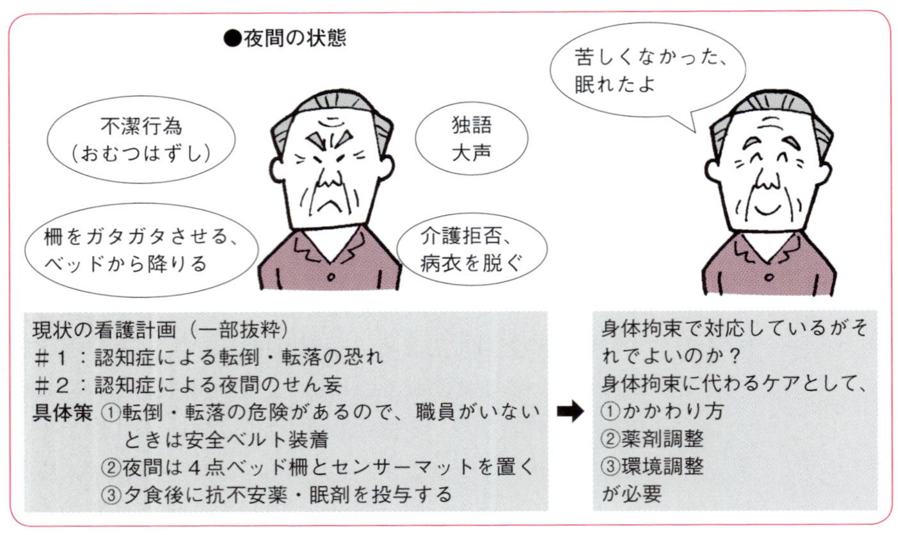

図3　夜間不眠の患者への実際の対応

夜間不眠の事例（図3）

血管性認知症の患者が肺炎で入院となりました。薬剤使用で発熱も落ち着きました。ところが、入院2日目の夜から、大声で怒鳴る、ベッド柵をガタガタさせてベッドから降りようとする、おむつ外しをする、攻撃的などの行動がみられました。患者の安全を守るために身体拘束を行い対応していましたが、再度アセスメントし、対応策を検討しました。その結果、患者から「ベルトが苦しくて眠れない」と訴えがあり、また、夜間の病室の様子を見ると、隣の患者が消灯後もテレビを点けており、気になって落ち着きがないことがわかりました。また、患者の眠剤が夕食後に投与されていたので、時間を遅くするように変更しました。身体拘束せず、薬剤調整や環境調整を行ったところ、朝まで眠ることができ、患者から「よく眠れたよ」との言葉がありました。

引用文献

1．「認知症疾患治療ガイドライン」作成合同委員会編：認知症疾患治療ガイドライン2010．医学書院，東京，2010：33-34.
2．山口晴保編著：認知症の正しい理解と包括的医療・ケアのポイント 第2版，協同医書出版社，東京，2010：262-263.
3．尾崎章子：高齢者の睡眠障害へのアプローチ．看護技術 2016；62（6）：67.

参考文献

1．一般社団法人日本褥瘡学会編：在宅褥瘡予防・治療ガイドブック 第3版．照林社，東京，2015.

コラム4

不眠・昼夜逆転の治療

内田陽子

非薬物療法ではどうしようもない不眠や昼夜逆転には、睡眠導入薬ではなく、せん妄の治療薬を用いるのが基本とされています。「第一選択が抑肝散１包、次がトラゾドン25mgを半錠、ラメルテオン１錠の単独または併用で治療しています。（中略）それでも効果のない場合、抗精神病薬のクエチアピン25mgを投与（糖尿病ならリスペリドン0.5mg）します。睡眠薬、特にベンゾジアゼピン系はなるべく使わないようにしています」[1]という、薬剤をうまく使う方法も提案されています。医師と検討し、薬剤の効果を確認、副作用にも注意します。

引用文献

1．山口晴保：紙とペンでできる認知症診断術～笑顔の生活を支えよう．協同医書出版社，東京，2016：185.

ミニQ&A

「夜ごそごそして寝ていただけなくて困っています」と相談を受けました。

看護師は患者の車椅子の後ろから「脳梗塞の既往が３回あって……」と話し始めましたが、私は「そのお話は後でお聞きします」と言いました。患者からみれば「２人で自分の悪口をコソコソと言っている」と思われる可能性があったからです。

私は患者の目線に合わせ、「お困りですね、お力になりたいのですが……」と声をかけました。すると、患者に「わかってくれてありがとう」と笑顔で言われました。患者は、高度な難聴ももっておられましたが、補聴器がオフになっていたためオンにすると「俺は、夜便所に行きたいだけなんだ。皆を困らせるつもりはない」と言いました。きちんと理由を話される患者の姿に、周りにいた看護師はびっくりしていました。

翌日、私が病棟に行くと「昨夜、患者のお布団に湯たんぽを入れて暖めたら、ゆっくりお休みになっていました」と看護師の輝く笑顔がありました。看護師自らの工夫に、私もたいへん嬉しくなりました。

（内田陽子）

Q11
摂食・嚥下困難

経鼻チューブを何度も抜き、「食べたい」と訴える。こんなときどうする？

小池彩乃、内田陽子、戸谷幸佳

A 経鼻チューブを抜いてしまう原因を以下のように考え、「食べたい」という訴えに対応する

仮説1 鼻に入っているチューブが不快で苦痛なため、何度も抜いてしまう
対応 細いチューブを使用し、固定も最小限の絆創膏を用いるなど、経鼻チューブの固定方法やチューブの位置を工夫する。

仮説2 入院時からずっと経鼻チューブが入っているので、気になってしかたがないため抜いてしまう
対応 自己抜去したらすぐに再挿入するのではなく、嚥下テスト・評価をしながら、経口摂取できるか判断し、訓練を始める。できるだけ経鼻チューブの留置日数を少なくして、経口摂取を徐々に増やしていく。

仮説3 食べたいのに食べることができず、ニーズに応じてもらえないため抜いてしまう
対応 食べたいという意欲があるため、経口摂取にチャレンジする。食べたいという患者の欲求を満たし、最大限の能力を発揮できるように援助する。

仮説1 鼻に入っているチューブが不快で苦痛なため、何度も抜いてしまう

1．経鼻チューブの選択

経鼻による栄養摂取は消化管を使うため、中心静脈栄養法よりもリスクが少ない方法ですが、患者にとっては不快なものです。特に、認知症患者はがまんができずに抜いてしまうことが多いです。**太いチューブは不快感だけでなく、誤嚥リスクも高まります。10Frまたは8Frのできるだけ細い経鼻チューブを選択**します[1]。また、液状ではなく**半固形状流動食を短時間で注入する**と、安静時間が短縮するため不快感が軽減します。

2．効果的な固定方法

チューブは**患者の苦痛をできるだけ軽減し、かつ抜けないように固定法を工夫**します。**経鼻チューブから栄養剤までのルートを後方に回すなど、本人の目の前に触れないようにします。**また、高齢者は皮膚が脆弱であり、特に認知症患者は皮膚の変化を自分で訴えられないため、**チューブ圧迫による発赤や潰瘍など皮膚**

トラブルの発生を予防するケアも重要です。図１は一つの例として示しました。

３．胃ろうチューブの固定方法

経鼻でなく腹部の胃ろうチューブの場合、チューブ式ではなくボタン式にして、腹巻や下着、ズボンなどで隠すと自己抜去の率が低くなります（図２）。

ポイント1
テープは角を丸く切るとはがれにくい

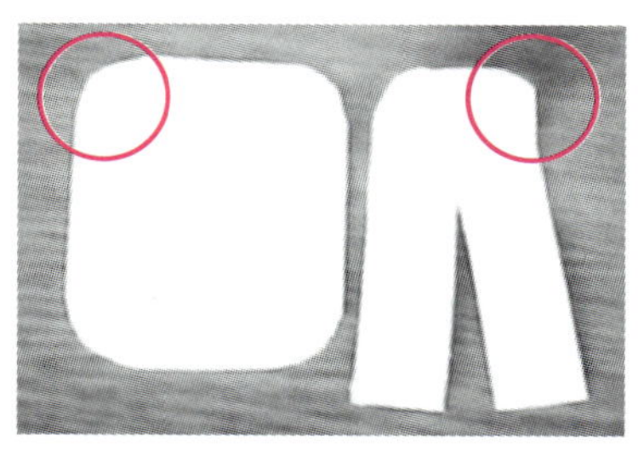

ポイント2
頬のテープはオメガ（Ω）留めを行う
（テープがチューブを1周するため、密着し、引っ張られにくくするほか、皮膚をチューブで圧迫することなく固定できる）

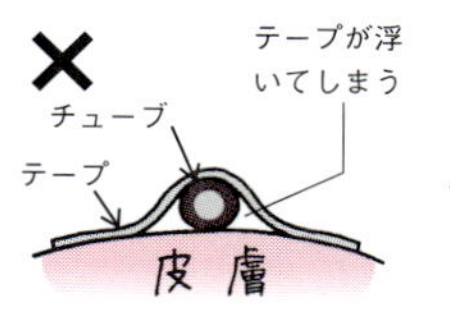

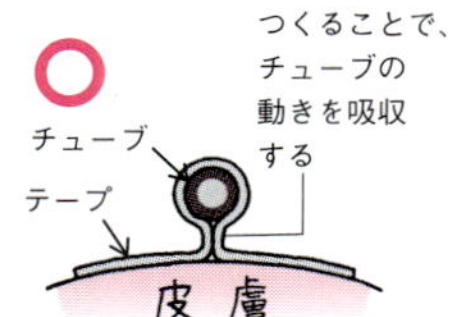

ポイント3
チューブと鼻・頬の間に手が入らないような固定の工夫（テープの間を狭くする）

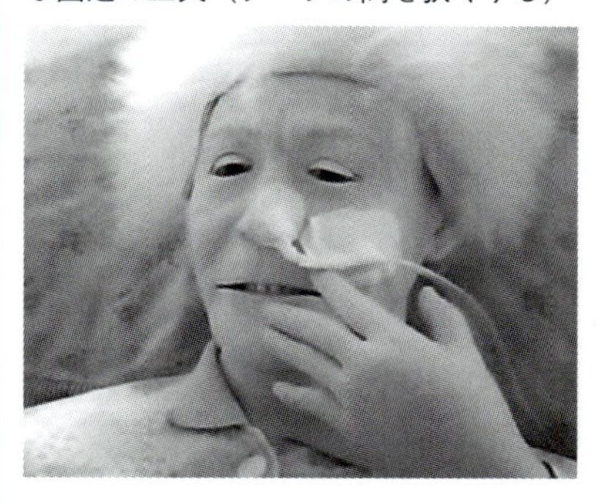

ポイント4
皮膚が弱い場合、鼻の下に固定すると鼻翼の皮膚損傷を防ぐことができる

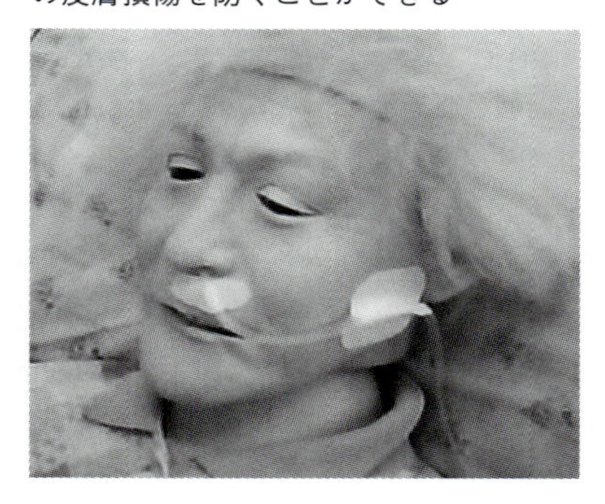

ポイント5
ルートは患者が触れないよう、見えない後ろ側に置く

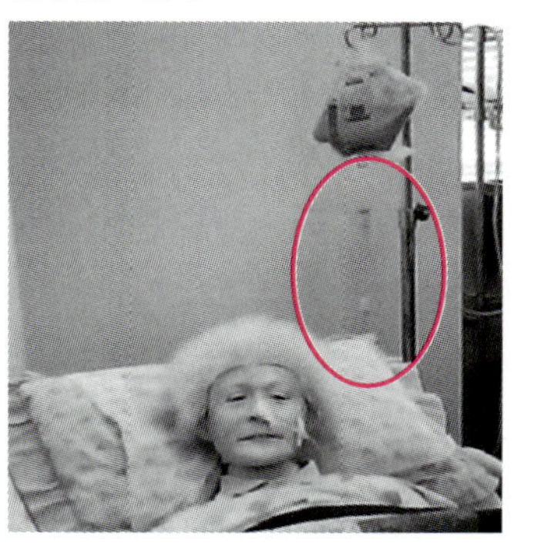

ポイント6
皮膚にフィルムドレッシング剤を貼付し、その上にチューブを固定すると鼻にかかる刺激がやわらぐ。皮膚に刺激がある場合、貼る面積を小さくしたり、貼らないときもある

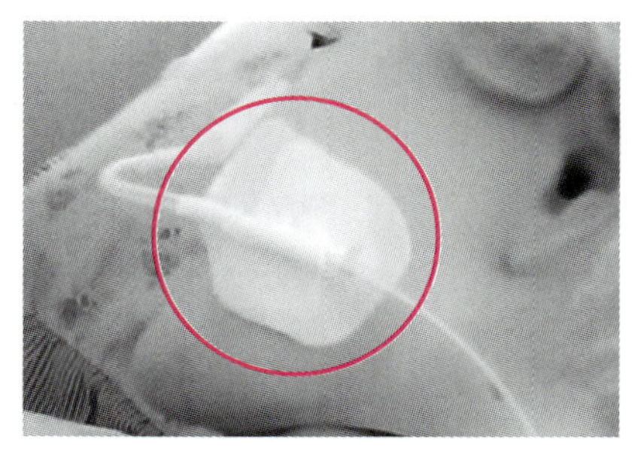

ポイント7
切れ込みを入れたテープで、動きやすい側のチューブを補強する（定期的に交換する、皮膚観察に努める）

図１　経鼻チューブ固定の際のポイントの例

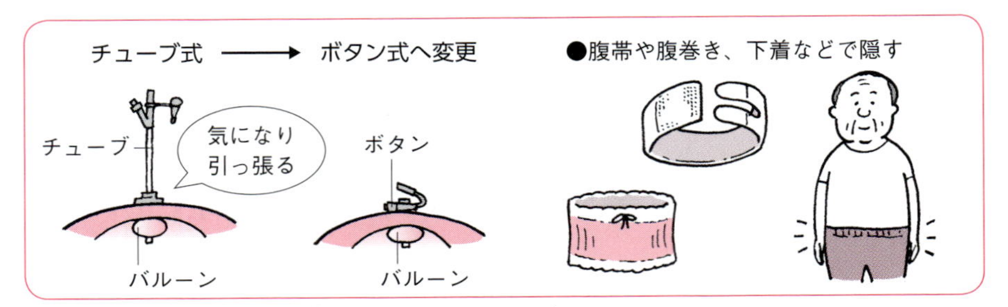

図2　胃ろうチューブをボタン式に変更する工夫

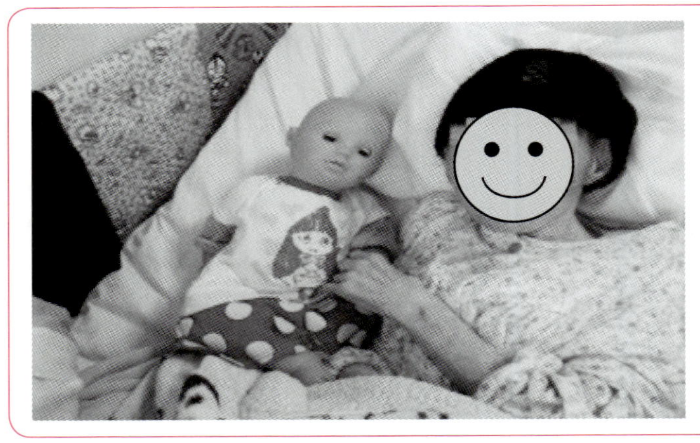

人形を置くなど、患者の注意がチューブに向かないように工夫する

図3　チューブに注意が向かないように工夫する

4．チューブに注意が向かないようレクリエーションやリハビリテーション、声かけなどを行う（図3）

ミトンなどの拘束は回避したいものです。そこで、人形に注意を向ける、本を一緒に読む、手足を動かすリハビリテーションを実施するなど、チューブに注意が向かないような配慮が必要です。また、声をかけたり目を配るだけでも違います。これについては、受け持ち看護師だけでなく、スタッフ全員に協力を求めます。多くの人の目が患者に向けられ、チューブ抜去予防につながります。

仮説2　入院時からずっと経鼻チューブが入っているので、気になってしかたがないため抜いてしまう

1．摂食・嚥下機能の評価について

認知症をもっていても「食べたい」と訴えていることは食欲がある証拠です。たしかに、認知症の進行とともに嚥下機能は低下しますが、残存機能を評価し、口から食べる可能性を探ることは、残された人生のQOLを高めることにつながります。ベッドサイドで簡易に行うことができるスクリーニングテストとして、**①反復唾液嚥下テスト（空嚥下等で評価）、②改訂水飲みテスト（冷水3mLの嚥下等で評価）、③フードテスト（プリン茶さじ1杯の嚥下等で評価）**があります。これは、特別な検査機器の必要がなく、**看護師がベッドサイドで簡単に判別する**

ことができます。ただ、認知症患者に対しては難しい面もありますので、好きな飲み物や軟らかめの食べ物を少量用いて、嚥下やむせ、呼吸変化、口や咽頭に残っていないかをよく観察して評価します。また、口腔・咀嚼機能も一緒に評価するため、残歯や口唇の動きや開閉、舌を突き出せるか、舌で口唇の上下左右をなめることができるか、頬をふくらませたり、へこませたりすることができるかなども確認します。認知症の患者には看護師が模範を見せ、うまくできたら笑顔を向けたり、拍手して褒めたり一緒に喜びます。

2．経口摂取の訓練と口腔ケア、お口体操

看護師が実践する「経口摂取訓練」の役割には、いまある患者の機能を最大限に引き出し、安全に経口摂取ができるようにすること、誤嚥性肺炎を予防することなどがあります。表1に、経口摂取訓練の方法例を示します。

仮説3 食べたいのに食べることができず、ニーズに応じてもらえないため抜いてしまう

1．認知症高齢者がもつ摂食・嚥下の問題点

認知症のレベル別に摂食嚥下障害の特徴は変化します（表2）。この特徴をふ

表1　経口摂取訓練の例

①食事の前	声をかけて、嚥下体操や口腔内マッサージを行う
②食事の場面	●ヘッドアップし、ポジショニングを行う（顎を引いた状態、クッションなどでの安定化、食事内容が見えるように配膳、テーブル設置、足底安定） ●義歯をはめる ●食事内容を紹介する ●五感を刺激させる ●舌背中央に食品を設置するようにスプーン操作し嚥下を促す ●口の中に残っていないか確認する ●頸部聴診しゴロゴロいっていないか確認する
③口腔ケアの場面	●ブラッシングのあと、以下を本人ができるように一緒に訓練する ・頬の動きを意識しながらブクブクうがい 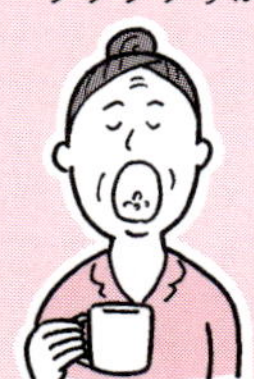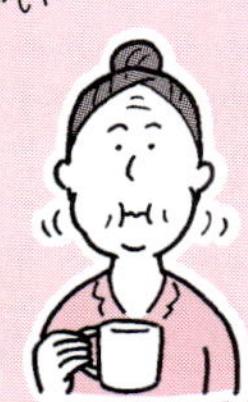 ・舌を動かし「ゴホン」「エヘン」と咳払い 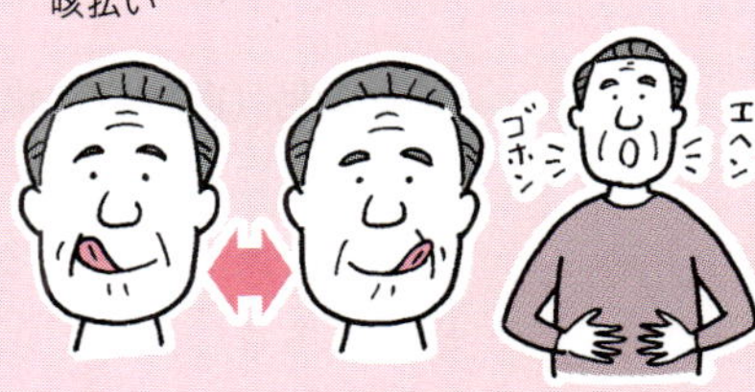
④検温時などの日ごろのケアの場面	●発声練習として発声を促すとともに、会話のなかで声質・声量・構音障害の有無を確認する。看護師が笑顔で語り、模倣を促して表情筋を動かす。好きな歌をうたう。脈拍測定のときに患者と握手して、ぎゅっと握って「えいっ」と大きな声を出してもらう発声練習を行う

表2　認知症レベル別にみた主な症状と摂食嚥下の特徴

認知症レベル・症状	摂食嚥下の特徴
軽度認知症 ・症状：記憶障害・見当識障害など	摂食嚥下障害（食事をしたかどうかの記憶力の低下・食具の失行〈食具の認識・選択ができない〉）
中等度認知症 ・症状：妄想・意識レベルの変動・常同行動など	摂食嚥下障害（食事に集中できず立ち歩く、拒食、妄想、常同行動、食べ物をすくうことができなくなる）
重度認知症 ・症状：寝たきり・無動・無言など	摂食嚥下障害（むせ、せき込みによる食事中断、摂食動作がまったくない）

まえ、以下に、摂食嚥下５期別（Ⓐ～Ⓔ）に、認知症患者の食べられない原因を説明します。

Ⓐ先行期（食べ物であることを認識する）

先行期では、「食事に手をつけようとしない」「途中で食事をやめてしまう」などの行動に遭遇します。原因は、①昼夜逆転や眠剤効果による覚醒状態不良、②失認（食事を食事と認識できない）、③失行（食べ方がわからない。食具を逆さに持ったり、眺めたりする。食器内の食べ物を別の食器に移したり、混ぜたりする）、④料理の品数が多いなど情報量の多さによる混乱、⑤視空間認知障害や視覚の低下（食具が探し出せない）などが考えられます。

Ⓑ準備期とⒸ口腔期（食べ物を飲み込みやすい形状にして、咽頭に送り込む）

準備期と口腔期では、「食べ物を飲み込まない」ことが多く、原因として、①歯がない、義歯が合わない、②口唇周囲の筋力の低下、③認知機能の低下に伴う口腔内や咽頭の知覚低下により嚥下反射が誘発されないことなどが考えられます。

Ⓓ咽頭期（食べ物を咽頭から食道に送り込む）

咽頭期では、「むせる」ことが重要なサインとなります。誤嚥性肺炎にもつながるため、食事中の覚醒状態や食事姿勢、特に痰がらみの有無や食べ物の口腔内残渣の有無を確認する必要があります。

Ⓔ食道期（食べ物を食道から胃に送り込む）

食道期には、「食べ残しや摂取量のむらがある」ことがみられ、原因として逆流性食道炎・胃部不快感などの消化器症状による食欲不振が考えられます。認知症高齢患者は自分で腹痛や不快感を訴えることができません。つまり、食べ残しの量や食事のペース、表情の変化をていねいに観察し、困難の原因を判断しながらケアを進めていきます。

2．食べたいという意欲を実現するケアの工夫

①摂食開始困難（食べようとしない）

食べたいと訴えている患者でも、食事を前にしてもすぐに食べないことがあります。それに対しては、**食事の時間であることを認識していない**可能性があります。手を洗う、テーブルを拭く、お茶を入れるなど、一緒に食事の準備を行いながら食事の時間であることを説明します。**配膳されたらメニューを伝え、香り立つ食材で嗅覚を刺激し、一口摂取することを介助する**と、食事の認識ができ食べ始めることができます。また、高齢者は白内障や視力低下により食べ物の認識が困難な場合があります。白いおかゆが白い茶碗に入っているとおかゆの色が認識しづらいため、わかりやすいよう黒いお茶碗を使用するようにします。また、ごま塩がハエに見えることもあります。茶碗の模様が虫に見えたりする人には、無地の茶碗にします（図４）。正しいポジショニングにより食事を見ながら食べることができ、食事を認識できます。スプーンや箸を逆さまに持つなど食具を使うことができない場合は、利き手に箸やスプーンを持たせ、食べる構えを手助けすることで食べ始めることができます。また、おにぎりやサンドイッチなどに変更すると、自分の手で持って食べることがあります。

②食べ方の乱れがある

食べるペースが速い場合や、口に多くの食べ物を詰め込む場合は、小さいサイズのスプーンに変更したり、食べ物を小さいサイズにカットしたり、コース料理方式で小分けにして提供するなど、配膳方法を工夫するのもよいでしょう。また、周囲が気になって注意散漫となり食べることを中断する場合は、カーテンを引いて周りを見えないようにする、食べるペースが同じくらいの人の隣に座らせるなど、食事に集中できる環境を整えます。

・白い茶碗に白いおかゆでは、おかゆの色が認識しづらい
・食器の模様が虫に見えてしまう

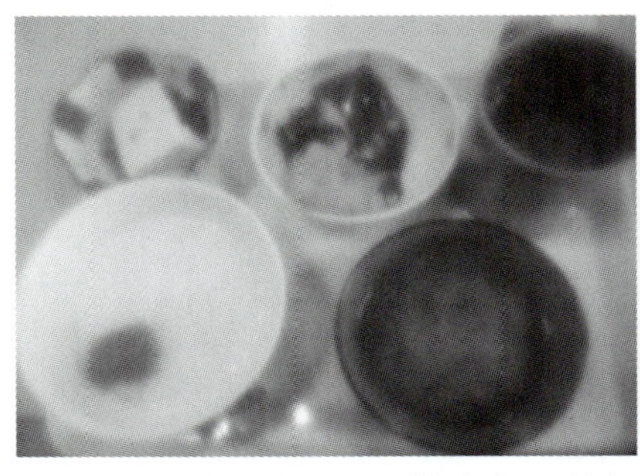

・茶碗を黒色のものに変更するなどして、認識しやすいようにする
・無地の食器に変更する

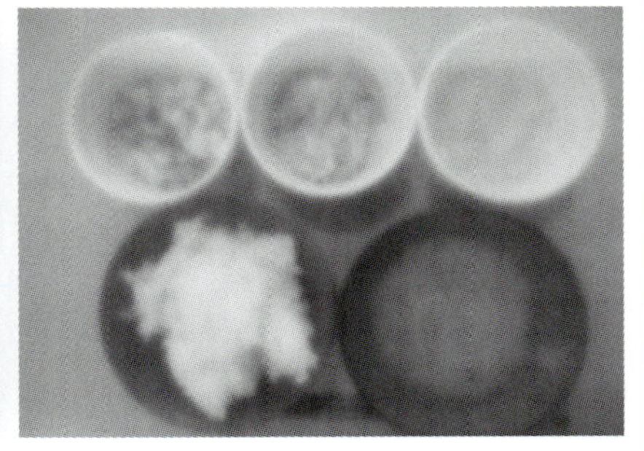

左右共に高齢者体験グッズ（白内障メガネ）で見た映像写真

図４　配膳や食器にも工夫をする

③食事量の減少（食欲不振）

自宅と病院の食形態が異なると、食べ慣れないものに不安を感じて食べないことがあります。本人や家族から好きな食べ物を調査し、なるべく提供できるよう工夫します。また、作業回想法を用いて、同世代の仲間同士で昔の思い出を語りながら、楽しい食事の時間をつくります（図5）。栄養士やリハビリテーションスタッフらにも協力を求めましょう。

また、認知症をもつ人は甘味を好む人が多く、お茶を飲むことができなくても、なじみのある甘いジュース類やゼリー飲料ならゴクゴク飲める人もいます。どのような飲み物を好むか、いろいろ試してみましょう（図6）。例えば、昔からキ

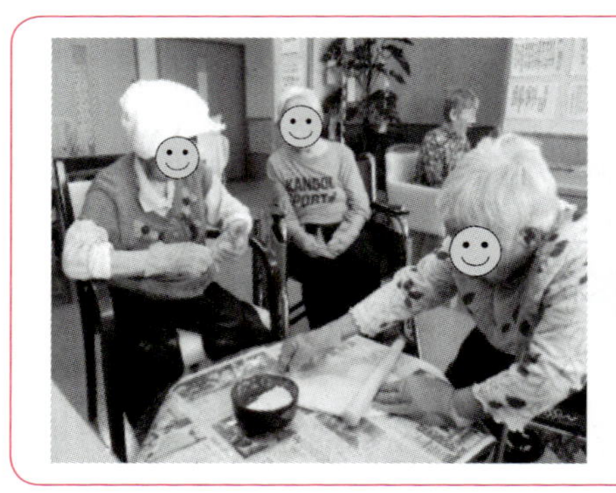
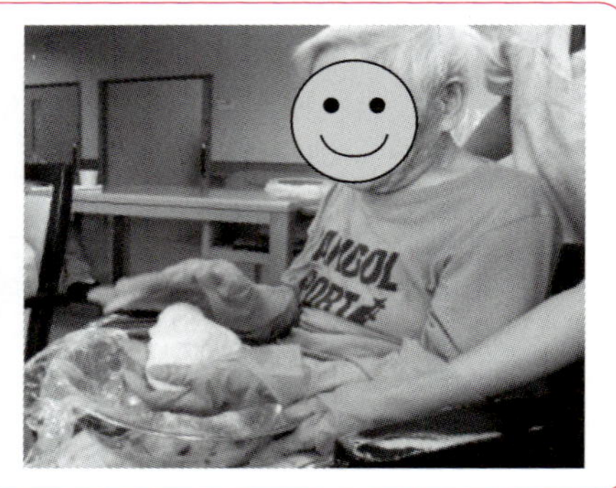

図5　作業回想法としてうどん打ちを試みた。皆完食した

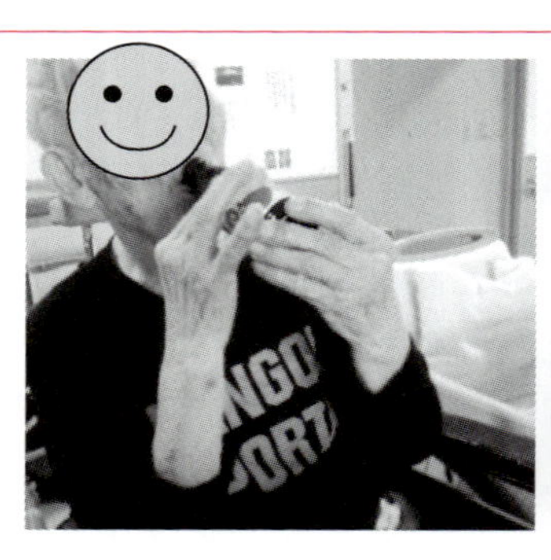
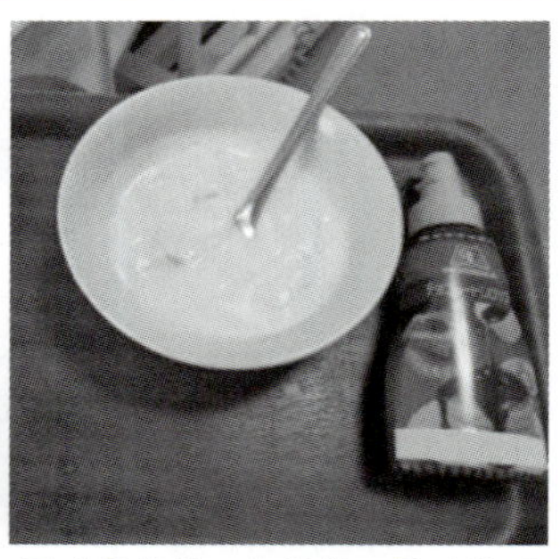

アイスクリームにキャラメルソースを混ぜた

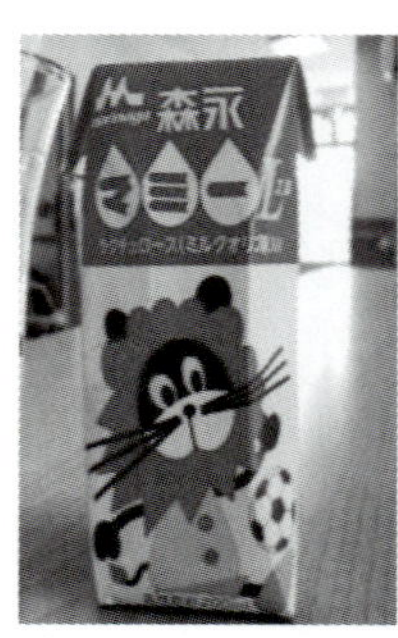

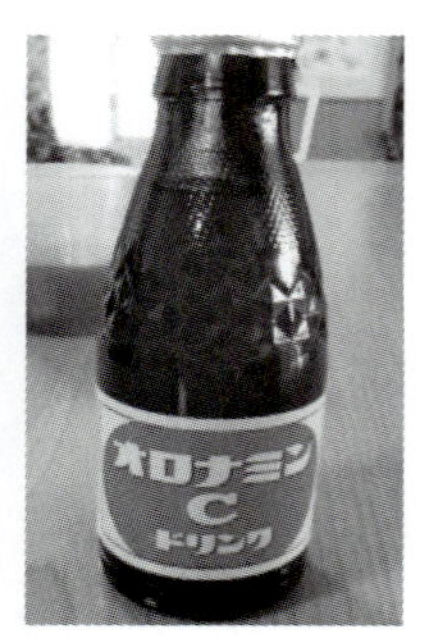

甘い、なつかしい、元気になるドリンク

図6　固形物の摂取が困難でも好きな食べ物にすると、自ら進んで摂取

ャラメルやチョコレートが大好きだった患者の場合、固形物は飲み込めないからと断念せず、キャラメルソースやチョコレートソースなどとろみのある液状のものに変更すると摂取できます。

終末期にさしかかると経口摂取が困難になります。このことを予測して、胃ろう造設するのか、そのまま自然のままにするのか、事前に本人や家族の意思を確認し、チームでも協議し、その人がその人らしく人生をまっとうできるよう支援します。

引用文献

1．竹内美加：仕方なくない！院内誤嚥性肺炎．エキスパートナース 33（12）；2017：24.

参考文献

1．千葉由美，市村久美子編：第1特集 認知症高齢者の食事支援．看護技術 2017；63（3）：4-52.
2．山口晴保編著：認知症の正しい理解と包括的医療・ケアのポイント 第3版．協同医書出版社，東京，2016.
3．山元恵子監：写真でわかる経鼻栄養チューブの挿入と管理．インターメディカ，東京，2011.

ミニQ&A

「水が飲みたい。これを取ってください」と、何度もナースコールを押して訴える患者H氏がいました。経鼻チューブが挿入され、ミトン抑制もされていました。コールに応じる看護師も困っています。

私は、「口腔ケアをしましょう」とスポンジに水を浸して、H氏の口の中に入れました。すると、すごい勢いで水を吸われたのです（むせなし、嚥下あり）。私は、94歳のH氏の絞りきる生命力と最後の望みを受け取り、それを叶える策を医師・スタッフに提案しました。

その後、チューブが自己抜去されてもすぐに挿入されることもなく、経口摂取が試みられ、食べることができたのです。看護師、本人・家族も大喜びしました。数週間後、H氏は施設に行かれました。あるとき立ち寄ると、なんと介護職員の方が食事介助されていました。本人は笑顔でした。その半年後に亡くなられたことを聞きました。

①医学的適応、②本人の意思、③QOL（幸福度）、④環境など、多面的なアセスメントが必要となりますが、看護師としての使命を果たす勇気をいただいた事例でした。

（内田陽子）

Q12

看護拒否　歯磨きを行おうとするが口を開けず拒否する。こんなときどうする？

福田未来

A　歯磨きを拒否する原因を、以下のように考え対応する

仮説1 何をされるのか、歯磨きをするということが理解できていない
対応 歯磨きの認知を高める。味覚を刺激し開口を促す。

仮説2 口腔に痛みや不快感がある
対応 口腔アセスメントを行い、歯肉の腫れや口腔乾燥などの口腔内の状態を評価する。歯科を受診する。柔らかい歯ブラシや保湿剤を使用し、痛みを緩和する。

仮説3 病的原始反射によって口を閉じてしまう
対応 口腔周囲のマッサージをする。姿勢を整え体の緊張を緩和する。

仮説1　何をされるのか、歯磨きをするということが理解できていない

認知症患者や脳梗塞の既往がある患者は、失認・失行・失語が認められる場合があります。その場合、「歯ブラシが何であるかが理解できない（失認）」「歯ブラシをどのように使うのか理解できない（失行）」「看護師の話す言葉の意味が理解できない（失語）」に注意します。いきなり口腔ケアを迫られても、患者は何をされるのかわからず、口を閉じることで拒否する場合もあります（図1）。このような場合、**認知症患者が歯磨きの認知を高め心構えができるように、歯ブラシを見せる、触れてもらう、看護師が口を開けて歯磨きの実演をして実際に見てもらうとよい**でしょう。

また、いきなり実践するのではなく、患者の緊張を和らげ、安心感が得られるような準備をします（図2）。患者がケアを心地よく感じてくれれば、スムーズにいくことも多いです[1, 2]。また、フレーバー（香りと味）付きの歯磨き粉や、はちみつを口唇に塗布し味覚を刺激することで開口を促すことができたという報告もあります[3, 4]。

仮説2　口腔に痛みや不快感がある

軽度の認知症患者は歯磨き行動は保たれていても、口腔清掃にむらが生じているといわれています[5]。また、認知症以外にも全身状態の悪化や、薬の多剤服用、

何を言ってるの？
何が近づいているの？
さあ
口腔ケアの時間ですので、歯磨きをしましょう
不安

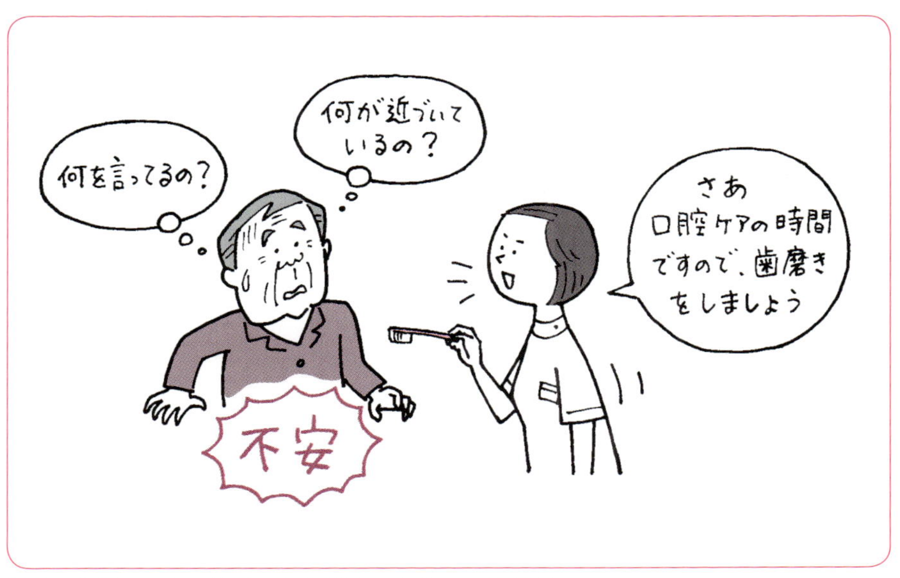

図1　失認・失行・失語がある患者の歯磨きへの不安

これから歯みがきをしますね
ニコッ
①視線を合わせる
②手や肩など、体の遠い部分からやさしく触れる
大きく口をあけて下さい
③口の周り、唇に触れ、やさしく声をかけ開口を促す
歯ブラシで磨きます
気持ちいいですか？
④ケア中は声かけをする
さっぱりしましたね
ニコッ
⑤ケア後に声かけをする

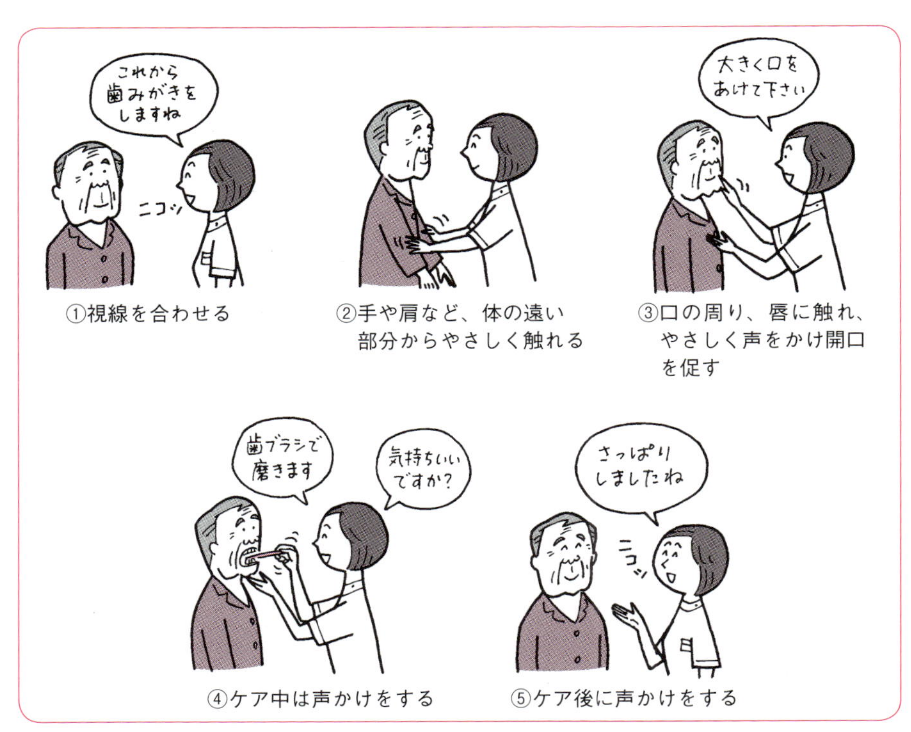

図2　患者の緊張を和らげ、準備をしてから歯磨きを行う

口腔乾燥を生じる薬の内服による口腔内の乾燥、歯周炎などが原因で口腔内の状況が悪化することが多いです。認知症患者は、口腔に痛みや不快感がある場合であっても、痛みがどこからきているのか、また、どのように言葉で伝えればよいのかわからず、訴えをしない場合も多いです。そのため、口腔をアセスメントし、問題点を把握するとよいでしょう。Eilers口腔アセスメントガイド（oral assessment guide：OAG）[6, 7]（表1）などの客観的なアセスメント指標を使用すると、歯肉の腫張や口腔乾燥など、口腔内全体の状態をアセスメントでき、重症度を把握しやすいです。

歯に痛みがある場合は、歯科治療が行えるように受診をしましょう。また、日々のケアを行う際、歯肉が腫れている場合は柔らかい歯ブラシを使用します。歯ブラシは、強い力で左右に動かすのではなく、ほうきで掃くように一方向にていねいに当てましょう。口腔乾燥がある場合には保湿剤を薄く塗布したり、唾液腺を意識したマッサージ（図3）[8]を行うと唾液分泌が促進されます。

仮説3 病的原始反射によって口を閉じてしまう

原始反射とは新生児から乳児期にみられる反射で、触刺激により不随意に動き

表1 Eilers口腔アセスメントガイド

項目		声	嚥下	口唇	舌	唾液	粘膜	歯肉	歯と義歯
アセスメントの手段		聴く	観察	視診 触診	視診 触診	舌圧子	視診	視診 舌圧子	視診
診察方法		患者と会話をする	嚥下をしてもらう	組織を観察し、触ってみる	組織に触り、状態を観察する	舌圧子を口腔内に入れ、舌の中心部分と口腔底に触れる	組織の状態を観察する	舌圧子や綿棒の先端でやさしく組織を押す	歯の状態、または義歯の接触部分を観察する
状態とスコア	1	正常	正常な嚥下	滑らかで、ピンク色で、潤いがある	ピンク色で、潤いがあり、乳頭が明瞭	水っぽくサラサラしている	ピンク色で、潤いがある	ピンク色で、スティップリングがある（ひきしまっている）	清潔で、残渣がない
	2	低い／かすれている	嚥下時に痛みがある／嚥下が困難	乾燥している／ひび割れている	舌苔がある／乳頭が消失しテカリがある。発赤を伴うこともある	粘性がある／ネバネバしている	発赤がある／被膜に覆われている（白みがかっている）。潰瘍はない	浮腫があり、発赤を伴うこともある	部分的に歯垢や残渣がある（歯がある場合、歯間など）
	3	会話が困難／痛みを伴う	嚥下ができない	潰瘍がある／出血している	水疱がある／ひび割れている	唾液がみられない（乾燥している）	潰瘍があり、出血を伴うこともある	自然出血がある／押すと出血する	歯肉辺縁や義歯接触部全体に歯垢や残渣がある

Eilers J, Berger AM, Petersen MC. Development, testing, and application of the oral assessment guide. Oncol Nurs Forum 1988；15（3）：325-330. より引用改変

村松真澄：Eilers口腔アセスメントガイドと口腔ケアプロトコール. 看護技術 2012；58（1）：12-16. より引用

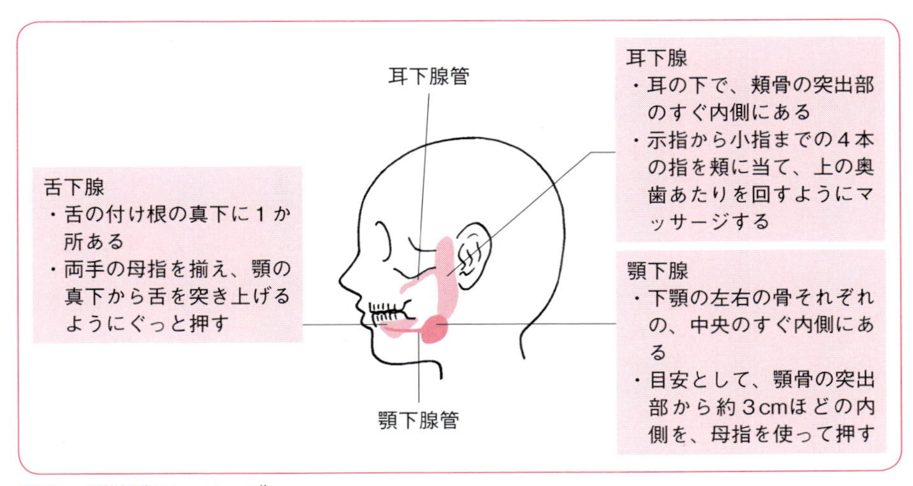

図３　唾液腺マッサージ

都築智美：口腔乾燥への対応は？．三鬼達人編，今日からできる！摂食・嚥下・口腔ケア．照林社，東京，2013：77．より引用

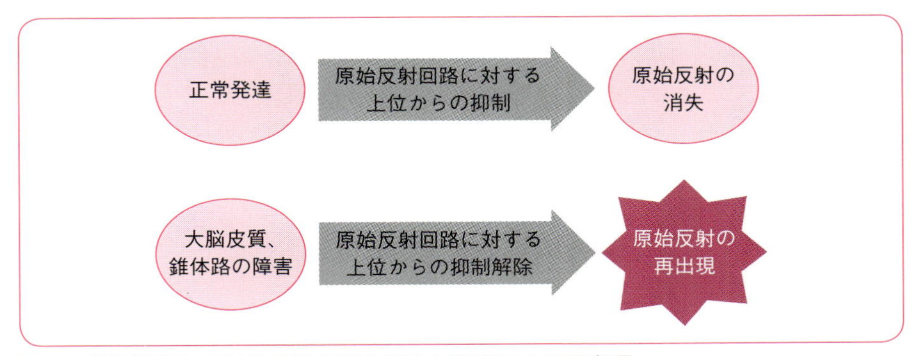

図４　発達過程における原始反射の消失と障害による再出現

有友たかね，菊谷武：リハビリ病棟の口腔ケア 第３回 認知症で患者さんの協力が得られない！．リハビリナース 2012；5（5）：82-85．より引用

ます。新生児からの発達過程において、大脳皮質や錐体路に抑制がかかり消失します。しかし、アルツハイマー型認知症や前頭側頭型認知症患者など、大脳、特に前頭葉に障害があると、三叉領域の皮膚や粘膜を刺激することで、これらの反射が出現するようになります（図４）[9]。介護者が口腔ケアを困難だと思う理由として、比較的多いのがこの病的原始反射によるものといわれています。

病的原始反射には、口尖らせ反射（指や歯ブラシを口に入れようと口唇に触れたとき、口唇が強くすぼまり押し出されてしまう反射）、咬反射（歯ブラシや指を咬合面に噛み込む反射）などがあります。口尖らせ反射には、口唇のマッサージと口輪筋ストレッチで緊張をほぐすことが有効です。また、咬反射には、口腔内側全体をまんべんなくマッサージして刺激を与えます。姿勢が崩れて全身の筋緊張が増強している場合は、姿勢を安定させることで咬反射の力が緩和することもあります[10]。

引用文献

1．井東彩華，宇山裕子：拒否のある認知症患者への口腔ケアを通したかかわり デンタルリンスや唾液腺マッサージを取り入れて．日本精神科看護学術集会誌 2012；55（1）：286-287.
2．西谷美保，坂下玲子：口腔ケアを受け入れない認知症高齢者の心地よさに繋がる口腔ケアの探求―歯科衛生士が用いている口腔ケア技術の抽出―．兵庫県立大学看護学部・地域ケア開発研究所紀要 2014；21：87-100.
3．田島恵子，谷本由喜恵：脳血管障害における認知症患者への口腔ケアを通じて 種々のフレーバーを用いた事で変化が現れた2事例．日本看護学会論文集老年看護 2009；39：124-126.
4．北本有紀，山下千明，亀田静江，他：痴呆で開口が認知できない患者の口腔ケアの工夫 開口を促すケアを行って．日本看護学会論文集老年看護 2002；33：174-176.
5．平野浩彦，本間昭：実践！認知症を支える口腔ケア．東京都高齢者研究福祉振興財団，東京，2007：52-53.
6．Eilers J，Berger A，Petersen M. Development，testing，and application of the oral assessment guide. Oncol Nurs Forum 1988；15（3）：325-330.
7．村松真澄：Eilers口腔アセスメントガイドと口腔ケアプロトコール．看護技術 2012；58（1）：12-16.
8．都築智美：口腔乾燥への対応は？．三鬼達人編，今日からできる！摂食・嚥下・口腔ケア．照林社，東京，2013：77.
9．有友たかね，菊谷武：リハビリ病棟の口腔ケア 第3回 認知症で患者さんの協力が得られない！．リハビリナース 2012；5（5）：82-85.
10．酒井ゆみ：認知症；拒否への対応の視点から．看護技術 2013；39（10）：1330-1334.

ミニQ&A

「患者がなかなか口を開けてくれないのですが、どうしたらよいですか？」という相談を受け、「あっかんべー」の「べー」をしていただいたことがありました。

「あっかんべー」は人差し指で下まぶたを引き下げ、舌を出すというものですが、国によっては侮辱、照れ隠し、尊敬を示すというので要注意。「舌を出す」だけやってもらいました。

それを行う前には、世間話やユーモア話、マッサージなどをして、患者と心を通わせる準備をし、加えて「にらめっこ」もしました。すると患者は、大きく口を開けて舌を出してくれましたが、思わず家族も含めて皆大笑い。それからというもの、開口していただけるようになりました。

舌を出す、顔の表情を変えるのは、嚥下・口腔体操や、評価にもつながります。

（内田陽子）

Q13

入浴拒否

入浴の際に、服を脱ぐのを嫌がり大声を出す。こんなときどうする？

福田未来

A 入浴拒否の原因を、以下のように考え対応する

仮説 1 体調が悪い

対応 患者に体調や拒否の理由を聞く。バイタルサイン、フィジカルアセスメントにより身体のアセスメントを行う。

仮説 2 何をされるのか怖い、入浴することを理解できず不安に思っている

対応 患者の中核症状を把握する。安心できる声かけや入浴することを忘れないように工夫する。

仮説 3 服を脱ぐと寒い、恥ずかしいと思っている

対応 寒さ・羞恥心への対応をする。

仮説 1 体調が悪い

認知症患者は、その日の体調が思わしくない場合でもその症状を他者に十分に伝えることが難しいです。看護者は、患者への問診やフィジカルアセスメントにより拒否の理由を考えるとよいでしょう。

発熱、腹痛、嘔気などがある場合には、当日の入浴の必要性について考え、足浴や清拭など入浴以外の方法についても検討します。便秘や下痢、睡眠不足がある場合には休息をとるなど、症状に対応したケアを行い、タイミングを計り再度入浴に誘ってみましょう。また、関節痛や腰痛、疲労感があって入浴に消極的な場合には、苦痛が増強しないように車椅子を用意する、「私たちが支えるので安心してください」と笑顔でゆっくり声をかけ安心してもらうなど、ケアを工夫してみましょう。

仮説 2 何をされるのか怖い、入浴することを理解できず不安に思っている

誘われた際は入浴することを承知していても、認知症の中核症状である記憶障害により移動中に忘れてしまったり、見当識障害により浴室にいることが理解できず不安を感じることもあります（図1）。また、実行機能障害により脱衣や入浴の手順がわからなくなることへの不安や恥ずかしさから、入浴を嫌がる場合も

あります。

看護者は、患者の日常の言動から中核症状を把握し、拒否の理由に合わせて対応していきましょう。表1、2に、実際の患者への成功・失敗の対応を示しました。よかれと思ったかかわりが失敗することもありますので、個別性を考えます。嫌なことや不快な感情と結びついた記憶は、認知症となっても残るといわれてい

急に浴室に連れて行くと
～失敗～
さあ、服をぬいで下さいね。
ここはどこ？
この音はなに？
ジャ～
不安
病室での想起
お風呂に入りましょうか
そうしようかしら
移動中でも話す
～成功前の準備～

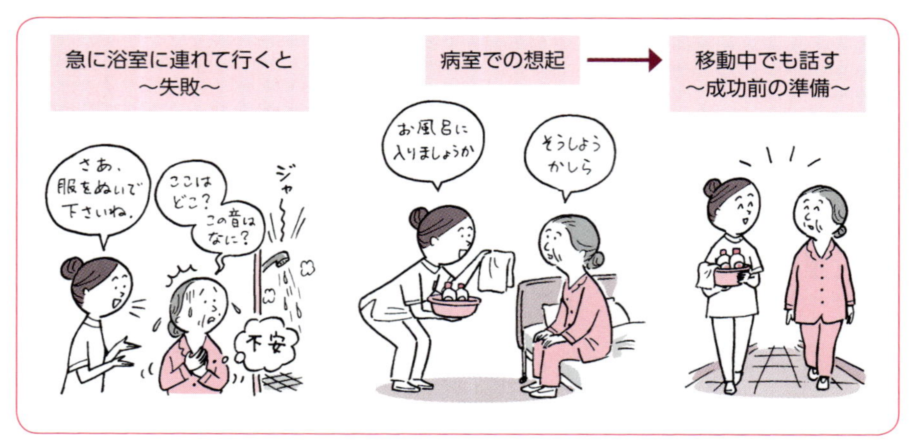

図1　成功に導く準備

表1　Aさんの成功・失敗対応のカテゴリ分類

	大カテゴリ	合計	中カテゴリ	合計	アクションプラン
成功	対象者の意思・ペースを尊重した着脱介助	19	自分でできるところは促す	7	自分でできるところは自分で行うように促す
			同性による着脱	6	女性患者には女性職員および女子学生で着脱を行う
			保管方法を示したうえで衣類を預かる	6	衣服をきちんと預かっていると伝えながら行う
	入浴の肯定的イメージを高める声かけ	18	老人会という言葉	7	「老人会で温泉に行くので、行きませんか」 「老人会で温泉を準備してくれたので、行きませんか」
			快感を促す言葉	7	入浴後に、「気持ちよかったですか」と聞く
			お風呂の状況を知らせる	4	「家のお風呂が壊れたので、ここで入ってください」 「早く行かないとお湯が冷めちゃうから行きましょう」
	入浴前後の気分や活動性を高める	17	本人の話を聞く	10	「調子はいいですか」と声をかけ、本人の話を聞く
			趣味（歌）の実現	4	食堂にいるときに「歌ってください」と声をかける
			散歩	2	入浴前に散歩に誘い、希望があれば実施する
			役割の発揮	1	「肩たたきをしてくれませんか」とお願いする
	声かけ時の表情	7	笑顔で接する	7	声かけをするときは笑顔で接するように心がける
	拒否時のタイミング	2	間を置く	2	入浴の誘導の際に、拒否が強い場合は間を置く

表１つづき

	大カテゴリ	合計	中カテゴリ	合計	アクションプラン
失敗	対象者が納得して入浴するための動機づけの提示	9	老人会という言葉	6	「老人会で温泉に行くので、行きませんか」 「老人会で温泉を準備してくれたので、行きませんか」 「老人会でお医者さんに診てもらうので、来ませんか」
			お風呂の状況を知らせる	1	「家のお風呂が壊れたので、ここで入ってください」
			家に帰る前という言葉	1	「家に帰る前に着替えましょう」
			洋服の汚れの指摘	1	「洋服が汚れているので、着替えませんか」
	入浴を納得していないままでの着脱介助	5	同性による着脱	2	女性の職員および女子学生で着脱を無理に行う
			保管方法を示したうえで衣服を預かる	1	衣服をきちんと預かっていると伝えながら行う
			笑顔で接する	1	声かけをするときは笑顔で接するように心がける
			自分でできるところは促す	1	自分でできるところは自分で行うように促す
	入浴前後の気分や活動性を高める	4	散歩	3	入浴前に散歩に誘い、希望があれば実施する
			趣味（歌）の実現	1	食堂にいるときに「歌ってください」と声をかける
	拒否時のタイミング	2	間を置く	1	入浴への誘導の際に、拒否が強い場合は間を置く
			本人の話を聞く	1	「調子はいいですか」と声をかけ、本人の話を聞く

檜垣知里，内田陽子，滝原典子，他：中重度の認知症の方への生活機能を高めるケア 第１回 入浴編．認知症ケア最前線 2012：32：108．より引用

表２　Bさんの失敗・成功対応のカテゴリ分類

	大カテゴリ	合計	中カテゴリ	合計	アクションプラン
成功	気分や活動性を高める	3	本人の話を聞く	3	入浴前に本人の話を聞く
	なじみの利用者との誘導	1	他の利用者の協力を得る	1	他の利用者と一緒に声かけして誘導する
	感覚からの働きかけ	1	お腹をみせる	1	脱衣の際にお腹をみせる
	意思を尊重した着脱介助	2	離れて見守る	2	「着替えてください」と声をかけ、少し離れたところから見守る
失敗	言語のみの説得による入浴への誘導	7	入浴の肯定的イメージを高める声かけ	6	「お風呂に入ると、気持ちいいですよ」 「一番風呂だから誰もいませんよ」 「汗をかいたからお風呂に入ってさっぱりしませんか」 「今日は寒いから温まりに行きませんか」 「家に帰る前にきれいにしましょう」
			入浴と伝えない誘導	1	「一緒にこちらに来てもらっていいですか」

檜垣知里，内田陽子，滝原典子，他：中重度の認知症の方への生活機能を高めるケア 第１回 入浴編．認知症ケア最前線 2012：32：110．より引用

ます[1]。無理に行うことが次回の入浴拒否につながりますので、強制しないことが大切です。日々、患者が気持ちよく入浴できるよう、浴室への移動中にも入浴することを伝えたり、着替えやシャンプーなどを手に持ち見せることで、記憶の想起を促しましょう（図１）。

また、浴室に到着した後も自発的に脱衣するまで待つ姿勢が大事です。何をすればよいかわからない様子がみられた場合には、やさしい口調でさりげなく声をかけたり手本を示すことで、患者は次に何を行えばよいのかが理解しやすくなります。

仮説３ 服を脱ぐと寒い、恥ずかしいと思っている

脱衣の際に、「寒い」「風邪をひく」などと服を脱ぐことを嫌がる場合があります。高齢者は心機能の低下により血のめぐりが悪くなります。また、体温調節をする自律神経の働きが悪くなるので寒さを感じやすくなります。事前に、脱衣所や浴室は温めておく、肩にバスタオルをかけるなど、寒さへの配慮をしましょう。

看護者が見守るなかで服を脱ぐということは、羞恥心を伴うということも忘れてはいけません。できる限り自分で脱いでもらうようにし、陰部にはタオルをかけるなど羞恥心への配慮を行います。

引用文献
1．山口晴保編著：認知症の正しい理解と包括的医療・ケアのポイント 第２版．協同医書出版社，東京，2015：79.

ミニQ&A

「どうしても入浴は嫌という高齢者の方がおられ困っています」と相談を受け、実際にいろんなアプローチをした結果が、本文の表１、２でした。

その日に成功したケアが、次回は失敗したこともありました。ですので、コツをふまえながら臨機応変に対応する柔軟性が看護には求められます。

患者がやりたくないこと、嫌だと言われたらやらない。強制的なケアは、ケアする側もストレスになるので、いったん撤退してようすをみることも一案です。

（内田陽子）

Q14

服薬管理

看護師が薬を飲ませていたが、退院に向け自己管理を促したい。こんなときどうする？

小山智史、小山晶子

A　服薬管理ができない原因を、以下のように考え対応する

仮説 1　服薬の種類や数が多く、どの時間に何を服薬すればよいかわからない

対応　入院中のバイタルサインや症状からアセスメントし、本当にこの薬が必要なのか検討する。

仮説 2　身体感覚、指の動作などの機能が低下し、服薬する薬剤を取り出すことが困難

対応　一包化してもらえないか薬剤部に相談する。

仮説 3　視空間認知障害のため、薬包やボックスに入った薬剤が目に入らず取り残しがあり正確に服薬できない

対応　患者と相談して、患者が認識しやすい場所を1か所決めて保管する。

仮説 4　飲み込みが悪いために服用できない

対応　患者の飲み込みの状態に合わせて内服用ゼリーやオブラートを使用したり、薬剤の形態を錠剤や粉薬からOD錠に変更するなどの工夫をする。

仮説 5　服用を確認する介護者がいない、またはその者が服薬管理できない

対応　服薬管理が確実に行われるようサービス導入を検討する。

服薬管理能力は、認知機能障害の早期から低下するといわれています（p.140、Q18図1参照）。薬剤の自己管理を進めるにあたり、看護師はこのことを念頭に置いて、対象となる高齢患者ができることとできないことを具体的にアセスメントする必要があります。

そこで、退院前から自己管理に向けて能力評価や訓練をしておくとよいでしょう。アセスメントを行い、できるところは本人に実施してもらい、できないところは家族や社会資源による支援を導入し、退院後もきちんと服薬できる環境を整える必要があります。認知症の特性をふまえた服薬できない原因を、以下に設定し対応を考えました。

仮説 1 服薬の種類や数が多く、どの時間に何を服薬すればよいかわからない

高齢者への服薬に３S（Small：少量、Short：短期間、Simple：単純な処方）原則があります。

薬の種類や内服回数の多さは、確実な服薬を阻む大きな要因です。入院中のバイタルサインや症状からのアセスメントと、病棟での服薬状況を医師に報告し、自宅での服薬管理を相談しましょう。服薬の種類や数を減らせたり、期間を短くすることができる場合があります。また、服薬カレンダーや配薬ボックス（図１）を入院中から使用して、どの時間に何を服薬するのか患者と一緒に確認します（表１）。

仮説 2 身体感覚、指の動作などの機能が低下し、服薬する薬剤を取り出すことが困難

麻痺や手のしびれから緻密動作が困難な高齢患者は多数います。パーキンソン様症状が出現するレビー小体型認知症の患者も緻密動作が困難な場合があります。そのような場合、薬をPTP（press through pack）包装（シート）ではなく、一包化（図２）して出してもらえないか薬剤部に相談します。

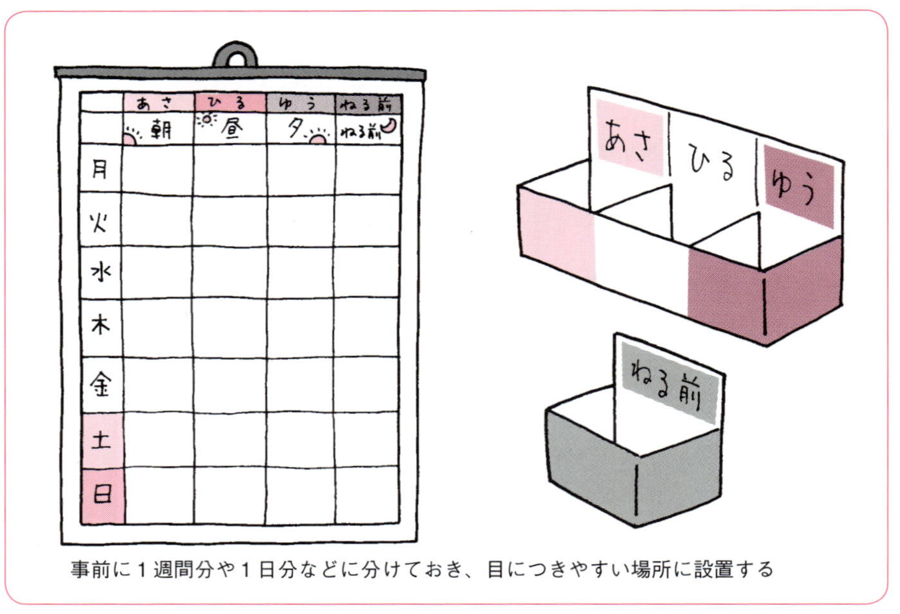

事前に１週間分や１日分などに分けておき、目につきやすい場所に設置する

図１　服薬カレンダー・配薬ボックス

表１　服薬の自己管理を妨げる要因と自己管理ができるための看護介入

自己管理を妨げる要因	看護介入
飲み忘れ	服薬カレンダーや配薬ボックスの利用
薬剤の種類が多い	できる限り薬剤を一包化する
服薬錠数・回数が多い	服薬錠数と回数を減らすことを医師に打診

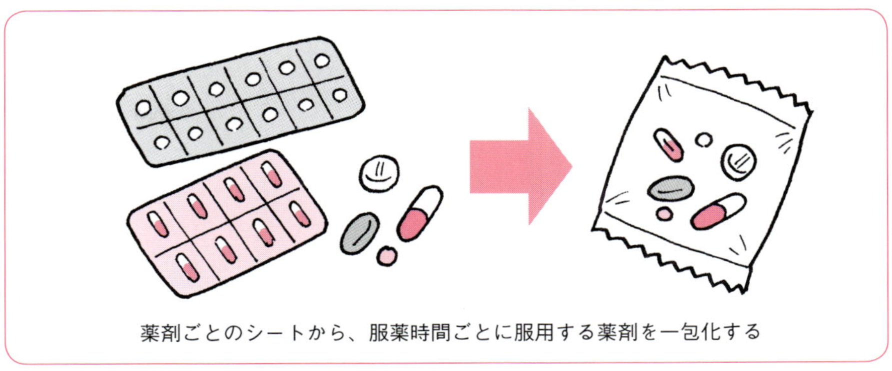

図2　薬剤の一包化イメージ

仮説 3　視空間認知障害のため、薬包やボックスに入った薬剤が目に入らず取り残しがあり正確に服薬できない

薬剤を保管する場所を１か所に決めましょう。その場所は、患者が認識しやすい場所がよいです。“ここに置けばいつも気がつける場所”を患者と相談します。また、中にある薬が見えるように、薬包は全体が透明のものを使用するよう薬剤部に相談しましょう。服薬ボックスを使用する場合は、白いボックスに白い錠剤だと視覚的にわかりにくくなります。服薬ボックスと錠剤の色の組み合わせに注意し、見分けがつきやすい色を使いましょう。また、服薬ボックスに残薬がないよう、薬包をつまみ出すのではなく、服薬ボックスをひっくり返して、薬剤を取り出すようにくり返し練習します。

仮説 4　飲み込みが悪いために服用できない

病院に言語聴覚士（ST）がいる場合は、有効な服薬方法を相談します。飲み込みの悪さが軽度の場合は、内服用ゼリーやオブラートの利用も有効です。それでも困難な場合は、医師に相談し、可能ならば、錠剤や粉薬から口腔内崩壊錠（OD錠）に変更してもらいましょう。OD錠は、唾液程度の少量の水で溶けるよ

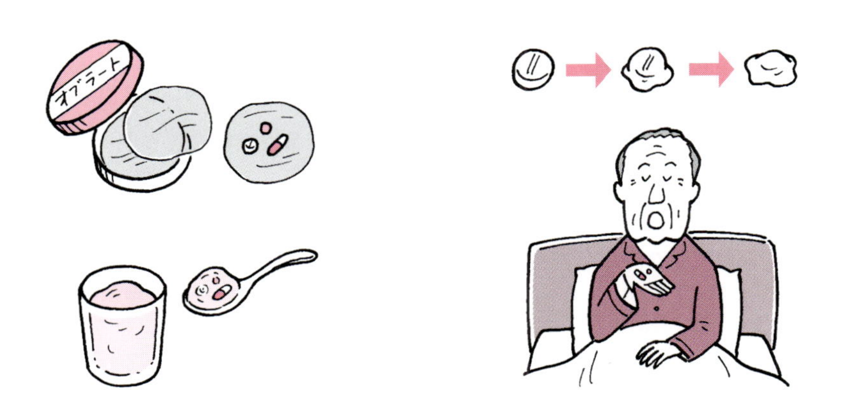

表2　社会サービスとサービス内容およびそれを行う職種

社会サービス	サービス内容	職種
在宅訪問薬剤管理	薬学的管理指導	薬剤師
訪問看護	服薬管理、服薬確認	看護師
訪問介護	服薬確認	ヘルパー

うに開発されており、水なしでもすぐに溶けるようになっています。具体的には、アリセプト®、ノルバスク®、フリバス®、タケプロン®、アレグラ®などがあります。

嚥下障害が重度な場合は、パッチ薬（貼付薬）もあります。内服が難しいと判断したときは、医師と相談し変更をしてもらいます。イクセロン®パッチ、ニトロダーム®TTS®やフランドール®テープ、ホクナリン®テープなどがあります。

仮説 5　服用を確認する介護者がいない、またはその者が服薬管理できない

平成28年度の診療報酬改定で、退院後訪問指導料が算出できるようになりました（1日につき580点）。対象患者は、認知症高齢者の日常生活自立度判定基準Ⅲ以上、期間は退院後1か月以内（5回まで）となりますが、病院で指導した服薬行動ができているか、服薬状況を確認する機会となります。

服薬管理ができていない場合はケアマネジャーに報告し、服薬管理が確実に行われるようサービス導入を検討します（表2）。

上記の仮説とその対応をもとに、認知症患者に対する服薬管理に向けたプランを、事例を挙げて以下に解説します。

服薬管理の事例

80歳、男性。糖尿病。

既往　脂質異常症、高血圧。

入院の経緯　以前より既往のフォローで外来受診していた。
先月外来にて糖尿病と診断を受けた。1週間前から糖尿病の教育入院と内服薬導入目的で入院。

身体状況　ADL自立。

認知機能　MMSE24点、忘れっぽいことを訴えることがときおりある。
認知症高齢者の日常生活自立度判定基準Ⅱa。

家族　妻は他界、県内に息子家族がいる。現在は独居。

背景　会社員（営業職）として務めてきた。

入院中の服薬状況　自己管理していたとき、朝に飲む薬を昼に飲んでいたことがあったため、現在は看護師が準備し配薬。

薬剤処方　患者は1週間後退院予定である。主治医は、退院後も同様の処方を考えている。

・Ca拮抗薬（降圧薬）：１錠、朝食後。
・アンジオテンシンⅡ受容体拮抗薬（降圧薬）：１錠、朝食後。
・HMG-CoA還元酵素阻害薬（脂質異常症治療薬）：１錠、朝食後。
・経口血糖降下薬：１回１錠、毎食後。
・H_2受容体拮抗薬（制酸薬）：１回１錠、毎食後。
・塩類下薬（緩下薬）：１回１錠、毎食後。
・トリアゾラム（催眠・鎮静薬）：１錠、寝る前。

プラン１：「服薬アセスメントシート」を利用し、自己管理を妨げる原因を特定、自宅での服薬方法を検討する

表３は、入院中の患者に服薬の「自己管理訓練」ができるかどうかを判定するために開発した服薬アセスメントシートです[1]。満点は８点「段階A：自己管理可能」とし、７～６点を「段階B：自己管理訓練必要」、５点以下を「段階C：自己管理ができない」と判定します。

患者は７点で「段階B：自己管理訓練必要」と判断されました。減点となった項目は「認知度」でした。本稿の仮説１に該当するため、服薬時間を意識してもらうために服薬カレンダーを準備することにしました。

プラン２：訓練で明らかになった新たな原因に対応し、服薬方法を再検討する

患者が「自己管理訓練」を進めるなかで、薬剤準備に時間がかかる、シート薬からの取り出しに苦労することがわかりました。よく観察してみると、指の動作機能が低下しており、服薬する薬剤を取り出すことが困難になっていること、薬剤の数が多く、どれをいくつ準備していいのか混乱していることがわかりました。これは、仮説１と２に該当します。そこで、薬剤を服薬時間ごとに一包化することにしました（図２）。再度服薬アセスメントシートで確認したところ、患者は６点「段階B：自己管理訓練が必要」と評価が変更となりました。

今後、認知機能の低下が進むことを考えると、飲み忘れが増えることが考えられるので、服薬する薬剤数や服薬回数を減らすことも大切です（図３）。医師や薬剤師と相談します。

プラン３：いろいろ試しても自己管理が難しい場合

患者は「自己管理訓練」を進めていき、服薬カレンダーと薬剤の一包化で何とか自己管理ができるレベルに達しました。退院後、外来定期受診時に家族へ服薬状況を聞くと、自己管理できていることが確認できました。

しかし、認知症が重度の場合、無理に自己管理ができるように訓練する必要はありません。病院での様子をケアマネジャーに報告し、退院後にきちんと内服できるよう、どのようなサービスが必要か話し合いましょう（表２）。家族に服薬管理を代行してもらうほか、訪問薬剤師による薬学的服薬管理指導、訪問看護による服薬管理、訪問介護による服薬確認を検討します。

表3　服薬アセスメントシート

分類	項目	点数	結果	合計点数
ADL自立度	自力で座位保持できるかどうか	1		
認知度	自分の名前が言える	1		
	自分で飲んでいる薬の内容を理解している	1		
RCS	1．朝ご飯を食べた後に飲む薬の入っている袋を全部教えてください	朝・昼食後（1）、朝・昼・夕食後（1）、朝・夕食後（1）、朝食後と寝る前（1）、朝・昼食前（－1）、該当なし（－4）		
	2．昼ご飯を食べた後に飲む薬の入っている袋を全部教えてください	朝・昼食後（1）、朝・昼・夕食後（1）、朝・夕食後（－1）、朝食後と寝る前（－1）、朝・昼食前（－1）、該当なし（－2）		
	3．夕ご飯を食べた後に飲む薬の入っている袋を全部教えてください	朝・昼食後（－1）、朝・昼・夕食後（1）、朝・夕食後（1）、朝食後と寝る前（－1）、朝・昼食前（－1）、該当なし（－2）		
	4．寝る前に飲む薬の入っている袋を全部教えてください	朝・昼食後（－1）、朝・昼・夕食後（－1）、朝・夕食後（－1）、朝食後と寝る前（1）、朝・昼食前（－1）、該当なし（－1）		
	5．昼ご飯を食べる前に飲む薬の入っている袋を全部教えてください	朝・昼食後（－1）、朝・昼・夕食後（－1）、朝・夕食後（－1）、朝食後と寝る前（－1）、朝・昼食前（1）、該当なし（－1）		
	＊1～5項目8割以上で満点1点	1～5項目の合計点：1＝4点満点、2＝2点満点、3＝2点満点、4・5＝間違えたら1点		
内服作業状況	開封ができる（道具使用含む）	1		
聴力（会話）	聞こえる（補聴器含む）	1		
	質問に対して受け答えができる	1		
読める	薬袋の項目が読める	1		
段階 A：8点　自己管理可能 B：7～6点　自己管理訓練必要 C：5点以下　自己管理ができない		点数		
		段階		

RCS：regimen comprehension scale（服薬理解能力評価スケール）；服用方法の異なった5種類の薬剤と薬袋を用いて行う面接法の試験。検者は質問表に従い、患者に対し「朝ご飯を食べた後に飲む薬の入っている袋を全部教えてください」などの5つの服用方法に関する質問を行い、解答を評価する。解答に対して、正答ごとに1点、誤答に－1点、該当なしには－1～－4点を配点。スケールの満点は10点で、最低点は－10点。得点によって正常能力（10点）、要注意（9～8点）、要訓練（7～6点）、要介助（5点以下）の4段階に分類する[2]。

佐々木由美子，佐久間靖子，東后真奈美，他：服薬アセスメントシート作成による自己管理能力評価の試み―高齢者の服薬管理自立度を入院前後で低下させないために―．2014年度ジェロントロジー研究報告 2016；12：71．より引用

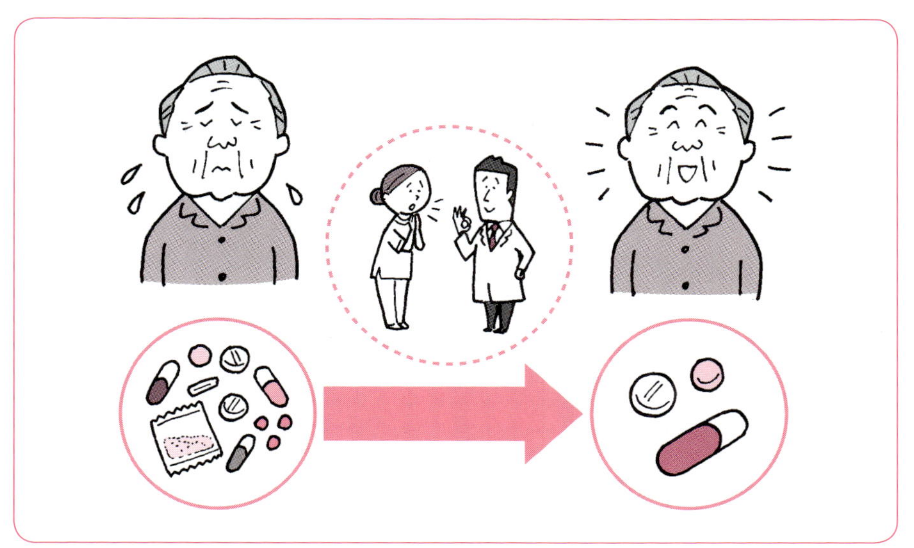

図３　服薬量や服薬回数を減らすことで自己管理しやすくなる

引用文献
1．佐々木由美子，佐久間靖子，東后真奈美，他：服薬アセスメントシート作成による自己管理能力評価の試み—高齢者の服薬管理自立度を入院前後で低下させないために—．2014年度ジェロントロジー研究報告 2016；12：69-78.
2. 塩見利明，岡田敬，真田進，他：服薬理解能力評価スケール（RCS）の作成．日本老年医学会雑誌 1997；34（３）：209-214.

参考文献
1．日本老年医学会，日本医療研究開発機構研究費・高齢者の薬物治療の安全性に関する研究研究班編：高齢者の安全な薬物療法ガイドライン2015 第１版．メジカルビュー社，東京，2016：14-17.
2．川名三知代，初田稔，廣原正宜，他：独居かつ認知機能が低下した高齢者に対する服薬支援の在り方．癌と化学療法 2015；42（Supl １）：33-35.
3．河端裕美：認知症患者の退院計画と在宅支援．内田陽子編著，できる！認知症ケア加算マニュアル．照林社，東京，2016：126-133.

ミニQ&A

「ポリファーマシー（polypharmacy）って何ですか？」と尋ねられたら、私は「多くの薬剤を必要以上に服用しており（多剤併用）、薬によって悪い症状が出ている状態です」と答えています。ここでは、「必要以上かどうか？」「有害事象が起きているか？」の判断が求められます。これらの発見は、患者の身近に存在する者がカギとなります。

本人や家族への指導とともに、看護師自身のアンテナを高くして、タイムリーに医師に伝えられるようにしておきます。

（内田陽子）

Q15

暴言　暴言を受けた看護師が辞めたいと相談してきた。こんなときどうする？

髙橋陽子

A　看護管理者は、「辞めたい」と言ってきた看護師が前向きになれるよう、早期の段階で適切な支援をする

仮説1 暴言に傷ついたため、辞めたいと相談してきた

対応 看護師の話をじっくり聞く。

仮説2 どうして暴言をはいたのか認知症の特徴を理解しておらず、どうしたらよいか悩み、自尊心が傷ついて辞めたいと相談してきた

対応 看護師のケアを尊重しながら、認知症患者と交わされた会話の意味を一緒に考える。

仮説3 業務多忙のなかに認知症患者の対応が加わり、ストレスが増強して辞めたいと相談してきた

対応 相談してきた看護師だけでなく、看護師全体のストレスを軽減させる業務整備を行う。

看護管理者は、「辞めたい」と相談してきた看護師が前向きになれるよう早期の段階で適切な支援をすることが必要です。

本稿では、相談してきた看護師に対する看護管理者の支援および看護師のストレスを軽減させる環境整備について紹介します。

仮説1　暴言に傷ついたため、辞めたいと相談してきた

1．相談してきた看護師に対する看護管理者の支援について：看護師の話を受け入れ、共通認識をもつ

まず、看護管理者は相談してきた看護師が、認知症患者からどのような暴言を受けているのか本人の話をじっくり聞き、状況を把握することが重要です。話を聞く際、看護管理者は、相談してきた看護師の話を途中で否定したり、さえぎったりしないようにすることが大切です。「ああ、そういうことがあったのですね」、「それは、つらかったですね」など、どんなことであっても相談してきた看護師の話す内容を受け入れます。

また、可能であれば、相談してきた看護師が話している内容を、紙面に書き起

こしながら聞くという工夫も必要です。話の内容を紙面に書きながら聞くことで、相談してきた看護師の頭の中を整理するとともに、看護管理者と相談してきた看護師の共通認識をもつことになります。

仮説2 どうして暴言をはいたのか認知症の特徴を理解しておらず、どうしたらよいか悩み、自尊心が傷ついて辞めたいと相談してきた

1．看護師のケアを尊重する

次に、看護管理者は、看護師が日ごろ行っているケアを尊重することが重要です。看護師は、認知症患者に対してこれまでいろいろ考え、悩みながらケアを行ってきたと思います。結果的には適切なケアでなかったとしても、一生懸命やってきたことは事実であり、そのことを看護管理者は認め、「患者さんと向き合おうと頑張ったのですね、よくやったと思います」、「このつらかった経験は、必ず次に活かせます」など、**看護師に自信をもたせるかかわりをすることが重要**です。そうすることで、看護師の心が少しずつ開き、こちらの話を聞こうという気持ちに変化していきます。看護師は、誰でも良質なケアを提供したいという気持ちをもっています。看護管理者のちょっとしたかかわりが、その看護師の看護人生に影響するといっても過言ではないと思います。

2．認知症ケアを振り返る機会とする

ますます医療が高度化、複雑化してきている現在、さらには看護師が不足している臨床現場において、認知症患者に適切なケアを提供することは容易ではありません。しかし、適切なケアを提供することにより、認知症患者の症状が軽減する可能性は十分に考えられます。本事例のような困難事例に対して、看護管理者は一看護師個人の問題ではなく、病棟またはチームの問題とし、認知症ケアを振り返る機会としてとらえることが重要です。認知症患者が暴言をはいた要因を明確にし、対応策を検討・実施し、適切な認知症ケアの成果を生み出すことを目標に、病棟またはチーム一丸となって取り組んでいく体制を整備しましょう。**看護**

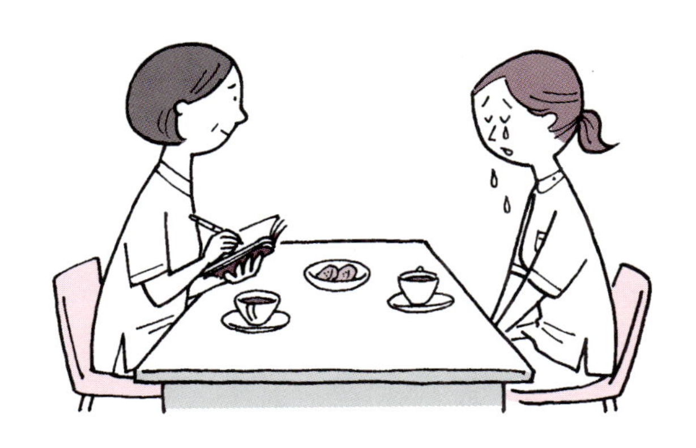

看護管理者は、看護師から相談を受けたら、
話を受け入れ共通認識をもつように心がける

師は、適切なケアを提供し成果を出すことで、看護師としての誇りをもつようになり、モチベーション向上にもつながっていきます。

3．看護師と認知症患者の間で交わされた会話や行動を分析し、アドバイスする

上記に述べた認知症ケアを振り返る具体的な方法として、プロセスレコードを用います。プロセスレコードは、看護学生や新人看護師の教育の一環として広く活用されており、患者および自分の傾向の理解やコミュニケーション能力の向上を図ることができます。プロセスレコードを使用してアドバイスを行った例を表1に示します

認知症患者の暴言を受けた病棟看護師を対象に、患者との間で交わされた会話やそれぞれの行動、看護師の感情、看護師が推測する患者の感情を記録し、患者との会話や行動を振り返り、病棟スタッフとともに考察します。考察することによって、患者の言動や行動が理解でき、必然的に看護師としてのかかわり方も変わり、患者に対して適切なケアの提供につながることが期待されます。

表1　認知症高齢患者と看護師のプロセスレコードを活用した管理者のアドバイスの例

<table>
<tr><th></th><th>患者</th><th>看護師</th><th>管理者のアドバイス</th></tr>
<tr><td rowspan="2">失敗場面</td><td>（看護師が訪室すると失禁して病衣が濡れている）
「あー冷てぇんだー！パンツとシーツが濡れたんだよー！」</td><td>「おしっこが漏れて下着が汚れてしまったんですね。おむつに交換したほうがよいです。早く着替えましょう」</td><td rowspan="2">「あなたの発言は事実の状況を伝えており、間違ってはいませんよ（受容）。ただ、失禁して汚れておむつ交換という言葉は、相手の自尊心を傷つけるかもしれませんね（振り返り・考察）。相手のせいにしない方法を考え、私に教えてもらえませんか（前向きになる発言）」</td></tr>
<tr><td>「嫌だー！　汚れてなんかいないんだ、あっちに行け！」と看護師を叩く</td><td>困ったなぁ……</td></tr>
<tr><td rowspan="2">成功場面</td><td>（看護師が訪室すると失禁して病衣が濡れている）
「あー冷てぇんだー！パンツとシーツが濡れたんだよー！」</td><td>「あら、お水がこぼれてしまったんですね。ちょうど新しい下着が準備してあるので、着替えてさっぱりしましょう、温かいタオルもありますよ」</td><td rowspan="2">後日、看護師より成功場面の報告があった
「お水がこぼれたという言葉は相手を傷つけないですね（評価）。また、爽快感を強調するところがすごいですね（賞賛）。私も思いつかなかったわ。成長しましたね（失敗を糧に成長に導く）」</td></tr>
<tr><td>「水がこぼれたんか。それなら仕方ないね。手伝っておくれ」と笑顔。「あー温かくて気持ちがいい」</td><td>よかった。</td></tr>
</table>

小池彩乃の「老人看護専門看護師の場面」の一部を参考に小池彩乃・内田陽子が作成

4．カンファレンスを人材育成の場として活用する

適切な認知症ケアを提供するためには、認知症の原因疾患をはじめ、病態や治療およびケアについて理解できる人材を育成することが求められています。そのためには、研修会などに参加させて知識や技術を習得することも必要ですが、最も効率的で効果的な人材育成の場としてカンファレンスが挙げられます。カンファレンスは、患者の診療・ケアの方針を共有するために多職種で協働し定期的に行われていますが、カンファレンスの効果として、多面的な意見交換により、事例の理解が深まるといわれています[1]。つまり、看護管理者は、カンファレンスを人材育成の場として積極的に活用し、効率的で効果的な運用につなげていくのです。

今回の例では、医師より患者の原因疾患、病態や治療についての説明、看護師は病棟スタッフ間で患者の言動や行動について考察したことを発表したり、暴言の要因について多職種らとともにディスカッションを行い、今後の方針を明確にしていきます。

看護管理者がリーダーシップを図り継続的にかかわっていくことが、看護師の直接的な支援体制につながっていきます。

仮説３ 業務多忙のなかに認知症患者の対応が加わり、ストレスが増強して辞めたいと相談してきた

1．看護師のストレスを軽減させる環境整備

①認知症ケアのスペシャリストナースを専従配置する

臨床現場では、医療の高度化や複雑化で、入院患者のうち３割に認知症または認知機能低下が認められるといわれています。従来の看護体制では、認知症患者に適切なケアを提供することは非常に難しい環境であり、多くの医療機関において、病棟看護師のストレスが増加している可能性があります。そこで当院では、2015年10月に認知症看護認定看護師を専従配置、さらに2017年４月に老人看護専門看護師を増員した体制でリソースナース室を運用しています。

リソースナースとは、現場で働く病棟看護師に対して専門知識や技術で支援する看護師であり、組織横断的に介入し、看護の質を向上させることを目的としています（図１）。認知症患者に関して、認知症看護認定看護師と老人看護専門看護師らが協働することで、さらに適切なケアの提供につながる環境となっています[2]。このように、認知症または認知機能低下のある患者に対して、より適切なケアを提供し、成果を出す看護体制を整備することで、今回の例の看護師のように、「辞めたい」といった看護師の離職防止にもつながります。

当院では、認知症ケアのスペシャリストナースを専従配置したことにより、病棟看護師のストレスの軽減にもつながっています（図２）。このように、看護管理者は個人のみのかかわりではなく、全体に視野を広げたマネジメント力が求められます。

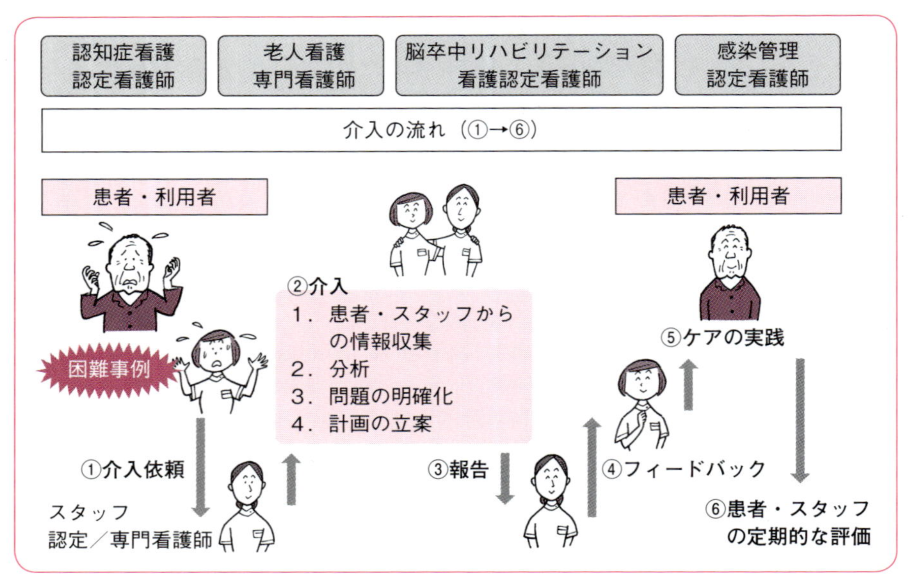

図1　リソースナースの介入の流れ

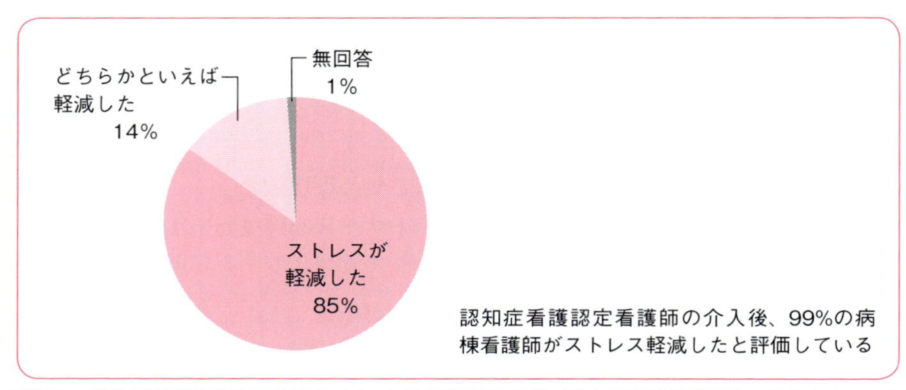

図2　認知症看護認定看護師介入による認知症患者に対する病棟看護師へのストレスの影響

②看護師に対する院内暴力の実態調査の実施を定期的に行う

臨床現場では、看護師は患者からの身体的暴力、言葉の暴力、セクハラなど院内暴力の被害者となっていることは少なくありません。院内暴力は、看護師の心身に影響を与え、安全で質の高いケアの提供の妨げとなります。そのため、看護管理者は、看護師らが安心して働ける環境づくりの体制を整備することが求められています。

当院が過去に行った、看護師を対象にした院内暴力の実態調査の結果、院内暴力を受けた経験のある看護師は42.9%であり、そのうち患者から受けた身体的暴力は96%、言葉の暴力41%、セクハラ65%でした（図3）。現在、当院では、看護師の暴力被害に対して早期介入が可能となる相談窓口を設置し運用しています。定期的に看護師に対する院内暴力の実態調査を実施し、解決のためのPDCAサイ

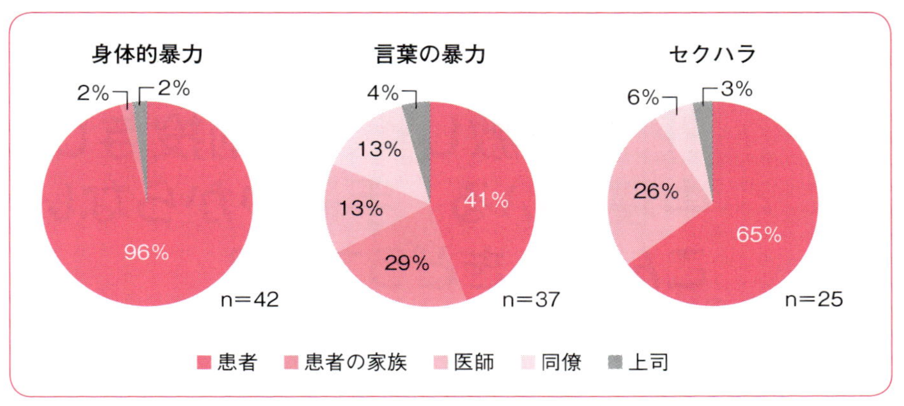

図3　当院における院内暴力の暴力別加害者数（複数回答）
中西里絵，見田野直子，髙橋陽子，他：当院における看護師に対する院内暴力の実態調査．第22回日本慢性期医療学会発表演題より引用．

クルを回し、看護師を守り、安全で快適な職場環境を構築していくことがとても重要です。

引用文献
1．篠田道子：多職種連携を高めるチームマネジメントの知識とスキル．医学書院，東京，2011：50．
2．高橋陽子：看護部長の立場から．内田陽子編著，できる！認知症ケア加算マニュアル．照林社，東京，2016：12-17．

ミニQ&A

「師長の私も暴言を受け辞めたい」と相談を受け、受け持ち看護師だけでなく、管理者の負担も大きいと知ったケースがあります。相手を傷つける暴言は、患者であっても許されない場合があります。上級管理者が、患者・家族に注意する、時には退院を告げる処置も必要となります。

認知症の研修だけでなく、特定の看護師に負担がかからないよう、職員が助け合い、いつでも相談できる場をつくり、職員も守られる体制の構築が必要です。

（内田陽子）

Q16

過鎮静

BPSDが激しく、薬剤投与したが1日中寝ている。手はかからないが不安。こんなときどうする？

清水みどり

A　あなたの不安は以下ではないか？　それならば、その不安をなくすために対応する

仮説1 過鎮静状態になっているのではないか

対応 生活活動ができているかどうか観察し、生活活動ができていなければ過鎮静状態になっていると考え、医師も含めた多職種で薬剤投与の是非を再検討する。

仮説2 患者のQOLを下げているのではないか

対応 患者の人生を、Narrative based medicine（物語と対話にもとづく医療）を用い多職種で語り合う。患者のQOLを高めるために非薬物療法を実施する。

仮説3 過鎮静状態を問題視すると、スタッフから反感を買うかもしれない

対応 鎮静をかけるための向精神薬の弊害（過鎮静状態の弊害）をスタッフに説明する。自ら患者への働きかけを多く行い、このままの状態を問題視できるスタッフを増やしていく。

仮説1　過鎮静状態になっているのではないか

過鎮静状態を疑い観察する

BPSDでやむなく薬剤が投与されたが、過鎮静状態かもしれないと感じるのは、表1のような場面だと考えられます。このような状況が継続すると廃用状態が進んでいくため、薬剤投与の是非を医師も含め多職種で再検討する必要があります。また、BPSDへの向精神薬投与の原則を表2に示します[1]。このように、BPSDへの向精神薬投与の原則をふまえ、BPSDに対しては安易に薬剤に頼らず、薬剤による過鎮静状態を防ぎましょう。

仮説2　患者のQOLを下げているのではないか

1．多職種で患者の人生を物語のように回想しQOLを考える

薬剤投与で1日中寝ている患者のQOLに疑問が生じたとき、次のような問い

表1　過鎮静状態を疑う観察項目

①患者が食事時になっても覚醒せず食事が摂取されない
②食事時、傾眠による誤嚥リスクがある
③リハビリテーションができない

表2　BPSDへの向精神薬投与の原則

投与前	投与中
・BPSDの背景因子（隠れた疾患や環境要因）をチェックする ・投与前にすべての投薬をチェックし、抗コリン作用のある薬剤、覚醒レベルを下げる薬剤は、基本的には中止する ・アセチルコリンエステラーゼ阻害薬は減量・中止も検討する ・転倒リスク、誤嚥リスクを事前に評価する（歩行不安定、構音障害、嚥下障害のあるケースは要注意） ・血糖値・HbA 1 cや肝機能を事前にチェックする	・身体状況や薬剤の半減期を考慮して薬剤を選択する ・少量で開始して漸増する ・維持量は、高齢者では常用量の1/10～1/2を目安とする ・来院間隔を短くして、効果と副作用をこまめにチェックする ・採血して肝機能（クロルプロマジン）や炎症反応（CRP：誤嚥で上昇）、血糖値（一部の薬剤）などをチェックする ・絶えず減量・中止の機会をうかがう

山口晴保：BPSDと生活障害の治療薬．紙とペンでできる認知症診療術～笑顔の生活を支えよう．協同医書出版社，東京，2016：176．より引用

かけをするとその人自身がみえ、QOLを高めるためにはどうしたらいいのかが考えやすくなると思います。

「目の前で、昼間から寝ていらっしゃる患者は、どのような人生を送られてきたのでしょうか」「何人兄弟の何番目で、どのように愛され育ってきたのでしょうか」「成人されてからはどのような職業について活躍されたのか、年老いてからはどのような日常を送り、何を楽しみにしていたのでしょうか」

このように、患者の人生を物語のように多職種で回想してみるとよいでしょう。認知症をもっている人は人生の終盤の方が多く、残された時間は限りがあります。スタッフも目の前の患者を深く回想すれば、“放っておいてはいけない”と考えるようになります。以下に、事例を紹介します

畑の作業など非薬物療法を取り入れる

Aさんは80歳代後半の男性で、脳梗塞の急性期治療が終了し、回復期リハビリテーション病棟に移りましたが、それまで経口で食べていた食事を摂らなくなっていました。徐々に口数や反応も少なくなり、「食べたくないのなら仕方がない」といった風潮がスタッフに流れ始めていました。そこで、多職種によるカンファレンスを開き、Aさんの人生を物語のように回想し、ケアのヒントになることを探しました。すると、Aさんは養蚕や畑をしており、よい野菜をつくることを誇りにしていたことがわかりました。そこで、散歩をかねてAさんと院内の小さな畑に行ったところ、Aさんは土の触感を楽しみ、その後目の前のキュウリを自ら

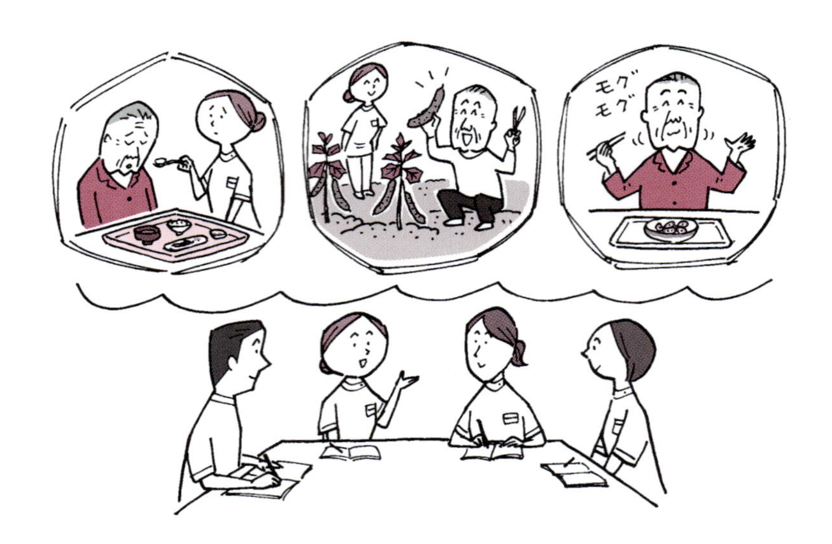

収穫されました。キュウリの皮のとげを触りながら病棟に持ち帰り、塩もみされたキュウリを全量摂取され、ほかのものも口にされました。そのときを境にスタッフは積極的にかかわるようになり、再び経口摂取ができるようになったのです。Aさんにとって土の触感やキュウリの香りは、自分が最も輝いていたころを思い出す、安寧をもたらすものでした。

このように、患者の人生を物語のように回想することで、その患者に適したケアのヒントがみつかります。それは、薬物に頼らないことであり、QOLの向上につながったと思います。

2．パンフレットを用い家族と一緒にせん妄予防を行う

当院では、急な入院や手術を余儀なくされた患者の家族に対し、表3ようなパンフレットを用いて説明を行っています。患者がせん妄状態になると家族は大変衝撃を受けます。そこで、せん妄が発生するリスクが高いと思われる患者の家族には、せん妄の説明や予防への協力のため、写真や本人のなじみのものを持参してもらっています。この取り組みは、2017年6月より開始しています。これより、パンフレットに書かれている内容をふまえて雑談に講じることができ、持参された写真を見ながら本人と会話をすることも増えてきました。以下にその事例を紹介します。

家族写真を介した雑談から患者の心にふれる

Bさんは80歳代前半の女性で、脳梗塞で入院してきました。急性期治療が終わりリハビリテーション回復期病棟に移ってからも活動性が低く、もともとうつ病とアルツハイマー型認知症を患っていたこともあり、会話の内容は自責の言葉が多くありました。また、1日中ベッド上で横になっていました。そこで、家族に

表3　患者の家族に対し当院で使用しているパンフレット

急な入院や手術を受けるご年配者の、ご家族の方へお願い

誰でも年齢を重ねると環境の変化に合わせる力が弱まります。

ましてや急な病気やケガで入院を余儀なくされると、痛みに加え、初めての経験ばかりで余計に戸惑い、混乱してしまいます。

このような心身の急激な状況の変化により一時的に脳の機能が乱れ、混乱などの意識障害を起こすことを、せん妄といいます。

せん妄を起こしてしまうと、治療にも支障をきたし、ご本人にとっても大変苦痛です。

そこで、せん妄にならないように、またはせん妄になっても早く混乱がなくなるように、ご家族にもご協力をお願いいたします。

1．ご家族の安心した笑顔がなにより一番です

入院した日や手術した当日は、ご本人の手を取り
顔をのぞき込みながら、
「そばにいるから安心してね」
「よく頑張ったね」
とゆっくりした口調で話をしてあげてください。
できれば面会時間が許す限り、
「わたしがいるよ、安心して」
と言い続けてあげて欲しいのです。
そして面会が終わり帰るときには、
「明日また来るから安心してね」
と言ってあげて欲しいのです。
ご家族の笑顔が、何より元気の源です。

2．いつも使っている、置き時計や今日の日付カレンダーがあるといいです

病院は清潔を保つため、どこでも白っぽい殺風景な壁が多いです。
すると、ここがどこなのか、今何時なのかといったことが
わからなくなり、大変不安になってしまいます。
そこでご本人の状態が許すようであれば、
別紙“今日は○月○日です”と書いたカレンダーを
ご本人の見えるところに貼ってあげてください。
そしてご本人と、「今日は○日だね」と言いながら、日付を確認してください。
“自分の置かれている状況がわかる”と、とてもご本人は安心できます。

表３つづき

3．ご本人が和む話題づくりのための物があるといいです

ご本人が好きな物、例えば釣りが好きなら釣りの本や釣った魚の写真、大好きなお孫さんの写真といった物を２、３点お持ちください（写真は汚れや紛失の可能性があるため、コピーのものがよい）。
ただし事前に、病院に持ち込んでも差し支えないか、必ず看護師にご確認ください。
持ち込みが可能なようでしたら、ご本人との話題づくりのために持ってきていただきたいのです（高価な物はご遠慮ください）。
ご家族が面会のときや、看護師がお部屋を訪れたとき、
その話ができれば、ご本人もとても喜ばれると思います。

4．朝、鏡を見ながらお顔をきれいにします

朝、顔をきれいにするのは普段行っていたことですね。
入院中もふだんと変わりなく、鏡を見ながら顔を拭いたり、
髭を剃れるとよいです。
いつもやっていた朝一番の行動が、
１日の規則正しいサイクルをつくり出します。
高価な物は避けていただきたいのですが、
いつもお使いになっていた鏡があればお持ちください。

5．選んでもらえる機会をつくっています

人は絶えず物事を選びながら生きています。
自分が選んだ物を取り入れてもらえることは、
自分を大切にされたと思えることです。
そして、“自分が大切にされた”という思いは、
元気になろうとする力の糧になります。
どうぞご本人が選ぶことができるのであれば、
「どちらがいい？」と尋ねてあげてください。
そして、選ばせてあげてください。

これらの内容は、入院生活のなかで看護師も心がけ、積極的に行っていきたいと思っています。よろしくお願いいたします。

リソースナース室

表3つづき

ご本人が和む、話題づくりのためのもの

※病室で話題になってもよいものをお書きください。

ご本人はどのようなお人柄ですか。

お写真があれば貼ってください（お写真は貴重な物ですので、コピーのほうがなおありがたいです）。

ご本人が充実した“とき”（輝いていた時代）は、どのような“とき”ですか。

ご本人が大切にされている、信念や物は何ですか。どのような話をすると喜ばれますか。

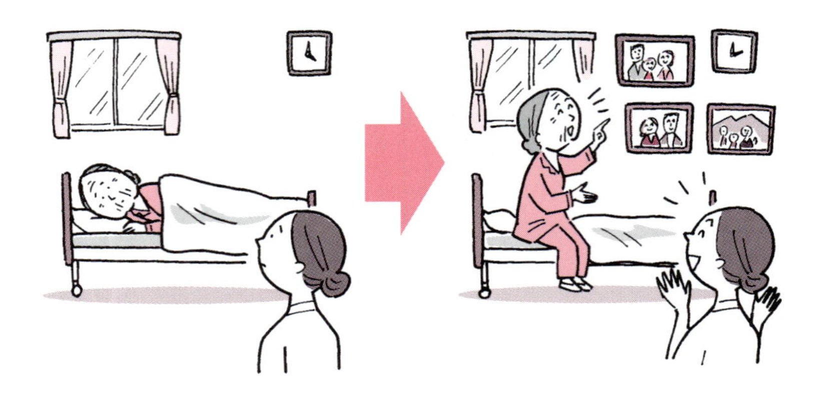

家族写真の持参を依頼し、いつでも見られる状態にしました。すると折に触れ、その家族写真をもとにスタッフとも雑談をしてくれるようになり、徐々にリハビリにも参加できるようになりました。その後、在宅へと退院されました。

個人に対し特別な時間を設けるのは難しいかもしれません。しかし、写真をもとに患者と話をするだけなら、スタッフも負担感がなく実施できます。短くとも写真を介し患者の心に触れるような話ができれば、患者は自分の人生を振り返り、自分を取り戻せるようです。会話の後は、すがすがしく朗らかな表情をされるためQOLの向上を実感するはずです。

仮説3 過鎮静状態を問題視すると、スタッフから反感を買うかもしれない

過鎮静状態の弊害は、表4に挙げる3点に集約されると考えられます。

1．過鎮静状態の弊害を廃用症候群による影響から説明する

廃用症候群が引き起こす全身の変化は表5の通りです[2]。廃用症候群は、看護の力で予防できると記述されています。“薬でおとなしくなったから楽”と考えるのではなく、過鎮静状態から廃用症候群および認知症が進行することを、カンファレンスで発言してみてはどうでしょう。もちろん、事前に何人かの看護師に根回しをしておくのもよいかと思います。

おとなしい患者は、援助を先送りにしてしまいがちです。とはいえ、職位の高い者や専門・認定看護師研修を受けた者が理想論を唱えているだけでは、スタッフの反感を買っても仕方がありません。自ら患者への働きかけを多く行うことで、賛同してくれるスタッフを増やしていくのがよいと思います。

表4　過鎮静状態の弊害

①廃用性の機能低下の進行
②本人および家族のQOL低下
③スタッフのケアの質に対するモチベーションの低下

表5　廃用症候群が引き起こす全身の変化

筋骨格系	筋萎縮、筋力低下、腱・靱帯・関節包の硬化、関節拘縮、骨密度の低下
心血管系	心筋萎縮、心拍出量低下、血圧低下、循環不全、血栓塞栓現象の増加（静脈血栓症など）、冷感、浮腫
呼吸器系	１回換気量の減少、気管支線毛運動の減少、沈下性肺炎、肺塞栓
血液・体液	循環血漿量の減少、貧血、低タンパク、低カリウム血症
内分泌・代謝	ホルモン分泌低下、基礎代謝率低下、低体温、免疫力低下
泌尿器系	残尿増加、尿路感染症、尿中Ca増加による結石、排尿困難、頻尿、失禁
消化器	食欲低下、嚥下機能低下、消化液減少、蠕動運動低下、便秘
精神機能	意欲低下、抑うつ状態、認知機能低下、混乱・見当識障害、不安、幻覚・妄想
自律神経	緊張低下、反射機能不全、低血圧、起立性低血圧
感覚器	感覚・知覚の鈍麻、バランス・協調運動の障害
皮膚	皮膚萎縮、褥瘡

木島輝美：33 廃用症候群．山田律子，萩野悦子，井出訓編，生活機能からみた老年看護過程＋病態・生活機能関連図 第２版．医学書院，東京，2012：490．より引用

２．認知症高齢者の日常生活自立度判定チェック表を用いた評価

また、当院では認知症ケア加算１を算定していることもあり、加算対象者に関しては認知症高齢者の日常生活自立度判定を毎日実施しています。その際、本来の「認知症高齢者の日常生活自立度判定基準」を当院入院生活バージョンに読み替えたチェック表を作成し使用しています（表６）。この表の中にある、２-④日中刺激があっても寝てしまう状態である、２-⑤ほうけた（アパシーの）状態である（起きていても何もしようとせずボーッとしている）という項目は、倫理的な観点から当院が独自に入れたものです。この項目があるため、薬による過鎮静状態や、低活動性のせん妄がある患者を早期に発見し、介入しやすくなりました。

薬による過鎮静状態や低活動性のせん妄状態にある患者は、看護師にとって“手がかからないから”と放っておかれてもよい対象ではありません。そのような患者も、人として社会に迎え入れてもらう権利があり、看護師にはそれを支援する義務があると思います。スタッフに遠慮して正しいことができないという風潮は、いずれスタッフの看護に対するモチベーションを下げていってしまいます。勇気をもって、看護の質を高めていきたいものです。

表6　当院で入院中の評価に適した形に改訂した「認知症高齢者の日常生活自立度判定チェック表」

1．日常生活に支障をきたすような症状・行動がある

□①認知機能の低下により、着替え、食事、排便、排尿が上手にできず介護を必要とする
（“上手にできず”には、拒否やアパシーの状態で上手にできない場合も含みます）

□②認知機能の低下により、着替え、食事、排便、排尿に時間がかかり介護を必要とする
（“時間がかかり”には、拒否やアパシーの状態で時間がかかる場合も含みます）

□③やたらに物を口に入れる

□④物を拾い集める

□⑤徘徊がある（帰宅願望などで見守りや制止をしないと徘徊してしまう場合も含みます）

□⑥認知機能の低下からくる（とみられる）、失禁がある

□⑦大声、奇声を上げる

□⑧不潔行為がある

□⑨性的異常行為がある（介護者の体を触るなど）

□⑩幻覚があり日常生活に支障がある

上記１つでもあれば、Ⅲ

2．上記1．にみられるような日常生活に支障をきたすような症状・行動が、頻繁にみられ常にある

□①認知機能の低下により、点滴や膀胱留置カテーテルなどのチューブ類を自己抜去する

□②認知機能の低下により、ふらついてしまうのに単独で行動してしまう

□③認知機能の低下により、ナースコールを利用できず常に見守りが必要である

□④日中刺激があっても寝てしまう状態である

□⑤ほうけた（アパシーの）状態である（起きていても何もしようとせずボーッとしている）

上記１つでもあれば、Ⅳ

3．自傷・他害の精神症状がある

□①せん妄、妄想、興奮、自傷・他害が継続的にあり、精神科など転院を検討する状態である

□②自傷・他害の恐れ、または自傷・他害がある

上記１つでもあれば、M

引用文献

1．山口晴保：紙とペンでできる認知症診療術〜笑顔の生活を支えよう．協同医書出版社，東京，2016：176.
2．木島輝美：廃用症候群．山田律子，萩野悦子，井出訓編，生活機能からみた老年看護過程 第２版．医学書院，東京，2012：490.

Q17

言語障害

つじつまの合わない返事や沈黙でコミュニケーションがとれない。こんなときどうする？

内田陽子、内田美貴

A　コミュニケーション困難の原因を、以下のように考え対応する

仮説1　失語・構音障害を含む言語障害があるためにコミュニケーションがとれない

対応　個々の言語障害に応じた話し方やコミュニケーション法を促す。

仮説2　看護師が早口で一度にたくさん言う。また、看護師が無表情なため、患者に伝わる情報量が適切でなく、理解していない

対応　表情豊かにジェスチャーも含めて、一つ一つゆっくりと話しかける。実物や図や写真、匂いなど感覚を刺激する。

仮説1　失語・構音障害を含む言語障害があるためにコミュニケーションがとれない

声も出すことができ、耳も聞こえているのに言葉を話したり聞いたりできなくなることを失語といいます。認知症や他疾患によって言語野である大脳が障害されると、「聴く・話す・読む・書く」といった音声・文字などの言語情報にかかわる機能が失われた状態になります。**失語症は脳損傷が原因で起こり、運動性失語と感覚性失語**に分かれます。**運動性失語はスムーズに言葉が出てこないので**（**非流暢性失語**）、何とか意思を伝えようと手振りをしたり顔をしかめたりします。**感覚性失語**は、流れるように言葉は出てきても（**流暢性失語**）、自分の言葉を頭で確認できないので言い間違え（**錯語**）や、一方的につじつまの合わない話をすることが多くなります。「エンピツ」を「エンペツ」（**字性錯語**）と言ったり、まったく別の物の名を言う（**語性錯語**）などがあります。また、何を話しているかわからないほど支離滅裂に話す（**ジャルゴン（またはジャーゴン）失語**）こともあります。特に、前頭側頭型認知症では、非流暢性失語、**語義失語**（語句の理解と漢字の読み書きは障害されるが、復唱はできる）、**反響言語**（**オウム返し**）がみられます。アルツハイマー型認知症では**健忘失語**がよくみられます。例えば、「メガネ」という名詞が出ずに、「あれあれ、目にかけて見るもの」と回りくどい

言い方（迂言、失語症軽度例にみられる）をし、メガネを見ても単語が出てきません（図1、2）。

血管性認知症、レビー小体型認知症などでは麻痺やパーキンソン症状などで構音障害が加わることがあります。構音障害は、構音器官自体の異常により正しく言葉を発生できない言語障害です。レビー小体型認知症の人は、小さな声でボソボソと話すので聞きづらい感じがします。これに難聴が加われば、聴覚的理解が悪くなり、複雑な会話や助詞の理解は悪くなります。認知症は進行に伴い、失語の状態も悪化していきます。

看護師の話は聞こえているのに、本人は無反応だったり、話し出しても意味不明な内容だったりします。失語、構音障害を含む言語障害が原因で、認知症患者とのコミュニケーションがとれないと考えます。言語障害に対するコミュニケーションの要点について、表1に示しました。

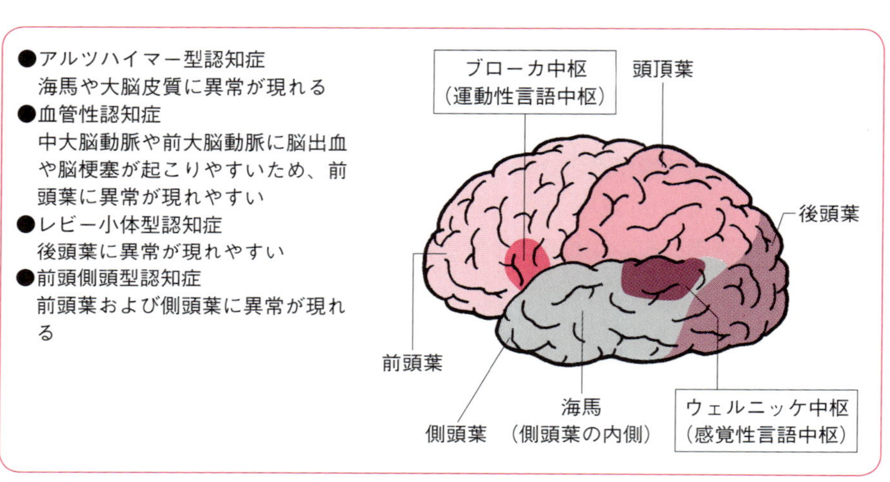

図1　各認知症の脳の特徴と言語中枢

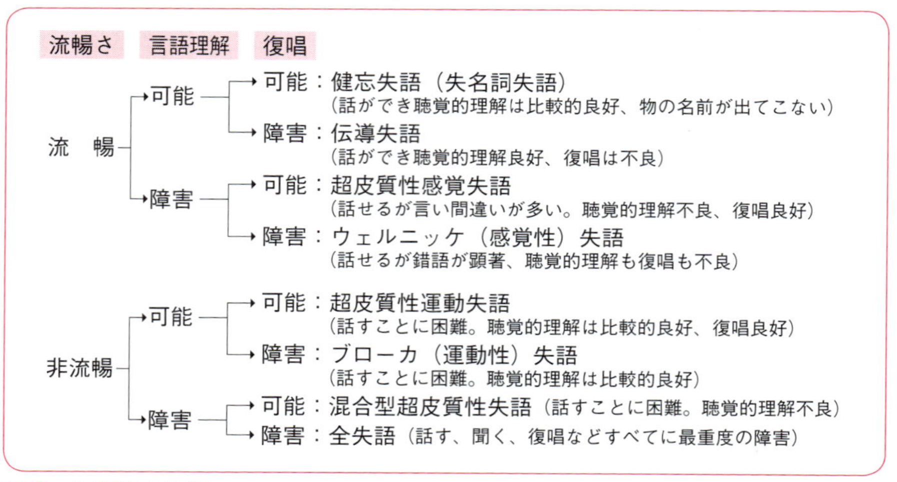

図2　失語症の分類

表1　言語障害別にみたコミュニケーションの要点

言語障害	要点
●**構音障害** **言語は理解できるが、構音器官障害のため正しく発声できない**	・単語や文節などで区切って話すように促す ・会話内容を患者にフィードバックし、理解の確認をしながら会話を進める ・筆談、Yes/Noで答えられる簡単な質問にする
●**運動性失語** **言われたことは理解できるが、自分の気持ちを言葉にできない**	・話す速度をゆっくりと、短い質問で行う ・患者が何を伝えたいのか、ある程度予測し確認を行う ・情報量は少なく、簡単な返事で済むような質問をする
●**感覚性失語** **流暢に話せるが、相手の言っていることが理解できない**	・会話に集中できるように、テレビは電源を切り、カーテンで仕切る（静かな環境をつくる） ・ジェスチャーや絵を併用し、視覚的にも情報を与える ・言葉だけでなく、実際にその場（トイレなど）に一緒に行って説明する

仮説2　看護師が早口で一度にたくさん言う。また、看護師が無表情なため、患者に伝わる情報量が適切でなく、理解していない

　認知症の人の失語に応じて、看護師はコミュニケーションの工夫を行う必要があります。認知症患者は、実は看護師に対して表2のような思いを抱いていることが多いのです。急いでいると、あれもこれも言いたくなりますが、**一つずつ話し、そのつど同意や共感を示す**ようにします。

　例えば、「いまからご飯を食べて、その後検査になります」と一度に2つの指示を言いたくなりますが、まずは「お昼をお持ちしました。どうぞ召し上がってください」と言って昼食を摂ってもらうようにし、昼食後に「検査の時間ですが大丈夫ですか？」と2回に分けて**患者のもとへ足を運び、そのつど本人の準備、意思を確認し、説明をする**ほうが物事は滞りなく進みます。いつ、何をするのか不安が強い患者には、予定表を貼ったり、絵や写真などで示したりすると安心されます。入浴を促したいときに「今から入浴ですよ」と言っても黙ったままできょとんとしている、または「行きたくない」と拒否した場合は、お風呂の用具を示したり、石けんの香りを嗅いでもらったり、浴室を見せたりするなど、感覚に訴えると理解の糸がつながります（図3）。

　また、**少しオーバーなぐらいの非言語的手段（表情や手振りなど）**も情報が伝わりやすいです。日本人は非言語的手段については奥手ですが、外国人やろうあ者（生まれながらに聴こえない人）は、表情や身振り手振りがとても豊かです。情報は、言語よりも非言語のほうが相手に伝わる割合が高いです。その人の雰囲気や声のトーン、身振りやしぐさが重要な要素となります。マスクはできるだけはずして、笑顔で語りかけます。相手を怒らせた場合も、「どうしたらよいのですか？」「あなたのご希望は何ですか？」と質問するよりも、「私はあなたの力に

表2　認知症患者から看護師へ

- 少しでも言葉を聞きもらすと理解できなくなる、ただの無意味な音になる。一つ一つ、私たちの理解を確認して話をしてほしい
- めちゃくちゃで、まったく見当はずれの言葉が出てしまう。うまく汲みとって言いたいことを代弁してほしい
- 言えないからといって、言いたいことが何もないのではない
- 言葉や考えが混乱しているので、表情やしぐさなどからも察し、よく聞いてほしい
- 言葉や語順が間違っていても、言いたいことを状況から読んでほしい
- 片言の言葉の裏にある意味を察してほしい
- なんとか言葉を考えて出そうとするとき、邪魔しないで待ってほしい
- 冷たく機械的に言われるとかえってできなくなる。やさしくしてほしい
- 失敗ばかりを指摘され怒られるとすべてが嫌になる。大目にみてほしい

●検査室の写真や、検査中のイラストなどを見せる

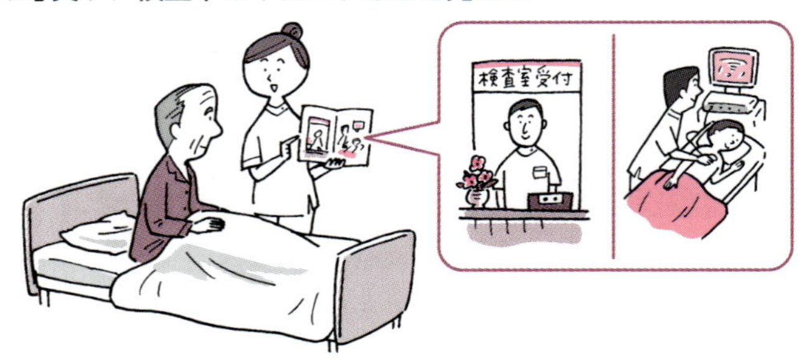

●入浴を知らせるための道具や絵、写真を見せる

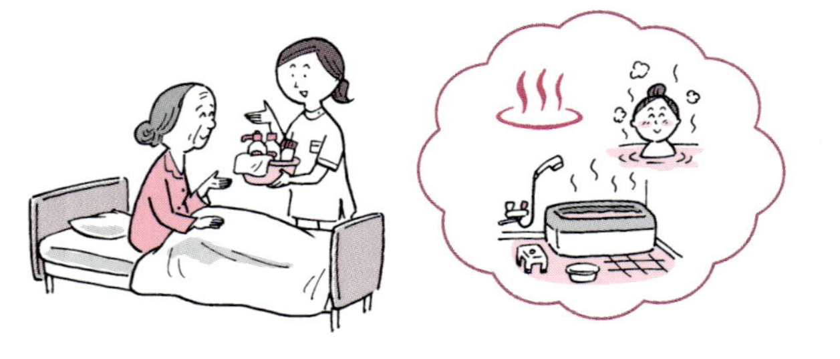

図3　言葉だけではなく、絵や写真などで伝える

なりたいのです」という気持ちを表情やジェスチャーで伝えたり、患者の手を握ったりするほうが効果的です。要するに、わかり合いたい気持ちを、体全体で示すことで相手に伝わるのです（図4）。気持ちが伝われば、うまく言えない患者が手を握り返してくれたり、自分がどうしたいか、例えば「トイレに行きたい」気持ちを、下着に手を伸ばすなどというサインでわかるようになります。

認知症患者は、病識が欠如し、内省能力が低下しています。失行・失認の実際を表3、4に示しました。ある前頭側頭型認知症の患者が、廊下の隅でたびたび放尿をしてしまい、看護師がそのつど注意をしても、本人は黙ったままで平然としていたことがありました。患者はトイレの場所がわからず、失語のために「トイレに行きたいのですが、場所がわからないので一緒に連れてってほしい」と言

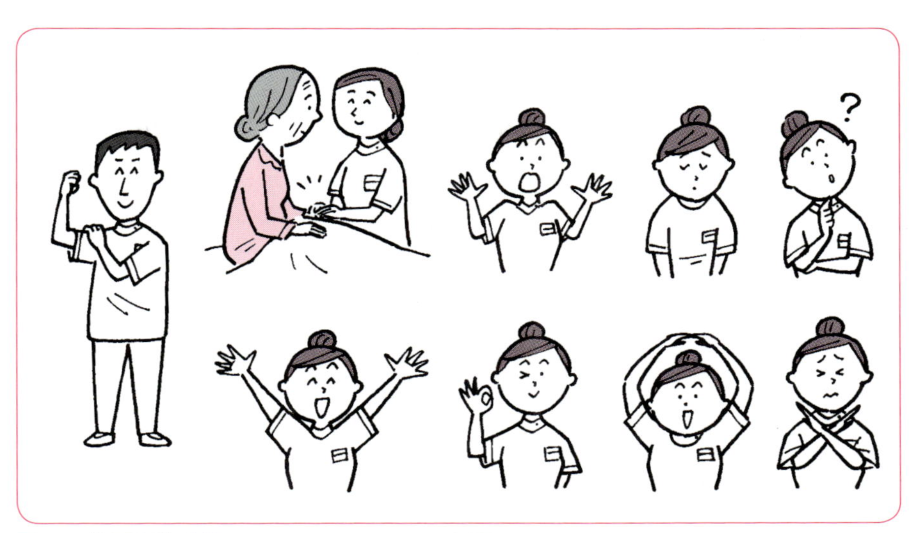

図4　非言語的手段でコミュニケーションを図る

表3　失行（まとまった行為ができない）の例

肢節運動失行	熟練動作ができない ・手指失行：指を使う動作（箸、紐結び、ボタンをはめるなど）ができない ・歩行失行：足が上がらず歩幅が狭く股が開いてうまく歩けない
観念運動失行	習慣的に行っている動作（身振りやしぐさ）を意図的にできない
口部顔面失行	意図的に表情（舌を出す、口笛を吹くなど）がつくれない
観念失行	日用品の使用手順（ブラシ、爪切り、はさみ、リモコン、電話など）ができない
構成失行	空間的な構成動作（書字、組み立て、盛り付け、整理整頓など）ができない
着衣失行	着衣（ボタンをはめる、衣服の表裏判断など）ができない
把握反射	つかんだものから手を放すことができない
道具の強迫的使用	一般的に右手でみられる。右手が自分の意思に反し、目の前の道具（ブラシ、スプーンなど）を反射的に使用してしまう
他人の手徴候	片方の手が他人の手のように動くと感じる（左手が右手を勝手にもむ）
拮抗失行	左手が意図的に右手の意図的な動作を邪魔する

山崎英樹：高次脳機能障害．認知症ケアの知好楽 神経心理学からスピリチュアルケアまで．雲母書房，東京，2011：58-64．を参考に作成

語で伝えられないのです。本人は、注意されてもどうして怒られているか理解できていません。看護師は、再度このようなことが起きないように患者に説教して反省させたがりますが、これは効果がありません。なぜなら、**患者は反省し改められる人ではなく、どうしたらよいかわからないで困っている人**なのです。「トイレはこちらですよ」と簡潔に言って案内する、廊下に行こうとしたらトイレのドアを開けて電気を点け誘導するなど、患者の行動を**予測して対処する**ようにします。「急がば回れ」です。

表4　失認：知覚してもどういうものかわからない

視覚失認	●見てもわからない ・色彩失認：色を見ても色がわからない ・純粋失読：文字を見ても読めない ・物体失認：物をみても形がわからない ・相貌失認：見慣れた顔を見てもわからない ・街並失認：見慣れた家や街並を見てもわからない ・同時失認：１つずつ（子ども、ブランコなど）はわかるが全体（公園）がわからない
視空間失認	●見ても空間や場所がわからない、縦横の軸がゆがむ ・空間知覚の障害：遠近や奥行きがわからない ・半側空間失認：視線は動くのに半側空間（多くは左側）に注意がいかずその側の物が目に入らない ・バリント症候群：視線が１つに固定し、他が見えない ・地誌的見当識障害（道順障害）：頭の中の道順や図式そのものが失われる。家の外や家の中でも迷子になる ・地誌的記憶障害（地図障害）：頭の中の地図が描けなくなる
聴覚失認	●聞いてもわからない ・環境音失認：環境音（雷、車の音、サイレンなど）を聞いてもわからない ・感覚性失音楽：音楽を聞いてもわからない ・純粋語聾：言葉を聞いてもわからない
触覚失認	●麻痺がないのに触ってもわからない、見たり聞いたり嗅いだりしたらわかる
身体失認	●身体の一部の存在が感じられなくなり他人と感じる ・ゲルストマン症候群：手指失認＋左右失認＋失書や失算 ・痛覚失認：痛み刺激を受けても無反応 ・左半側身体失認：左半身に注意がいかず気づかない ・病態失認：左片麻痺に気づかない ・半身喪失感：気がついているが、手足の喪失や変形、異物感を不安げに訴える

山崎英樹：高次脳機能障害．認知症ケアの知好楽 神経心理学からスピリチュアルケアまで．雲母書房，東京，2011：65-74．を参考に作成

参考文献

1．西村和子：言語障害 総論，脳の障害で出現する「言語障害」にはどのような特徴があるの？．エキスパートナース 2016；32（6）84-87.
2．田村茂：構音障害 呂律が回っていない．これってなぜ？．エキスパートナース 2016；32（6）：88-92.
3．渥美雅子：失語（運動性失語）理解はできているみたいだけれど、言葉がうまく出てこないのは、なぜ？．エキスパートナース 2016；32（6）：93-97.
4．渥美雅子：失語（感覚性失語）話すことはできているのに内容がちぐはぐなのは、なぜ？．エキスパートナース 2016；32（6）：98-101.
5．山崎英樹：認知症ケアの知好楽 神経心理学からスピリチュアルケアまで．雲母書房，東京，2011：58-64，65-74.
6．竹内愛子，河内十郎編：脳卒中後のコミュニケーション障害 改訂第2版 成人コミュニケーション障害者のリハビリテーション：失語症を中心に．協同医書出版社，東京，2014：24-38，98-100.

Q18

生活支援

生活自立といっても、見ていられずつい全介助してしまう。こんなときどうする？

小山晶子

A その人の強み（できること）、弱み（できないこと）をアセスメントして対応する

仮説 1 看護師は、認知症＝何もできない・わからないと思ってしまう
対応（コツ1） 日常生活動作の指標を活用する。

仮説 2 食事、排泄など、1つの日常生活動作の全工程ができないと思っている
対応（コツ2） 日常生活動作（ADL）の工程別に、何ができるかできないのかをアセスメントする。

仮説 3 自分1人、もしくは看護師だけで情報収集を行ってしまう
対応（コツ3） 多職種で構成されたチームでの情報収集を積極的に行う。

認知症患者の生活支援には、その人の強み（できること）、弱み（できないこと）をアセスメントしてかかわることが有効です。しかし、病棟では治療が優先され、患者の入院期間がとても短く、多くの看護師は患者と十分なかかわりをもつ時間がないと感じているのではないでしょうか。上に挙げた仮説と対応を活用して、認知症患者のアセスメントを深めて、患者が自分でできることを引き出すケアにあたるよう心がけることが大切です。

仮説 1 看護師は、認知症＝何もできない・わからないと思ってしまう

認知症は、認知機能の低下に伴い生活に支障が起きる病気です。図1は、認知機能を評価するMini-Mental State Examination（MMSE）の得点に従って、困難が生じる日常生活動作（Activities of Daily Living：ADL）を段階的に示しています[1]。MMSEは、得点が高いほど認知機能が高いことを示し、30点満点中23点以下で認知症が疑われます。この図で着目してもらいたいのは、金銭管理、通信、服薬管理などの複雑な動作（手段的日常生活動作〈Instrumental Activities of Daily Living：IADL〉）は早期の段階から低下しますが、衛生、摂食、排泄などの基本的な動作（ADL）は、認知機能の低下がかなり進行しないと困難が生

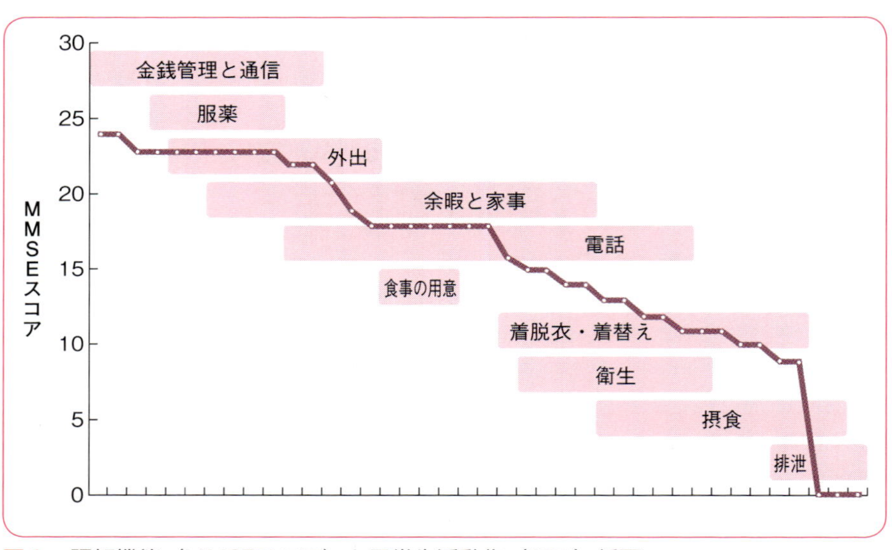

図1　認知機能（MMSEスコア）と日常生活動作（ADL）低下
Arrighi HM, Gélinas I, McLaughlin TP, et al. Longitudinal changes in functional disability in Alzheimer's disease patients. Int Psychogeriatr 2013；25（6）：929-937. より改変
和田健二監修の資料より許可を得て転載

じないということです。病棟での生活支援の多くは、ADLへの支援ですが、服薬などのIADLに早くから着眼することも重要です。認知症は日常生活に困難が生じる疾患ですが、**"認知症＝何もできない"わけではない**ことを念頭に置き、日常生活動作の指標を活用し、できることを引き出すよう意識しましょう。

仮説2　食事、排泄など、1つの日常生活動作の全工程ができないと思っている

ここでは、認知症患者の摂食動作を一例に考えてみます。

認知症患者は、入院したことを忘れ（記憶障害）、食事を食べる時間だとわからなくなり（見当識障害）、いまここで食事を食べる必要性が理解できないことがあります。また、箸やスプーンを正しく認識し使用できない（失行・失認）ことや、認知できる空間が狭まり一部の食べ物しか認知できない（視空間認知障害）こと、集中力が低下して食べ続けられない（注意障害）ことなどから、摂食動作が止まってしまうことがあります（図2）。

表1に、摂食動作に関するケアの例を示しました。視空間認知障害の患者の場合、1つのプレートに料理を盛りつけて提供することで完食できることもあります。また、注意障害の患者は、刺激物となっていた音の調整をすることで、注意が逸れることなく食事を摂れることもあります。動作別に、どの工程で何ができないのか見いだすことができれば、そのできない部分に声をかけ、一部手助けをすることで、自分でできる摂食動作が多くなります。こちらでやってしまえば時間は短くて済みますが、「一呼吸して、待つ」姿勢が大切です。

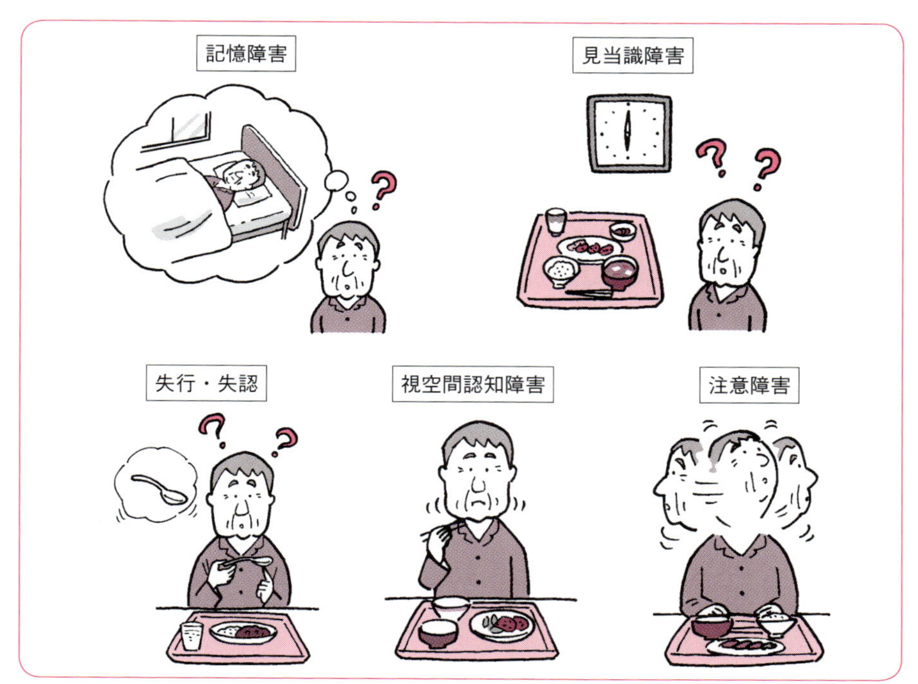

図２　摂食動作と認知症の症状

表１　摂食動作に関するケアの例

記憶障害	●入院していることを理解してもらえるように調整する ●家族に入院したことを説明してもらう入院したことを家族にメモ書きしてもらい、本人が再び忘れたときの手がかりにする
見当識障害	●外の明るさや、時計を見ながら時間を確認し、いまから食事を食べることを伝える
失行・失認	●箸やスプーンの使い方を示す ●箸やスプーンを一緒に持ち、動かし方を確認する
視空間認知障害	●認知しやすい場所へ食器を置く ●１つのプレートに料理を盛りつけて提供する
注意障害	●刺激物となる音や人の動きを調整する

仮説 3 自分１人、もしくは看護師だけで情報収集を行ってしまう

看護の現場では、安全管理と自立支援の両立に悩むことが多いです。

私は、介護老人保健施設における転倒予防ケアのインタビュー調査[2]を行いました。そのとき、チームによる貪欲な情報収集が、認知症高齢者のADL向上と安全を両立した転倒予防ケアにつながることがわかりました。その結果をもとに、表２に病院における認知症患者の自立と安全を両立するケアに必要な情報収集のポイントをまとめました。

表２　必要な情報収集能力

<table>
<tr><td rowspan="4">患者のADLを把握するために、必要な情報をすみやかに収集する</td><td rowspan="2">患者の入院時に、おおまかな情報を把握し受け入れる準備を進める</td><td>入院時、支援が必要なADLを、家族や入所施設職員から情報収集する</td></tr>
<tr><td>自宅や入所施設におけるADLへの対応方法より、病棟での対応方法をある程度形づくる</td></tr>
<tr><td rowspan="2">支援が必要な時期に集中的な情報収集を行う</td><td>ADLをチーム全員で１週間記録に残し、１週間後のカンファレンスでどのようであったか話し合う</td></tr>
<tr><td>入院後１週間は患者の状況がわからないので、患者が何をやりたいのか、行動の意味を知る</td></tr>
<tr><td rowspan="4">職種の垣根を越えて専門的知識や評価を共有し、活用する</td><td>多職種が同じ場面を一緒にみて評価する</td><td>入院時、多職種（看護、介護、リハビリテーション職員、栄養士、薬剤師ら）合同でカンファレンスを行い、ADLを一緒にみて機能評価する。言葉や書面だけでなく、実際に場を共有して確認する</td></tr>
<tr><td rowspan="3">リハビリテーション職員の評価を積極的に把握し、日常生活援助に無理なく取り入れる</td><td>ADL支援について、リハビリテーション職員が提案した方法と同じ方法で看護師が実践できるのか試して、確実な支援方法を決める</td></tr>
<tr><td>ADLの機能が落ちていると感じるときや看護師が支援方法に困ったときにリハビリテーション職員に評価してもらう</td></tr>
<tr><td>リハビリテーション職員の機能評価より、本人ができることをADLを通して確認する</td></tr>
</table>

小山晶子，征矢野あや子，小山智史，他：介護保険施設における認知症高齢者への身体拘束しない転倒予防ケア．日本転倒予防学会誌 2016；2（3）：15．より改変して引用

すみやかに必要な情報を収集するには、患者の入院前の生活に目を向け、ともに生活していた家族や入所していた施設の職員から、できる生活能力やうまくいく対応方法について尋ねましょう。これらの情報を医療チームでも共有し、病院生活に応用できる方法を考えるのです。例えば、自宅では黒いお茶碗に白いご飯を盛れば、ご飯を認識して食べられていたのなら、病院でもそのお茶碗を使用するようにします。高齢者は、やらなければどんどんできなくなります。まして、認知症患者ならなおさらです。できることを毎日続けることが何よりも大切です。リハビリテーションは、リハビリテーション職員が行っているものだけをいうのではありません。毎日の生活行動の積み重ねがまさにリハビリなのです。しかしながら、ADLについては、リハビリテーション職員が精通しています。リハビリテーション職員の実践や評価を看護計画に導入し、多職種で認知症患者のADLを評価していきましょう。

認知症患者は、個別性が大きくパターン化したケアでは対応が不十分になってしまうことがよくあります。看護職は、多忙な業務に追われるときほど一人で業務を進め、他者の協力を得ようとしない傾向にあるそうです[3]。**チーム連携の希薄化は、情報共有の制限を招きます。**そうなれば、患者の自立を促すADLへのケアを提供することは難しくなってしまうでしょう。急がば回れの精神で、ぜひチーム連携を進めてください。

引用文献

1．認知機能（MMSEスコア）と日常生活動作（ADL）低下．和田健二監修資料．
2．小山晶子，征矢野あや子，小山智史，他：介護保険施設における認知症高齢者への身体拘束しない転倒予防ケア．日本転倒予防学会誌 2016；2（3）：11-21．
3．Anderson RA, Issel LM, McDaniel Jr RR. Nursing homes as complex adaptive systems : relationship between management practice and resident outcomes. Nurs Res 2003；52（1）：12-21.

ミニQ&A

「何もできない患者は、自宅に帰れるのでしょうか？」と相談を受けたとき、試験外出・外泊の提案をしました。すると患者は、自宅では膝を使って部屋を移動し、奥さんのつくったちらし寿司を、むせずに自分で食べられたのです。病院ではできなくても、環境が変わり自宅に帰ればできる患者もいます。できないと決めつけず、自宅環境をふまえた生活動作の一つ一つを見守り、手助けをしながら自立へと導く日々のかかわりが重要ということです。

（内田陽子）

Q19

環境整備

病棟でも認知症にやさしい環境整備をしたい。具体的にはどうする？

山上徹也

A 以下の、病棟の不足している点をふまえて認知症高齢者に「わかりやすく」「やさしい」環境づくりをしていく

仮説1 認知機能障害*1を補う環境整備が不足している

対応 ①記憶障害に対して：メモ、タイマー、目印などの活用。

②見当識障害に対して：時間（カレンダーや時計の設置、時間や季節を示す声かけ〈例「おはようございます」＝朝、リアリティーオリエンテーション〉）、場所（見やすい標識〈便所、○○さんの部屋など〉の設置）、人（同じ看護師が毎回訪問する）。

③失行、失認に対して：目印の活用、手順の掲示、声かけの統一。

仮説2 病棟は自宅環境との差が大きく、不安を軽減する環境整備が不足している

対応 リロケーションダメージ*2を軽減するために、お気に入りの写真や小物・家具を持ち込んでもらう。看護師が頻繁にやさしく声をかける。

仮説3 認知症があっても安全に過ごせる環境整備が不足している

対応 ベッドからの転落・転倒防止のため、低床ベッド、センサーの活用、狭い空間、手すりや台などつかまる場所の設置、滑り止めマット、履き物の調整、整理・整頓などを実施する。

＊1 認知機能障害：認知症による認知機能障害（認知症の中核症状で、すべての認知症患者に必ず出現する。具体的には記憶、見当識、失語・失行・失認、遂行機能障害、社会的認知障害）。

＊2 リロケーションダメージ：生活環境の変化がストレスとなり、心身の健康を害すること。特に認知症患者では不安や混乱をきたしやすい。

●記憶を補うメモの設置

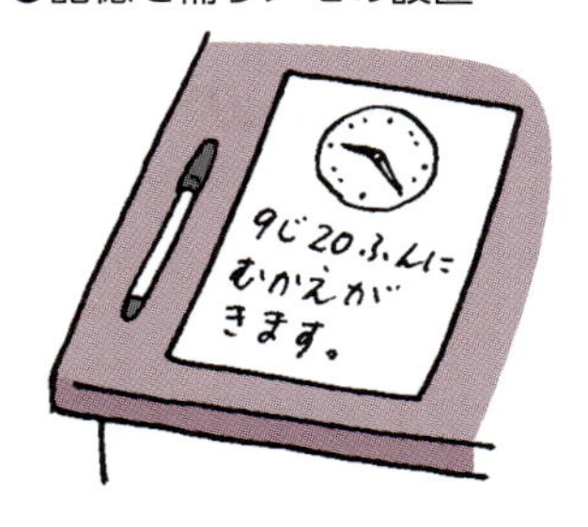

曜日	スケジュール	時間
月	高齢者センター	00～
火	お風呂	00～
水	A整形	00～
木	お買い物	00～
金	A整形	00～00
土	お風呂	00～
日	散歩	00～00

・メモを置いたり、1日の簡単なスケジュールなどを掲示しておく
・文字だけでなく、時計の絵を描くなど、時間（スケジュール）をよりわかりやすくしておく

●時間の見当識を補う時計、カレンダーの設置

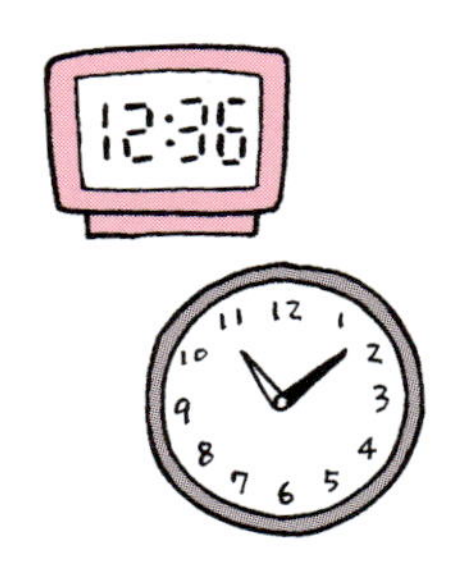

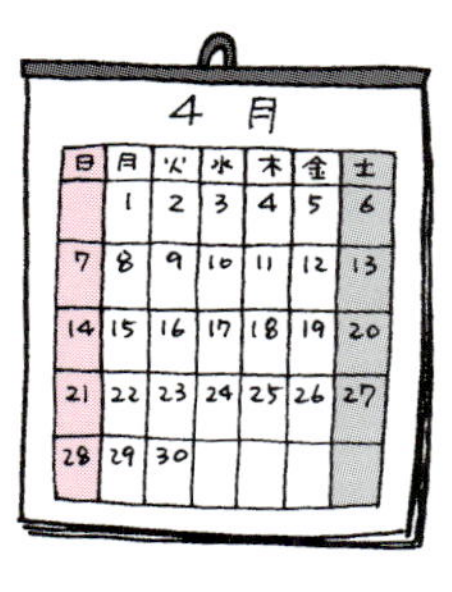

・時刻が大きく表示され、情報量が少ない時計を選ぶ
・カレンダーは、文字が大きく見やすいものを選択する。出掛ける予定のある日には○、終わった日には×で印を付ける

図1　記憶や時間の見当識を補う環境整備の例

仮説1　認知機能障害を補う環境整備が不足している

ケース1：処置、受診、入浴などの時間が気になって、何度もナースコールで確認してくる患者に対する環境整備

患者は、処置、受診、入浴などが「大事な予定」であることはわかっていても、記憶障害のために、具体的に何時に実施されるのかが覚えられません。「大事な予定が何時にあるか知りたい」「大事な予定を忘れて、他人に迷惑をかけたくない」「準備をしておかなくては」などの思いから、何度もコールします。このような場合は、机の上など本人の目の届くところに、「お風呂は○時からです」などとメモを置いたり、簡単に1日のスケジュールを掲示しておくことで自分で確認でき、看護師への確認が減る場合があります（図1）。

ケース2：トイレに行こうとせず床に排泄する患者に対する環境整備

ケース2では場所の見当識障害のため、トイレの場所がわからず、しかたなく床で排泄しています。このような場合は、トイレの場所をわかりやすくする（「便所」と大きく書いて認知症患者の目線の高さに表示、夜は照明を点けてドアを開けておく、ポータブルトイレの蓋を開けてベッドサイドに置いておく〈蓋が閉まっているとポータブルトイレと認識できない〉）ことで解決できることがあります（図2）。

また、認知症の原因疾患によって、障害される認知機能が異なります。例えば、**レビー小体型認知症では、視覚認知障害のため「錯視」や「幻視」が生じやすくなります。**消火栓の赤いランプが火事に見えたり、壁のシミや陰が人に見え、恐怖から大声で助けを呼んだりします。そのため、錯視や幻視の誘発原因が視界に入らないようにしたり、照明の調整などで対応します（図3）。

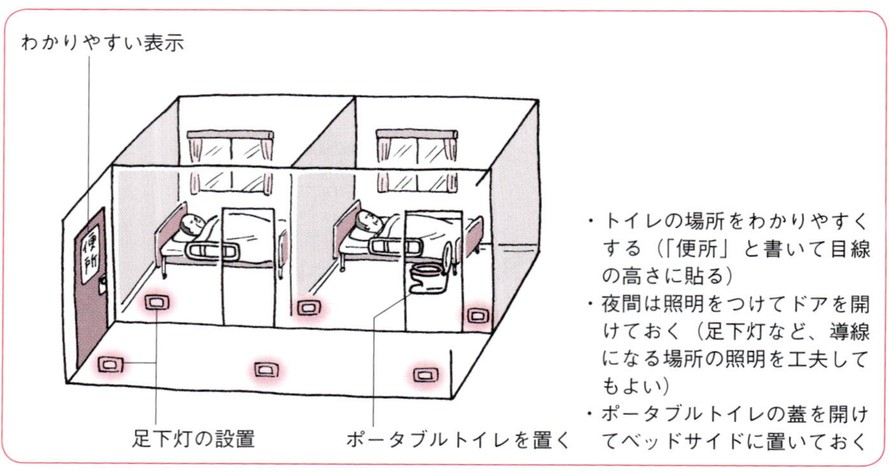

図2　場所の見当識を補う環境整備の例

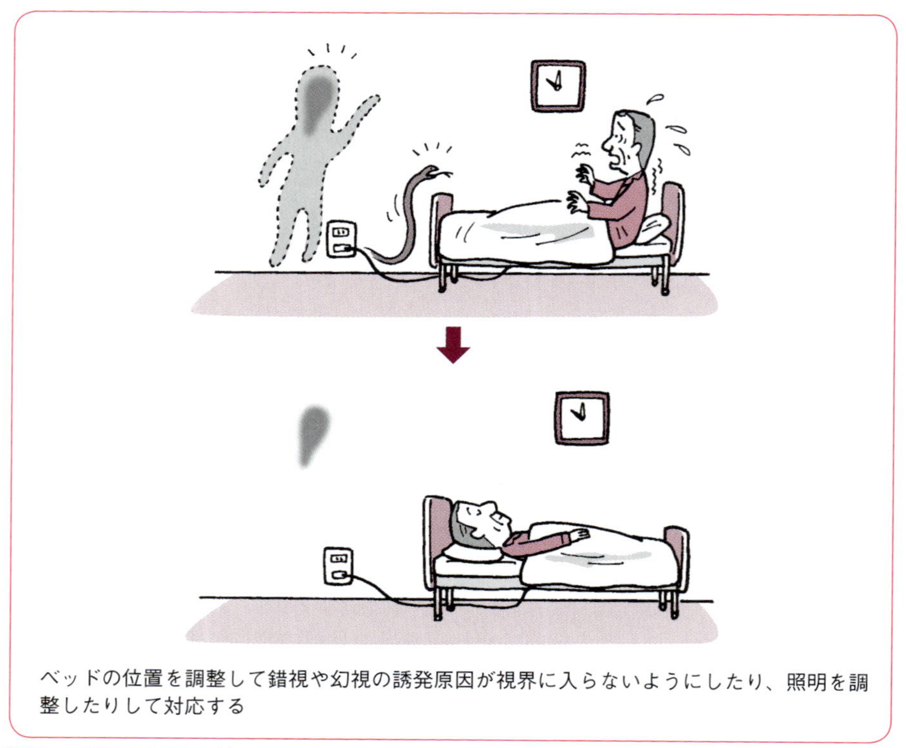

図3　錯視や幻視に対する環境整備

仮説2 病棟は自宅環境との差が大きく、不安を軽減する環境整備が不足している

「点滴を自己抜去し、病室から出てきてしまう」「夜間に大声を出し続けている」というような場合、患者の不安を軽減する環境整備が有効かもしれません。

認知症により見当識障害や病識が低下すると、いま自分がいる場所が病室であることや、病気で点滴していることが理解できなくなります。そのような認知症患者は、入院している現状を「真っ白い壁に囲まれた、どこだかわからない場所に入れられ、白い服を着た知らない人がたくさんいて、なんだかわからないが体に管を刺されている」と感じています。そして「早く逃げ出したい、安心できる自宅に帰りたい」と思い、点滴を自己抜去し、病室から出てきたり、大声で家族を呼んだりしている場合があります。認知症患者はリロケーションダメージを受けやすく、せん妄や認知症の進行などの原因となるため、認知症患者が安心できる環境整備を行います。例えば、認知症の残存機能である遠隔記憶に働きかけるよう、なじみの物品（写真や枕、化粧品、家具）などを置き、「自分の居場所である」との認識を促したり（図4）、認知症の残存機能である感情に働きかけるよう、**看護師が頻繁にやさしく声をかけ、「ここは安心できる場所である」との認識を促します。**

また、認知症により選択的注意[*3]が障害されると、例えば音であれば、健常では気にならない生活の雑音（医療機器の電子音、スタッフの会話や足音など）が聞こえ、それが不眠やストレスとなり、夜間に大声を出す原因になっている場合があります。できるだけ騒音を少なくしましょう。このように、認知症患者の視点で環境整備する必要があります。

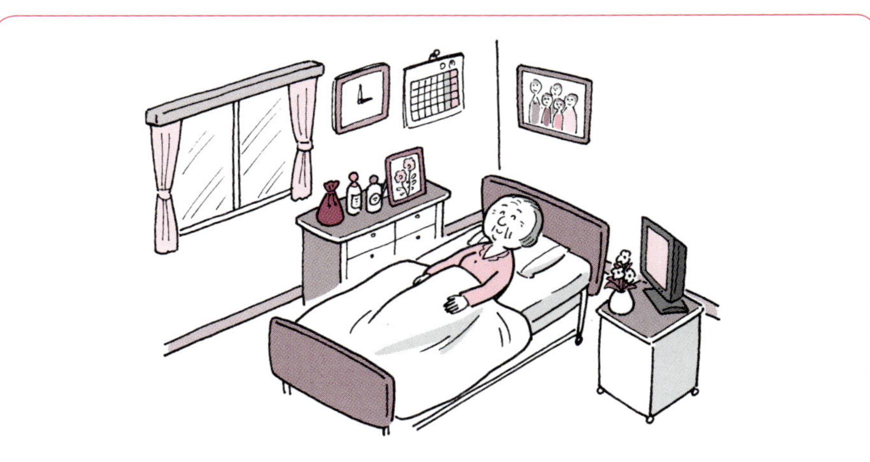

自分や家族の写真、なじみの物品（写真や枕、化粧品、家具）などを置き、「自分の居場所である」との認識を促せるよう工夫する

図4　リロケーションダメージを軽減するためのなじみある環境づくり

＊3　選択的注意：うるさい場所での会話の際、雑音はシャットアウトして、相手の言葉だけに注意を向けられるなど不要な刺激を排除して必要なものに注意を向けられること。

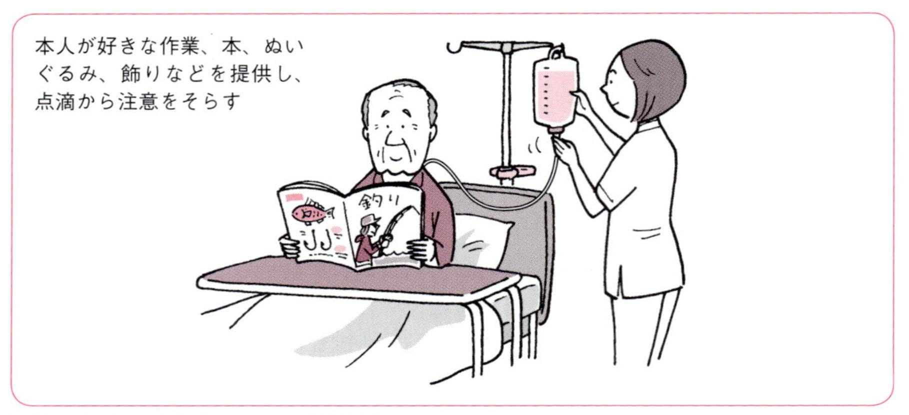

図5　点滴から注意をそらす環境整備

さらに、本人が好きな作業や本、ぬいぐるみ、飾りなどを提供することで、点滴から注意がそれると自己抜去しなくなります（図5）。日本慢性期医療協会発行の『身体拘束廃止のためのケアの工夫実例集』[1]には工夫例が多数掲載されており、参考になります。もちろん、仮説1の認知機能障害、見当識障害を代償し生活障害を軽減するような環境整備は、不安の軽減にも役立ちます。

仮説3　認知症があっても安全に過ごせる環境整備が不足している

「車椅子のブレーキをかけ忘れたままベッドやトイレに移乗して危ないため、ナースコールで看護師を呼ぶように促したが1人で行ってしまう」ような場合は本人に注意を促すより、環境を整備したほうが効率的な場合があります。具体的には、車椅子のブレーキのかけ忘れに対して、立ち上がると自動でブレーキがかかる車椅子の導入が有効でしょう（図6）。立ち上がり、歩き出しなどに関しては手すりや台などの設置、ベッドや壁、消灯台の位置を調整して狭い空間をつくる、また椅子を置くなどしていつでも手で支えられたり、座って休めるようにします（図7）。ベッドからの転落には低床ベッドで対応します（図8）。見守りがしやすいように、センサーの活用も検討します。また、転倒・転落してもけがをしない環境整備も重要で、ぶつかっても大丈夫なようにコーナーカバーの設置、ヒッププロテクターや頭部保護帽の着用（図9）、衝撃吸収マットレスの設置なども検討します。

身体拘束は、せん妄を誘発したり、認知症の進行を促進したりします。「自由に動くこと」と「動きを制限すること」の双方のメリット・デメリットを検討し、見守り体制や安全のための福祉用具の整備など、人的・物的環境を総合的に考慮して対応を検討する必要があります。なお、患者を自由に動かせてあげたい（自律尊重原則）という考えと、安全を提供したい（善行原則）という考えは、どちらも倫理的に正しく、しばしば対立します[2]。そのことを理解して、チーム内でしっかり議論し、共通認識をもつことが重要です。スタッフによって対応が違うと、認知症患者はさらに混乱します。

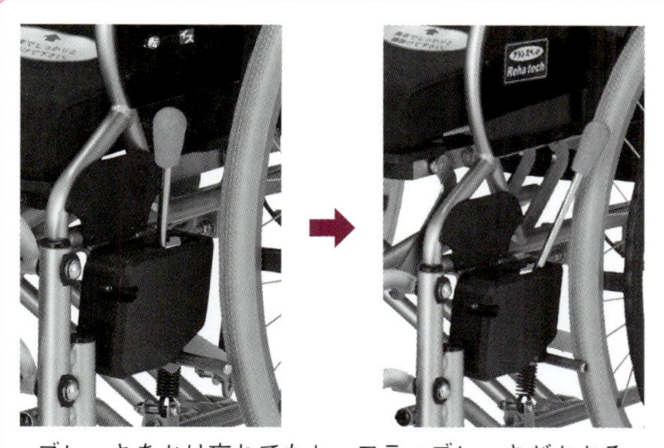

ブレーキをかけ忘れてもセーフティブレーキがかかる

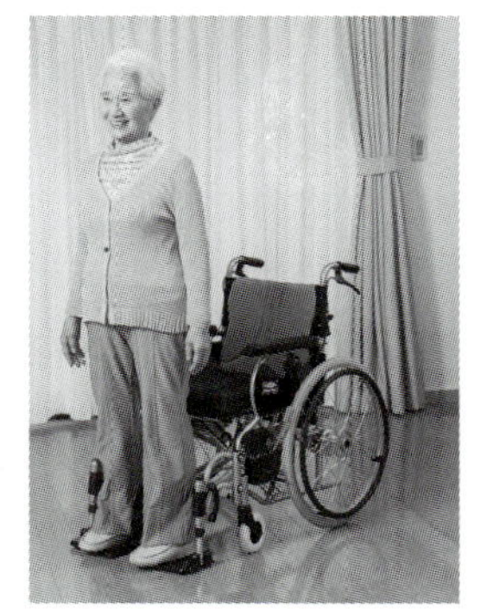
急に立ち上がっても、フットサポートが下がる

図6　自動ブレーキ付き車椅子（転ばなイス、フランスベッド株式会社）

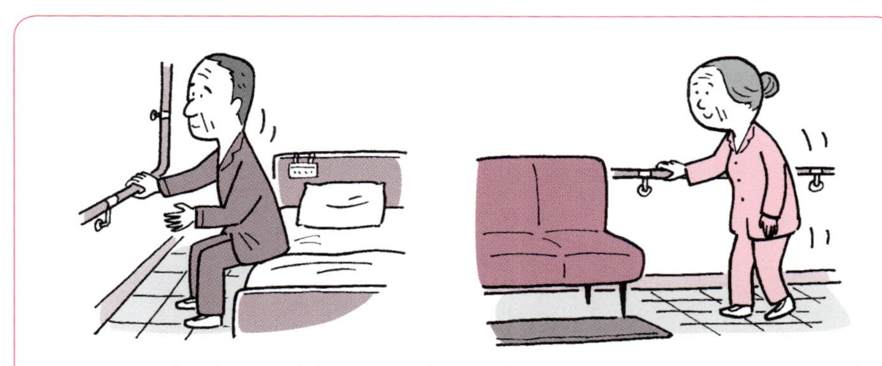
立ち上がりや歩き出しても安全なように手すりや台などを設置したり、ベッドや壁、消灯台の位置を調整して狭い空間をつくる。椅子を置くなどしていつでも手で支えられたり、座って休めるようにする

図7　転倒を防ぐ狭い空間、いつでも休める椅子を設置

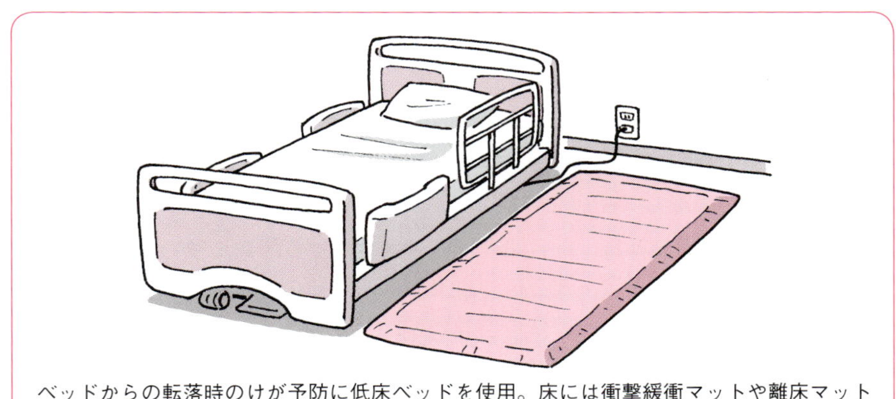
ベッドからの転落時のけが予防に低床ベッドを使用。床には衝撃緩衝マットや離床マットを敷く

図8　低床ベッドや離床センサーの活用

日本慢性期医療協会運営委員会：ベッドから転落しても怪我をしない工夫．身体拘束廃止のためのケアの工夫実例集～ファーストステップ～．日本慢性期医療協会，東京，2013：12．を参考に作成

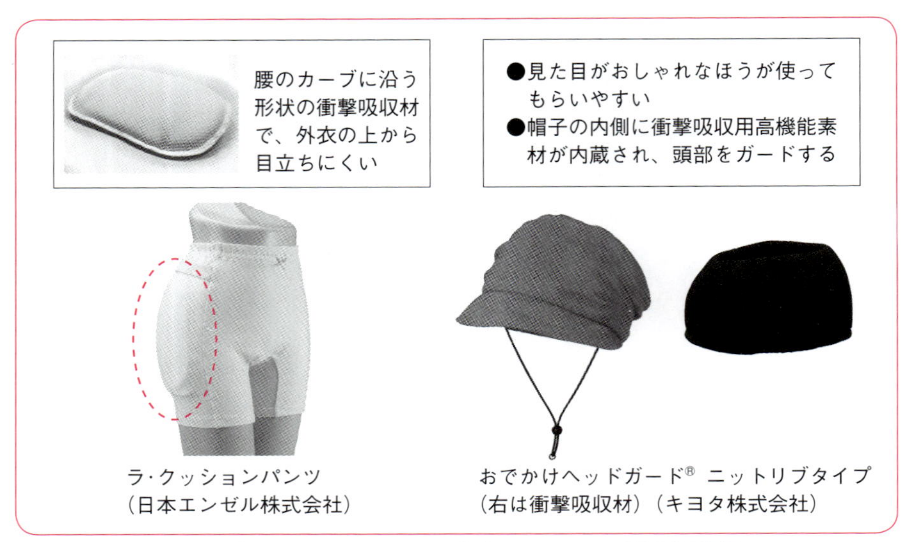

図9　転倒してもけがをしないためのヒッププロテクターと頭部保護帽

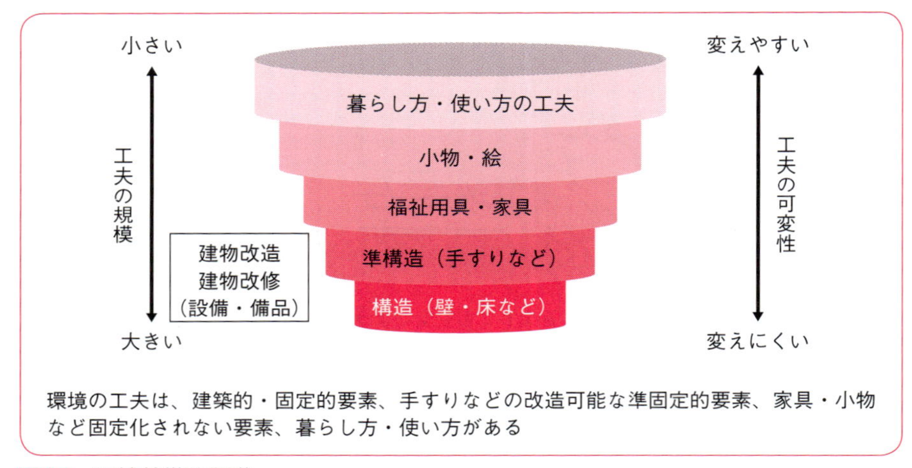

図10　環境整備の段階

児玉桂子，下垣光：Step 1　ケアと環境への気づきを高める．児玉桂子，古賀誉章，沼田恭子，他編，PEAPにもとづく認知症ケアのための施設環境づくり実践マニュアル．中央法規出版，東京，2010：14．より改変して引用

看護師の心構えでも認知症患者への環境支援が可能

看護師は、毎日患者に直接働きかける場面が多い反面、環境整備を忘れがちです。しかし、進行性の疾患である認知症では、患者に何かするよりも、環境に対する働きかけのほうが有効なことも少なくありません。

環境というと建物や設備といった物理的環境を思い浮かべますが、実際には、社会的環境（人的環境）、物理的環境、運営的環境に分けられます。看護師の声かけや接し方が社会的環境であることを自覚する必要があります（社会的環境は看護師の心がけで整備可能）。また、病棟の方針などといった運営的環境も、看護師の対応に大きな影響を与えます。業務をきっちりこなすことを優先する職場

表1　認知症患者への環境支援のための指針（PEAP日本語版[3]）の次元とその概念

次元	概念
1．見当識への支援	場所・行為・時間経過などをわかりやすくする
2．機能的な能力への支援	日常生活活動の自立を支え、継続を支援する
3．刺激の質と調整	意味のある良質の刺激（音、視覚刺激、香り、柔らかな感触など）を提供する。一方、刺激が過剰になり、ストレスにならないよう調整する
4．安全と安心への支援	安全や安心を確保するとともに、自律や自己選択を制限しない
5．生活の継続性への支援	慣れ親しんだ環境と生活様式を、個人的なものの所有や非施設的環境づくりから支援する
6．自己選択の支援	居場所などを自分で選択できるように、オプションや融通性を図る
7．プライバシーの確保	１人で過ごしたり、他者との交流が選択的に図れる
8．触れ合いの促進	コミュニケーションや社会性を維持するため、人との触れ合いを促進する

PEAP日本語版[3]は８つの次元と環境支援のポイントとなる31の中項目、環境支援を進める際のヒントとなる具体的事例である小項目で構成されている

児玉桂子，下垣光：Step１　ケアと環境への気づきを高める．児玉桂子，古賀栄章，沼田恭子，他編，PEAPにもとづく認知症ケアのための施設環境づくり実践マニュアル．中央法規出版，東京，2010：15．を参考に作成

環境では、認知症患者に病棟の都合を押しつけることとなり、それが生活障害の原因となっていることがあります。例えば、自宅では夜に入浴していた認知症患者が、入院後は病棟の都合で昼に入浴することになりました。ところが、認知症のため病棟のルールを理解できず夜に入浴したいと思い、昼の入浴を断ると「ケアの拒否」と判断されるなどです。

物理的環境の調整に関しても、使い方の工夫や小物・絵のレベル、福祉用具など、必ずしも大規模な改修をしなくても現状で行えることはたくさんあります（図10）。表1に、認知症患者への環境支援のための指針（professional environment assessment protocol：PEAP日本語版）の次元とその概念について示します[3]。これは施設向けの指針ですが、本稿の内容以外にも多数の環境整備のアイデアが浮かぶと思いますので、参考にしてみてください。

引用文献

1．身体拘束廃止のためのケアの工夫実例集～ファーストステップ～．日本慢性期医療協会，東京，2013．
2．箕岡真子，稲葉一人：わかりやすい倫理．ワールドプランニング，東京，2011：35-37．
3．児玉桂子，古賀栄章，沼田恭子，他編：PEAPにもとづく認知症ケアのための施設環境づくり実践マニュアル．中央法規出版，東京，2010．

参考文献

1．大島千帆：家族も安心 認知症ケア やさしい住まい・暮らしの工夫．家の光協会，東京，2013．
2．鈴木みずえ：認知症の方への転倒予防マニュアル 認知症の方への生活環境設定の工夫．認知症ケアの最前線 2016；55：99-103．

Q20

退院支援

入院により介護度が重くなり、家族は引き取ろうとしない。こんなときどうする？

小板橋梨香

A　家族が引き取りたくない原因を、以下のように考え対応する

“引き取ろうとしない”背景について家族に尋ね、チームで対応を考える。多職種とともに必要な支援を検討し、全員が同じ方向を向いて退院支援を進める

仮説1　自立度が低下し、医療処置も必要となったため、自宅での介護をどうしたらよいかわからない

対応　退院前に試験外出・外泊をして、本人・家族の状況をアセスメントする。

仮説2　家族の体調が悪いなど、介護側の状況が変化した

対応　家族ができること、家族でもできることを考え、サービスの利用を検討する。

仮説1　自立度が低下し、医療処置も必要となったため、自宅での介護をどうしたらよいかわからない

入院治療により、認知症高齢者のIADL、ADL、疾患の重度化に加えて、医療処置（インスリン注射、胃ろう、人工肛門、在宅酸素など）が加われば、家族はどう介護したらよいか悩みます。まずは、入院中だけでなく自宅での認知症患者本人ができること、できないことをアセスメントします。ここで注意することは、入院中と自宅では環境が違うので、アセスメントに差が出ることです。そこで、退院前に事前に試験外出・外泊をして、本人および家族の状況をアセスメントします。実際、図1のように、入院中に何もできなかった患者が、自宅に帰ると様子が落ち着いた例もあります。

仮説2　家族の体調が悪いなど、介護側の状況が変化した

老老介護（本人や介護者も老人）、認認介護（本人も介護者も認知症）といわれる時代、介護者も心身の健康状態が悪くなっている可能性は高いと考えられます。そのため、主介護者、キーパーソン、近隣家族の支援能力と内容をアセスメントする必要があります。そして、家族ができること、家族でもできることを考

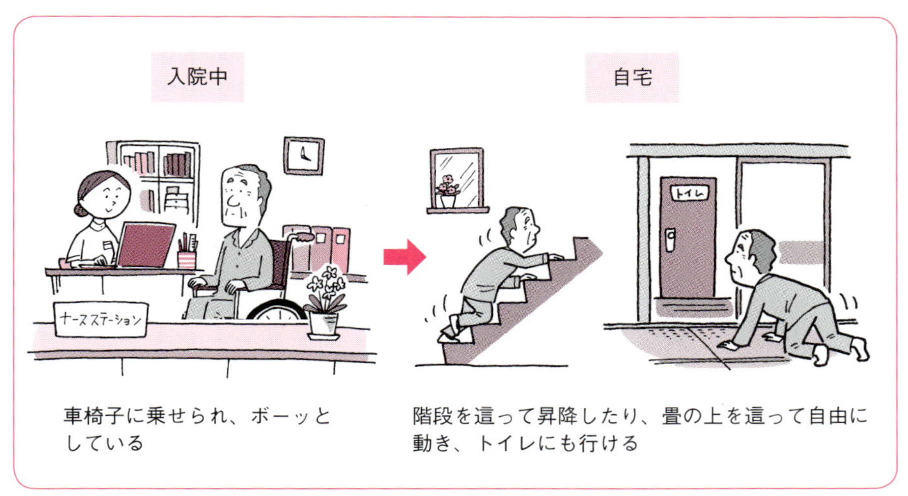

図１　入院中と自宅試験外泊での患者の変化の例

え、できない部分はサービス導入を検討します。以下に、退院支援の流れと各サービスについて述べます。

退院支援の一般的な流れ

“家族が引き取ろうとしない”という状況は、患者・家族・医療者の間で療養方針にズレが生じていると考えられます。そこで、まずはそれぞれの意向を確認し、どこにズレが生じているかを検討します。そして**“引き取ろうとしない”背景について家族に尋ねます。**また、患者に認知症があったとしても、意思を確認することは可能です。意思疎通が困難であれば「以前どのように話していたか、どのような生活を送られていたか」などを家族に聞きながら、患者本人がどのような療養方法を望んでいるか、患者目線で考えていくことが大切です。退院支援を進めていくためには、①入院前の暮らし、②現在の状況、③退院後の暮らしの再構築を、時間軸で考えていきます。

１．入院前の暮らし

認知症は、「一度、正常に達した認知機能が後天的な脳の障害によって持続性に低下し、日常生活や社会生活に支障をきたすようになった状態」[1]ですので、家庭では何らかの介護が行われていたはずです。入院前の生活状況をとらえることで、どのような問題を抱えていたか、どのような支援が必要かを予測することができます。確認事項を表１にまとめました。

また、表１の内容を包括的に把握し、家族ケアのニーズを客観的に特定するツールとして、家族生活力量モデルなどを活用することも一つの策です（図２）。

表1　入院前の暮らしについての確認事項

- どのような生活をしていたか（IADL、ADLも含む）
- 中核症状やBPSDの様子とその対処法
- 主介護者は誰で介護支援者はいたか
- 主介護者の介護負担感
- 主介護者を含む家族の仕事や休息状況
- 社会資源の活用状況
- 経済的状況など

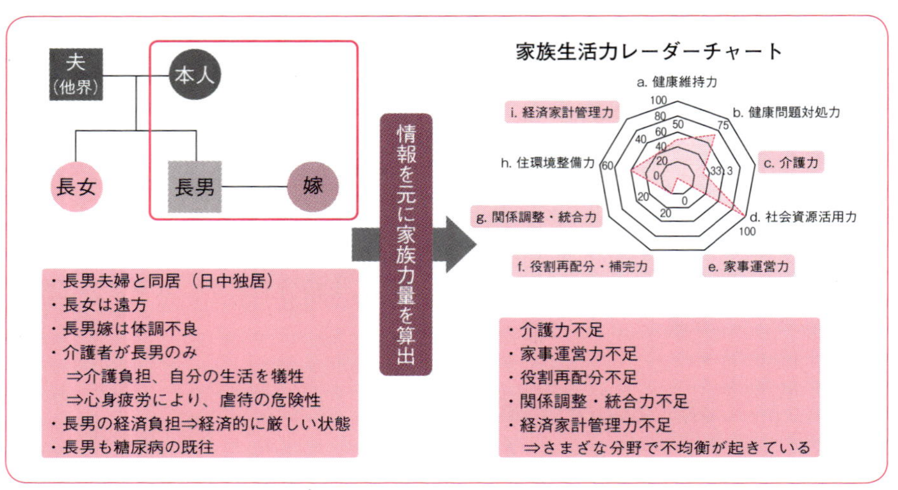

図2　家族アセスメントの例

家族ケア研究会編著：家族生活力量モデル―アセスメントスケールの活用法. 医学書院, 東京, 2002. を活用し、レーダーチャートを作成

2．現在の状態

本来、患者は病気やけがの治療目的で入院しますが、特に高齢患者は入院したことでの活動量低下や病状悪化・安静指示などが原因で、入院時よりADLが低下してしまうことが少なくありません。また、認知症患者は環境変化、体調不良、対応方法などの影響で、BPSDが容易に悪化することがあります。そして、患者のなかには退院後も医療処置を継続しなければならない場合もあります。ADL低下、BPSD悪化、看護師が行っている医療処置、これらを目の当たりにした家族はどう考えるでしょうか。おそらく、家族が想像していた退院時の状態とイメージがかけ離れており、どのように対処したらよいかわからず、困惑してしまうと思います。一方、このギャップを最小限にするため、私たち病院職員は生活リハビリテーションを取り入れ、なるべくADLを低下させない、BPSDを悪化させない対応を行っていく必要があります。

また、入院期間が長期化すると、家族も患者がいない生活が日常化してしまいますので、入院前の早い段階から退院支援を開始します。しかしながら、入院前と比較し状態が変化しているケースは多く、入院中の状況から退院後の生活を予測し再構築を検討していきます。この際、表2のような事項を確認していきます。

表2　退院後の生活の再構築を検討するための確認事項

- 自宅環境（玄関、自室やトイレ、浴室の広さ、段差など）
- ADL、IADLや生活障害を把握
- 中核症状やBPSD、その他の体調の予測
- 患者と家族の交流や人間関係、健康状態、経済事情
- 服薬管理、医療処置など
- サービス利用の既往と利用意思
- 在宅ケアプランのイメージ案

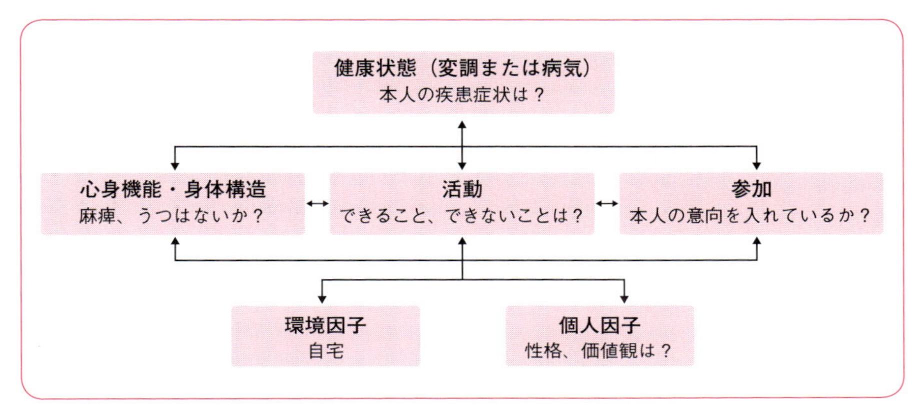

図3　国際生活機能分類（ICF）から暮らしを考える
障害者福祉研究会編：生活機能と障害モデル．国際生活機能分類（ICF）—国際障害分類改訂版．中央法規出版，東京，2002：17．より改変して引用

3．退院後の暮らしを再構築

①暮らしの再構築

患者のもっている機能を活かした支援を考えるため、国際生活機能分類(International Classification of Functioning, Disability and Health：ICF、図3）を参考にすると暮らしの再構築を検討しやすいです。ICFを参考に、移動能力について検討した例を挙げます（図4）。暮らしの再構築を検討する際は、看護師だけでなく医師、理学療法士、作業療法士、言語聴覚士、薬剤師、社会福祉士、栄養士、訪問看護師、ケアマネジャーなど多職種での参加が望ましいです。なお、療養先については、自宅退院だけが正解というわけではなく、施設入所で外泊を取り入れる、自宅退院でレスパイトのショートステイを活用するなど、いくつかのプランを考えていく必要があります。また、退院前には院外の関連職種にも呼びかけて退院前カンファレンスを開催し、在宅支援者にバトンタッチできるようにします。

②医療処置の工夫

認知症患者は病識の欠如や記憶障害などから、医療処置の必要性を理解することが難しい場合があります。そのため、認知症高齢者にとって処置の痛みや装具などは“理解しがたい不快なこと・不快なもの”となってしまいます。その結果、

歩行	●自立→不安定になることを予想 ●不安定→どうしたら安定する？ ●不可→どうしたら移動できる？	➡	●杖、手すり、滑らない靴 ●意欲を高め、苦痛軽減 ●リハビリテーション、車椅子、介助者 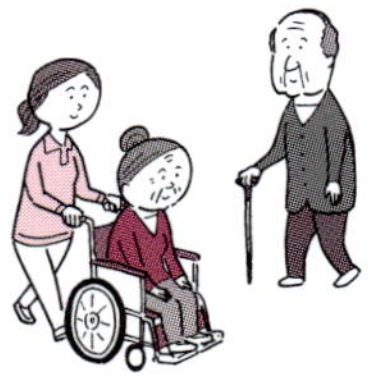
退院先の環境	●安全・安楽に過ごせる？ ●行いたい活動はできる？	➡	●段差の改修、行いたいことをできる工夫（生活圏を集約、休憩できる場所作成など） ●リハビリテーション、医療処置の簡素化 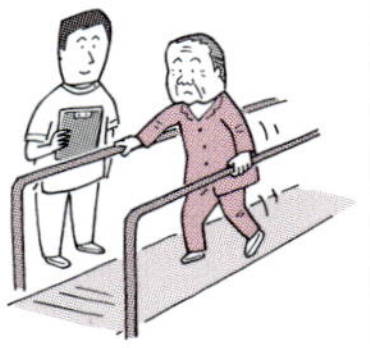
介助者	●いる→負担を軽減するには？ ●いない→支援を得るには？	➡	●リハビリテーション、福祉サービス ●インフォーマルサービス ●経済的状況も配慮

図4　移動能力を検討した例

表3　医療処置の工夫例

工夫点	理由
医療処置自体を減らすことができるか、ほかに苦痛を軽減する方法はないのか、医師や薬剤師と検討する	例えば、内服薬を複数回定期で飲むよりも貼付薬のほうが本人の苦痛を減らす可能性がある
わかりやすく処置の必要性を記載し、その説明書に患者本人の直筆サインを貰っておく。処置の前にはそのつど、ていねいな言葉で説明する	前回の説明自体は忘れてしまっているかもしれないが、再度わかりやすく説明したり、説明書に自分のサインがあることで必要性を納得しようとしてくれる可能性がある
ストーマ装具、腎ろう、尿道留置カテーテルなどの医療物品は、本人が気にならないように腹巻やレッグバッグなどを用いて衣服の内側に収納する	装具やルート類への関心が減り、抜去のリスクが低下する可能性がある
内服薬や尿量測定などの日課表をわかりやすい内容・字の大きさ・色合いで作成し、目につきやすい場所に置いておく	日課表を見ることで、処置に気づくことができる可能性がある

処置自体を拒否したり、装具などの医療物品を外す行動をしたり、BPSDの悪化を招いてしまいます。

そのため、認知症患者に退院後も医療処置を継続して行う際には、手技の簡素化・低コストに加え、本人の不快症状を最小限にする工夫が必要となります。医療処置の工夫点の例を表3に示します。

③社会資源

社会資源は、各種公的サービス・保険給付・行政サービスなどの“フォーマルサービス”と、家族・友人・近所の人・ボランティアなどの“インフォーマルサービス”に分けられます。フォーマルサービスの代表的なものに、介護保険制度や医療保険制度によるサービスが挙げられます。介護保険制度は、65歳以上の高齢者または特定疾病の40～64歳の人が対象で、認定された介護度に応じた介護（予防）サービスを利用できる制度です。介護保険のサービスには、デイサービスやデイケアなどの通所系、訪問介護・訪問看護などの訪問系、グループホームや介護老人保健施設などの入所系、すべてを組み合わせることが可能な小規模多機能型居宅介護などがあります。ケアマネジャーや地域包括支援センターと連携しながら、必要なサービスを利用することになります。

身寄りがないなどの理由で介護保険の申請が困難な場合は、地域包括支援センターやケアマネジャーでの代行申請があり、また、介護保険の介護度が出る前にサービスの利用が可能な場合もあります。そして、退院後も継続して医療を提供するため、医療保険制度による訪問診療や訪問看護を利用することが望ましいケースもあり、退院調整部署と協働して行政や各種事業所・医療機関などと連絡を取り合いながらサービスを調整していきます。なお、フォーマルサービスだけでは支援体制を整えられない場合も多いので、家族や近隣住民、認知症カフェなどのインフォーマルサービスの力も借りることが必要となります。

退院支援の実際

1．事例紹介

70歳代、男性。泌尿器系がんの末期で多発転移を認める。

既往　アルツハイマー型認知症。妻の支援を受けながら内服管理も本人が行い、穏やかな生活を送っていた。

家族　同年代の妻との２人暮らし。子どもは２人。どちらも遠方に住んでおり、直接的な支援は望めない状況。

経緯　病気の進行とともに、骨転移に伴う疼痛が増強、発熱を認め、自宅で体動困難となり緊急入院となった。入院後、疼痛コントロール、水腎症に対して両側腎ろう造設、補液、食事や保清などの生活支援を開始し、全身状態改善を図った。しかし、ADL低下やBPSD悪化により、入院前に比べ介護が必要な状態となった。また、新たに腎ろう造設となり、入院中に自己抜去となった経緯があり、抜去防止のため両手にミトンを着用していた。そのようななか、本人は「家に帰りたい」と連日訴え、病棟スタッフは「自宅退院を叶えたい」と考えていたが、妻は「自分も歳だし、このような状態だと自宅では難しい」と話し、自宅退院を悩んでいた。

2．退院支援の経過

患者は水腎症に対して腎ろうを増設し、不快症状などにより自己抜去となったエピソードがありましたが、カテーテルの抜去は水腎症につながってしまうため、抜去しない工夫を考えました。

患者は介護保険の申請をしていない状態であったため、地域包括支援センターに介護保険の代行申請を依頼し、介護保険の申請を進めながらケアマネジャーや訪問看護師と連携して退院支援を行っていきました。表４は、各項目に沿って生

表４　退院支援アセスメントと支援

項目	生活機能	環境・個人要因での強化
移動	●骨転移による疼痛（腰～下肢）・貧血・筋力低下などあり、歩行困難 ●自宅では２階にベッド ●妻と２人暮らし、子どもの支援難しい	●疼痛コントロール・リハビリテーション ●理学療法士と相談し、１点杖（物品用意はケアマネジャー） ●１階にベッドを入れ、生活スペースを集約（物品用意はケアマネジャー）
風呂（清潔・整容）	●入浴：介助者がおり、短時間ならば可 ●口腔ケア：セッティングで可 ●整容：介助者の介助で可	●訪問介護による身体介護（入浴介助） ●口腔ケアセッティング（妻）
排泄	●腎ろう（自己抜去あり） ●入院前は自立→入院中は看護師介助	●腹巻を着用し、腎ろう挿入部を保護 ●日中はレッグバッグを使用し、ルートが目に触れないようにした ●腎ろう包交・挿入部確認は妻と訪問看護
認知機能	●入院後、認知機能低下 ●つじつまの合わない発言、日時失見当あり ●内服忘れあり、看護師管理 ●疼痛に対する麻薬増量 （考えられる認知機能低下の原因：発熱、麻薬、環境変化、疼痛、脳脆弱など）	●麻薬量調整、解熱薬 ●時計・カレンダー ●内服薬の種類・回数簡素化 ●内服薬一包化 ●訪問看護による内服管理 ●妻による内服声かけ
睡眠	●安静時は疼痛軽減 ●夜間の睡眠問題なし ●麻薬増量後、傾眠傾向 ●褥瘡予防のため入院中はウレタンマット使用	●麻薬量調整 ●自宅にもウレタンマット（物品用意はケアマネジャー）
食事	●病院食をセッティングで７～９割摂取 ●入院直前は体調不良でほとんどできていなかった ●自宅食事スペースは１階	●妻外出時 ・食事宅配サービス ・訪問介護による食事セッティング・介助

活機能をアセスメントし、生活機能障害を補うために、どのように環境・個人要因を強化したかを多職種で検討したものです（環境・個人要因での強化（支援方法）では、色文字が入院中の退院支援、**太字**が在宅で継続して行ってもらう支援内容を示す）。これに基づき、退院支援内容を適宜評価・修正していきました。

その後、本人・妻と話し合いながら退院支援を行っていくことで、妻も「これなら自宅で過ごせるかもしれない」と気持ちの変化が起こり、最終的には試験外泊を経て自宅退院となりました。

引用文献

1．日本神経学会監修：認知症疾患治療ガイドライン2010．医学書院，東京，2010：1.

参考文献

1．家族ケア研究会編著：家族生活力量モデル－アセスメントスケールの活用法－．医学書院，東京，2002.
2．宇都宮宏子監修：退院支援ガイドブック「これまでの暮らし」「そしてこれから」をみすえてかかわる．学研メディカル秀潤社，東京，2016.

ミニQ&A

「こんな人を家で看るなんて、私も死にそうです」と、白髪で腰の曲がった高齢の奥さんがポツリと言いました。

ご主人は自宅で転倒し頭部硬膜下血腫で入院されました。もともと認知症をもっていて、奥さんを見ても黙ったままでしたが、治療が終わったので退院しなければなりません。私は、面会に来られていた奥さんと頻回にお話をする機会をもちました。ときには互いの肩をもみ合ったり、冗談を言ったりしていました。あるとき奥さんが、ご主人と結婚されたときから現在までの人生を語られました。最初はご主人の悪口や苦労話でしたが、徐々にご主人の立派だったところや力強さを教えてくれるようになりました。すると、「最後の人生だから、ボロ屋敷だけど、この人が建てた家で看なきゃね」とおっしゃいました。

ケアマネジャーも来院し、いろいろと相談した結果、ショートステイ、デイサービス、ヘルパーなどを利用しながら自宅療養することになりました。

患者の入院中から、家族に対する労りの声かけや語りをこまめに聞くことが退院支援につながることがわかります。

（内田陽子）

Q21

在宅支援

在宅支援を勧めたいが、認知症高齢者の利用できる社会資源を知らない。こんなときどうする？

大﨑充子

A 在宅支援の方法について、以下の４つのステップを考え対応する

仮説 1 何から始めればよいかわからない

対応（ステップ1） 介護保険の申請手続きを進める。

仮説 2 退院後の生活をイメージできない

対応（ステップ2） 退院後の過ごし方を、患者家族とともに考える。

仮説 3 退院後の調整者を誰にすればよいかわからない

対応（ステップ3） 居宅介護支援事業所もしくは小規模多機能型居宅介護と契約する（担当ソーシャルワーカーが行うが、知っておくと何かあったときの連携先がわかり、再入院時も役立つ）。

仮説 4 経済的なことがわからない

対応（ステップ4） 利用できる制度のポイントをつかむ。

病院に勤めている看護師は、在宅支援についてはソーシャルワーカーに頼る傾向にあると思われます。しかし、看護師も社会資源を理解することで、よりよい在宅支援ができると思います。

仮説 1 何から始めればよいかわからない

まずは、介護保険の検討を行います。

65歳以上、または40～64歳で特定疾病の方は介護保険が利用できます。介護保険を利用するためには、住民票のある市区町村の窓口で申請手続することが必要です。介護保険の申請からサービス利用までの流れを図1に示します。このしくみを理解することがポイントです。

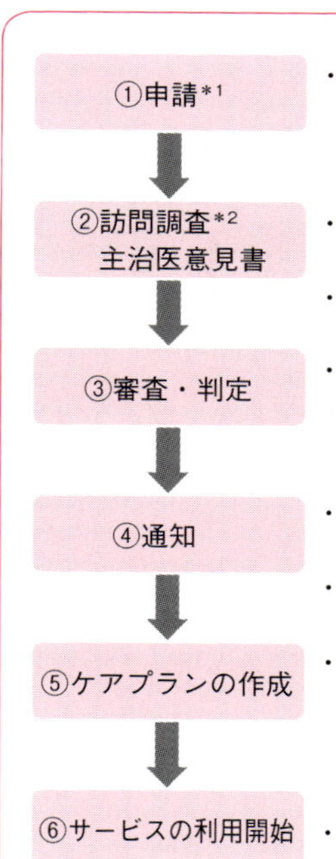

①申請[*1]
・本人または家族が住民票のある市区町村の担当窓口で申請

②訪問調査[*2]・主治医意見書
・調査員が訪問し、本人の状況を調査
・主治医が意見書を作成

③審査・判定
・訪問調査の結果や主治医意見書をもとに介護の必要性や程度について審査

④通知
・申請から 30 日以内に認定結果が本人に通知
・要支援 1・2、要介護 1〜5 と認定された場合、介護保険サービスを利用できる

⑤ケアプランの作成
・本人の状況や生活環境などに応じてサービスの種類や内容を相談し、ケアプランを作成[*3]

⑥サービスの利用開始
・ケアプランにもとづいてサービスを利用

＊1：申請時に、医療機関名とその住所、主治医の氏名が必要になるので、家族へメモに書いて手渡しておくとよい

＊2：認知症者の場合、調査員の質問に何でも「できる」と答える傾向にある。看護師は、その場では本人の表出に合わせ適切に対応したうえで、面接による調査終了後、場所を移し、調査員に具体的な情報を伝えることが必要

＊3：要支援 1・2 の場合は地域包括支援センター、要介護 1〜5 の場合は居宅介護支援事業所に依頼する

図 1　介護保険の申請からサービス利用までの流れ

仮説 2　退院後の生活をイメージできない

退院支援・退院調整においては、患者の抱えるさまざまな問題を「医療管理上の課題」とADL/IADLからくる「生活・介護上の課題」に分けて考える[1]ことが重要です。問題を解決するために社会資源をあてはめるのではなく、これらのことを整理し「退院後、どのような過ごし方がよいか」というイメージを患者家族と共有するのです。

次に「退院後の調整につなぐ」ためには、患者ができることやできないこと、病棟でどのような工夫を実践したかなどの情報がとても有用です。例えば、「他人の病室に入り、誰でもかまわず話しかけてしまう」という状態も、ストレングス（強み）の視点でみると「社交的」であり、サービスの選択では有益な情報となります。また「歯磨き、清拭や入浴を拒否する」ときにどのような工夫をしたかという点も、退院後のケアに役立ちます。ケアマネジャーにもわかるよう言語化しておくことが望まれます。

さらに、看護計画のなかで入院中の解決が難しいと思われる項目をまとめておくことが重要です。介護の場面では、認知症ケアに対するさまざまな取り組みはなされていますが、内科的疾患などに対する観察や予防の視点、再入院を予防するために必要なケアについては、看護師が退院後の調整者にしっかり伝達する必要があります。つまり、退院時「残された課題」が、次の段階のキーパーソンである「ケアマネジャー」が作成する「ケアプラン」に盛り込まれているか確認する（もしくはどのように盛り込むかについて一緒に相談する）ことが望まれます。

仮説3 退院後の調整者を誰にすればよいかわからない

1．介護サービス

介護サービスを利用するには、ケアプランの作成が必要です（図1⑤）。自宅でサービスを利用する場合、①居宅介護支援事業所（要支援の場合は地域包括支援センター）と契約し、さまざまなサービスを組み合わせる方法と、②小規模多機能型居宅介護と契約する方法があります。それぞれの特徴をふまえ、どちらの方法がよいか検討します（図2、表1）。いずれも、ケアプランに関する相談担当者はケアマネジャーになります。認知症患者は、症状によっても異なりますが、人の入れ替わりが激しい大規模の事業所よりも、少人数でなじみの関係が築きやすい小規模多機能型居宅介護のほうが落ち着いた生活を送ることができる場合があります。

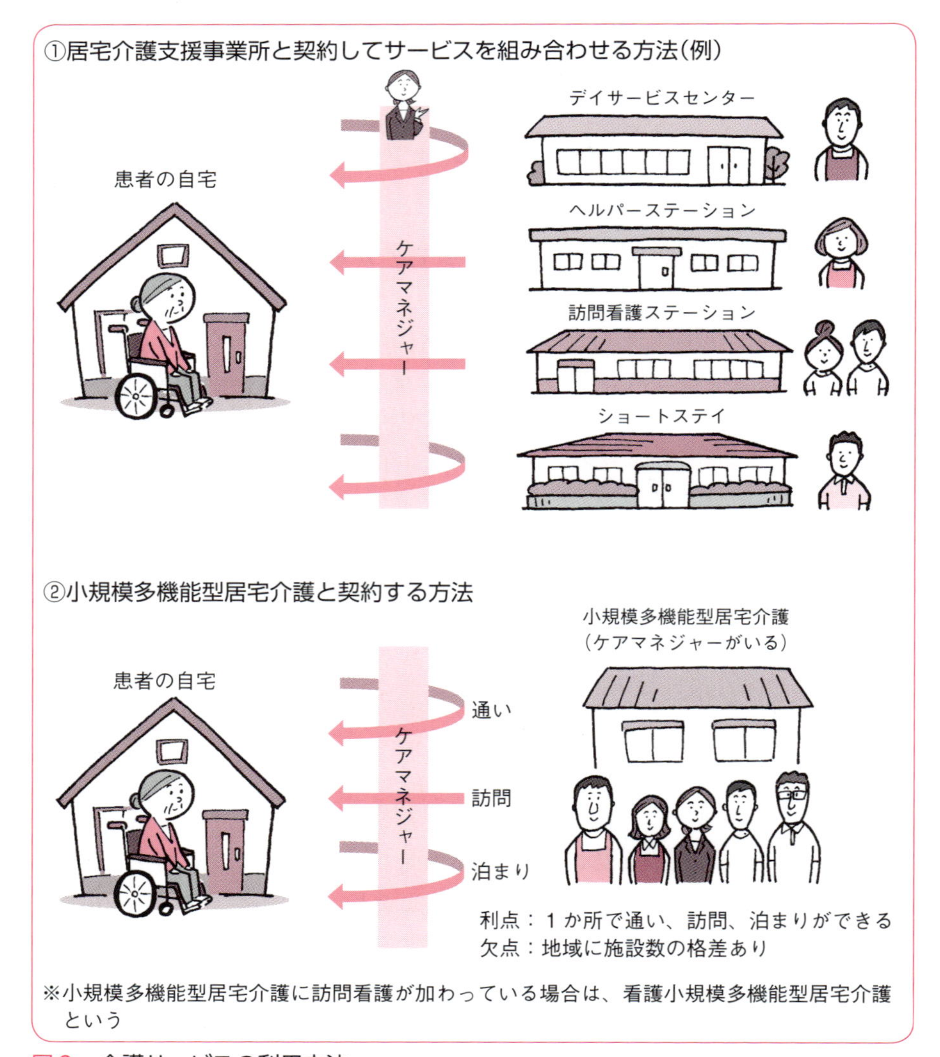

図2　介護サービスの利用方法

もともとサービスを利用している患者の場合、居宅介護支援事業所の担当ケアマネジャーに連絡を取り、相談します。

担当ケアマネジャーがいない場合、医療ソーシャルワーカーに相談することは

表1　居宅介護支援事業所と小規模多機能型居宅介護と契約する際のサービスの組み合わせの比較

	居宅介護支援事業所	小規模多機能型居宅介護
介護保険の自己負担分	・要介護度・サービスの種類・利用回数により異なる（利用した分の負担）	・要介護度により定額制
それ以外の費用負担	・食費・居住費（泊まりを利用した場合）・日用品費などは別	
休日	・訪問系や通所系のサービスは基本的に日曜休みの事業所が多いが、サービスの事業所によって休みは異なるため、それぞれ確認しておくことが必要	・平日と変わらずサービスを提供
スケジュールの柔軟性	・基本的にはケアプランにもとづきサービスを提供 ・急な休みや追加利用に関しては、ケアマネジャーを通して事業所に確認することで可能な場合もあるが、基本的には事前連絡が必要	・「通い」の定員18名、「泊まり」の定員９名という枠はあるが、その範囲内であれば柔軟に調整することが可能
スタッフ	・同じ法人のサービスを利用していても、サービスの種類によってスタッフはそれぞれ異なる	・「訪問」「通い」「宿泊」はいつも同じスタッフが対応
サービスの組み合わせ	・サービスの種類によってさまざまな事業所を選択することが可能	・定額制であり、いずれの要介護度においても限度額の７割以上を使用するため、他のサービスを併用するには限界がある
サービスの特徴（認知症）	・デイサービスのなかでも認知症に特化した「認知症対応型通所介護」を選択した場合、通常のデイサービスより職員が多く配置されており、専門的なケアが受けられる	・「通い」で顔なじみになった職員が「宿泊」や「訪問」にも対応するため、環境変化に敏感な認知症患者の不安を和らげる
契約手続き	・ケアマネジャーはもちろん、そのほかに利用するサービスの種類ごとにそれぞれの事業所との契約手続きが必要	・小規模多機能型居宅介護との契約のみで「通い」「訪問」「宿泊」を利用することが可能 ・そのほかのサービス（福祉用具のレンタルや訪問看護など）を合わせて利用する場合には、それぞれの事業所との契約手続きが必要

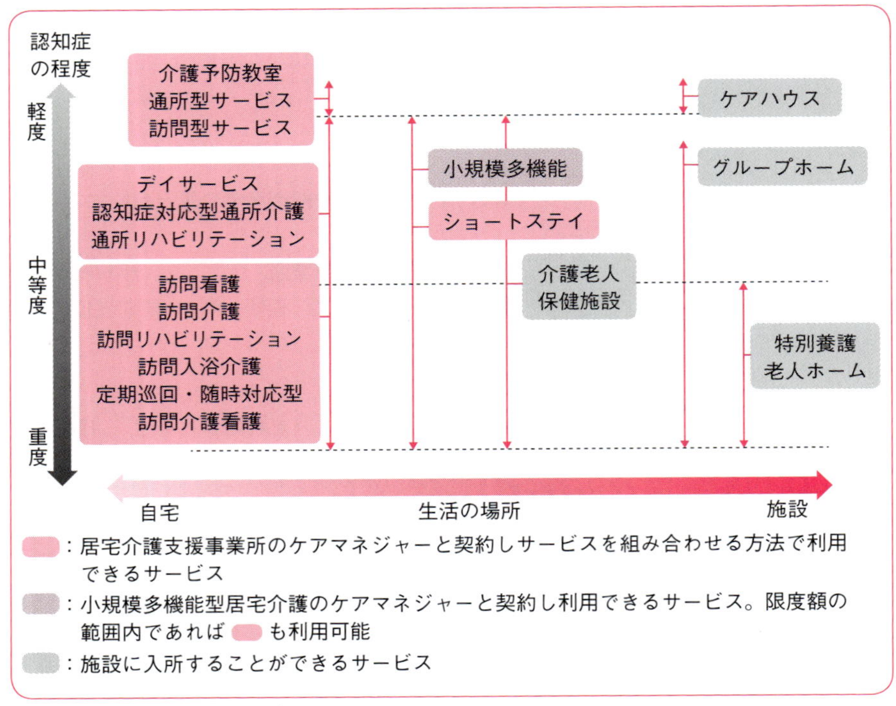

図4　主な介護保険サービス

もちろん、患者が住んでいる地域を管轄する地域包括支援センターに相談する方法や、厚生労働省ホームページにある『介護サービス情報公表システム（http://www.kaigokensaku.mhlw.go.jp/)』などを活用するとよいでしょう。

介護保険サービスは、図4のようにさまざまな種類がありますので、ケアマネジャーを決定し、本人の状態に合わせて具体的に相談していきましょう。①、②については以下に説明します。

①居宅介護支援事業所・地域包括支援センター

●特徴：居宅介護支援事業所（要支援の場合は地域包括支援センター）にいるケアマネジャーは、患者の状態や生活環境に応じて、サービスの種類や利用頻度、どの事業所がよいかを相談し、ケアプランを作成します。「ケアマネジャーの系列の事業所しか利用できないのでは？」という質問をよく聞きますが、そのようなことはありません。ケアマネジャーは、患者が退院後利用する複数のサービス事業所と連絡をとり、情報を共有し、患者に合ったサービスが提供されるよう調整します。

②小規模多機能型居宅介護

●特徴：「通い」を中心として、状態や希望に合わせて「訪問」や「泊まり」を組み合わせた柔軟なサービスを受けることができます。これは「地域密着型サービス」に位置づけられるため、原則として住民票のある市区町村の小規模多機能型居宅介護を利用します。

●留意点：ケアマネジャーは小規模多機能型居宅介護事業所内にいるため、もともと居宅介護支援事業所のケアマネジャーと契約しサービスを利用していた場合、これまでのケアマネジャーによるプラン作成ではなくなります。

●参考：「看護小規模多機能型居宅介護」は、看護職員が常勤換算方法で2.5以上とされています。医療的な処置にも対応できる事業所です。

2．医療サービス

認知症高齢者の場合、外来で待つことや通院が難しいことがあるため、本人に合ったサービスを選択することが必要です。インターネットなどで調べて、認知症疾患医療センターに電話して相談してもよいです。

①外来通院

かかりつけ医に通院する方法や、もの忘れ外来、神経内科、精神科などを専門とする診療科に通院する方法、かかりつけ医と専門医のダブル主治医制で診てもらうなどの方法があります。事前に予約をしておくと便利です。

②訪問診療

通院が難しい場合には、訪問診療を依頼する方法があります。自宅や施設で診察ができ、内服薬は訪問薬剤管理指導を受けられるため、通院にかかわる負担がなくなります。訪問診察をしてくれる医師を探すには、在宅医療・介護連携に関する相談センター（地域によって名称が異なります）や身近な診療所に問い合わせてみるのもよいでしょう。

③訪問看護

認知症高齢者は「自身の体調変化に気づきにくい」という特徴があります。また、介護する家族は、日常生活のなかで、病院では起こらなかったさまざまな症状に出くわすこともしばしばあります。訪問看護は、本人の身体面の観察だけでなく家族のサポートも行うという点において、重要な役割を果たします。

介護保険、医療保険のどちらを優先するかについては、疾患などによって異なるため、訪問看護師に直接相談するとよいでしょう。

仮説４ 経済的なことがわからない→利用できる制度のポイントをつかむ

1．精神障害者保健福祉手帳

認知症は、障害者手帳においては「精神障害」に分類されます。日常生活に支障がある場合、医療機関に初めて認知症でかかった日（初診日）から６か月以上経過したときに申請できます。

申請手続きは、まず市区町村の障害福祉担当課で相談し、申請書や医師の診断書をもらい、主治医に診断書の作成を依頼しましょう。診断書ができたら、申請書を添えて市区町村の障害福祉担当課で申請します。

受けられるサービスとして、主に税金の軽減や公共交通料金の割引などがありますが、市区町村や手帳の級によって受けられるサービスは異なります。

2．自立支援医療（精神通院医療）

認知症で治療を受けている場合、医療機関や薬局で支払う医療費が1割負担になります。ただし、世帯の所得や本人の収入額によって、1か月あたりの医療費の上限額が定められています。原則として、1か所ずつの医療機関、薬局、訪問看護事業所での利用が可能です。申請手続きは市区町村の障害福祉担当課です。詳細は窓口で相談しましょう。

3．特別障害者手当

20歳以上で、日常生活において常時特別な介護を必要とする重度障害者に支給されます。ただし、3か月以上入院・入所している人は受給できません。申請手続きは市区町村の障害福祉担当課です。詳細は窓口で相談しましょう。

4．その他

近年、地域住民が集まりやすい場で認知症カフェ（オレンジカフェ、Dカフェなど名称は多数あり）が開催されるようになりました。認知症患者や家族だけでなく、高齢者や一般住民が気軽に集まって、お茶を飲みながら介護や困り事を語り合ったり、相談する場となっています。また、従来からある「公益社団法人認知症の人と家族の会（年会費：正会員5,000円）」は、当事者や介護を体験した家族から直接アドバイスがもらえる、交流できる場です。電話相談も受け付けています。詳しくは、ホームページ（http://www.alzheimer.or.jp/）をご覧ください。

引用文献
1．宇都宮宏子，三輪京子編著：これからの退院支援・退院調整 ジェネラリストナースがつなぐ外来・病棟・地域．日本看護協会出版会，東京，2011：24.

ミニQ&A

患者の夫から、「認知症の妻を24時間看ていてクタクタです。今日も鍵をかけて出てきました」との相談を受けました。「毎日、本当にご苦労様です。奥様を愛しておられるのですね」と言うと、苦笑いをされました。「または、いままでの罪滅ぼしですか？」と問いかけるとうなずかれました。

さらに、「介護保険は知っておられますか？」と尋ねたところ、「すでに認定は受けているのですが、サービスは使っていません」とのお返事でした。そこで、少しおどけながら、「どんなに愛する夫が献身的に世話をしてくれても、女は女同士でおしゃべりしたいことがあるのですよ。ときにはこっそり夫の悪口や、おっぱいの下がかゆくて困るとか……」と言いました。すると、「なるほど、男と女の間には川があるのですね。前向きに検討します」と、さっぱりした顔で言われました。そのようすを聞いていた男性介護者の方も賛同されていました。

（内田陽子）

Q22

職員対応

認知症看護はこりごりだと病棟看護師が疲弊してしまっている。こんなときどうする？

河端裕美

A 病棟看護師が認知症看護のどんなところに困っているのかを明確にし、疲弊している原因を以下のように考え対応する

仮説1 認知症高齢者のBPSDへの対応の仕方がわからず、ケアに時間がかかり、疲弊してしまっている

対応 BPSDの対応について学ぶ。

仮説2 多職種チームアプローチがうまくできていない

対応 認知症ケアチームや多職種カンファレンスを活用する。

仮説3 看護管理者によるサポートがもう少し必要

対応 病棟看護師と看護管理者で事例を振り返る。

仮説1 認知症高齢者のBPSDへの対応の仕方がわからず、ケアに時間がかかり、疲弊してしまっている

認知症高齢者への対応がわからない、指示が通じず治療が円滑に進まないなどの困難感を抱えている病棟看護師は多いと思います。なかでも、認知症高齢者の暴言、暴力、易怒性については、対応する看護師の感情が消耗する大きな要因の一つとなります。また、入浴・食事・排泄・口腔ケアなどの日常生活援助を拒否する認知症高齢者への対応も困難を感じやすいでしょう。こういった、日々くり返されるケアにおける困難感の積み重ねが看護師の疲弊につながり、悪循環につながると思われます。ベテラン看護師にケアを交代してもらうこともよい案ですが、一時しのぎにすぎません。この悪循環を打破するためには、**病棟看護師の認知症高齢者への対応力を向上させる**ことが必要です。

認知症施策推進のため、厚生労働省が2015年に発表した『新オレンジプラン』では、行動・心理症状（BPSD）や身体合併症などへの適切な対応として、「看護職員の認知症対応力向上」が追加され、認知症の容態に応じた適時・適切な医療・介護などの提供が強化されました。最近では、日本看護協会や都道府県看護協会で、認知症に関するスタッフ向けのさまざまな研修やセミナーが開催されて

います[1]。院内研修のみならず、これらの研修を活用しながら、病院全体で認知症ケアの質向上に取り組むことが必要です。

ここで、当院で実際に行っている院内研修の一例を紹介します。

1．病棟看護師が対応に困るBPSDへの対応研修（図1）

当院には、認知症看護認定看護師と老人看護専門看護師が所属しています。この看護師が、それぞれ認知症高齢者役、看護師役を演じ、病棟看護師が困難感を抱きやすいケアの場面を再現します。例えば、入浴を拒否する認知症高齢者への対応場面や、帰宅願望をくり返し訴える認知症高齢者への対応場面などを取り上げます。

演じる際には、まず悪い対応例を演じます。そして、研修参加者に看護師役の対応のどんなところが悪かったか、どんな風に対応したらよいと思うか考えてもらいます。次に、よい対応例を演じ、困難感を感じる場面において、具体的にどんな対応をしたらよいか学んでもらいます。その際、看護師役が認知症高齢者役に向ける眼差し、声のトーンや声のかけ方、触れ方など、具体的なコミュニケーション技術について解説しながら演じます。

研修参加者の誰もが対応に困った経験があるような場面を取り上げることで、参加者自身が自己の認知症高齢者への対応の仕方を客観的に振り返り、どのように改善すればよいのかを考える機会となっています。

①悪い対応例

突然話しかけ、認知症高齢者の腕をつかんで入浴に連れて行こうとする

今からお風呂
ですよ・・・
え〜

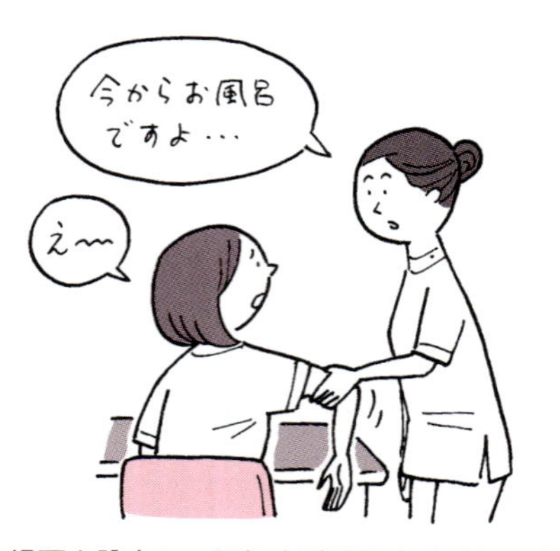

②よい対応例

認知症高齢者の視界に入り、正面から、やさしいまなざしを向けて話しかける

今からお風呂
ですよ・・・

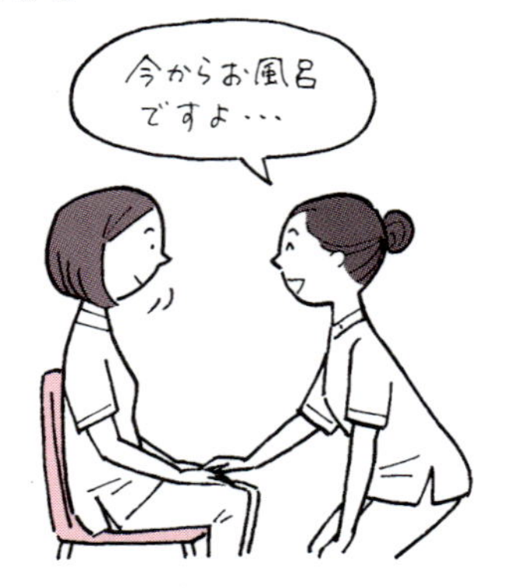

場面を設定し、認知症看護認定看護師と老人看護専門看護師がそれぞれ認知症高齢者役と看護師役になる。まず①悪い対応例を演じ、悪いところや対応策を考えてもらう。次に、②よい対応例を演じ、具体的にどのような対応をしたらよいかについて学んでもらう

図1　認知症看護認定看護師と老人看護専門看護師による院内研修の例

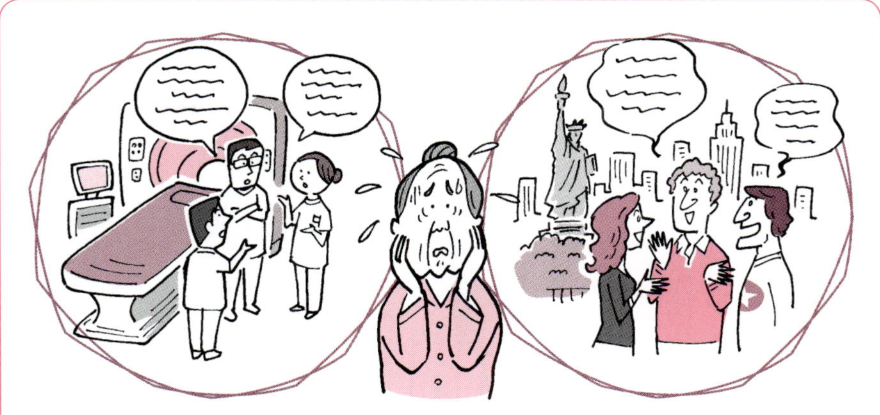

周囲の風景に見覚えがなく、周りを行き交う人たちが話している言葉もよくわからない……。突然、入院を余儀なくされた認知症高齢者は、これと同じような体験をしているのかもしれないと想像させてみる

図2　認知症高齢者自身がどんな気持ちで入院生活を送っているか想像してみる

2．認知症高齢者が体験している世界を想像してみる

病院によっては、認知症ケアのスペシャリストがいないところもあるでしょう。また、スペシャリストを講師に招くのもよいかもしれませんが、それも難しい場合もあると思います。そのような場合、院内研修や病棟会、カンファレンスなどの場を活用し、認知症高齢者が体験している世界をみんなで想像してみるだけでもよいかもしれません。

例えば、「想像してみましょう。あなたは一人で見知らぬ外国にいます。どこに何があるのかわかりません。頼れる人は誰もいません。スマートフォンも持っていません。そんな状況になったとしたら、あなたはどうですか？　突然、入院を余儀なくされた認知症高齢者は、これと同じような体験をしているかもしれませんね。こんなとき、みなさんだったらどのようにかかわってもらえたら安心しますか？」などと声をかけ、認知症高齢者の立場を考えてもらいます。そうすると、患者はその看護師を困らせようとしているのではないことに気づくはずです。そして、目の前の困っている患者に、少しやさしい気持ちになれるかもしれません。認知症ケアの質向上への第一歩となるのではないでしょうか（図2）。

仮説2　多職種チームアプローチがうまくできていない

病棟看護師が疲弊する原因の一つに、多職種チームアプローチがうまくできていないことがあるかもしれません。病院には多職種のスタッフがいますが、チームが機能していないと、病棟看護師に負担がかかり、疲弊する一因となります。それぞれの職種の役割が発揮できるような仕組みをつくることも重要です。

平成28（2016）年度診療報酬改定において「身体疾患を有する認知症患者に対するケアの評価」として、「認知症ケア加算１、２」が新設されました。「認知症

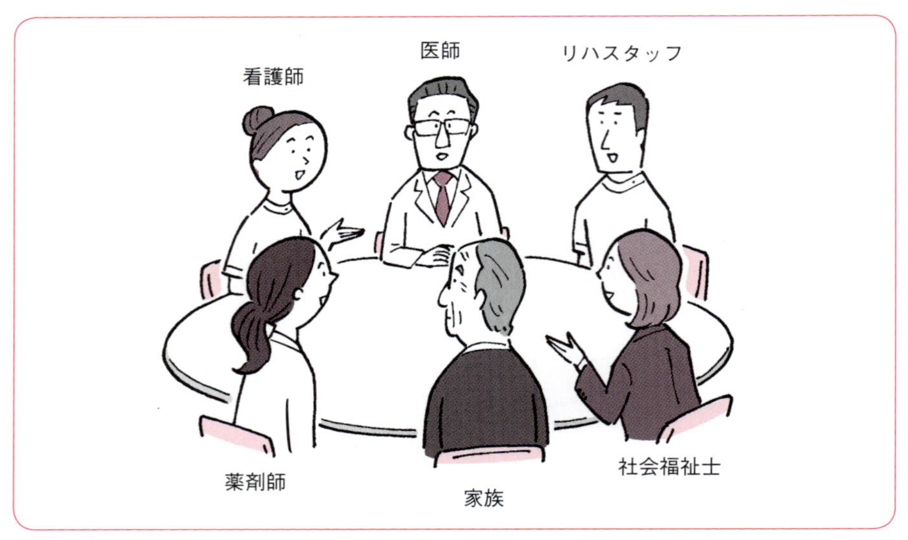

図３　認知症ケアチームで定期的にカンファレンスや病棟の巡回を行う

ケア加算１」では、認知症ケアチームの結成と活動が求められており、メンバーには医師、看護師、社会福祉士または精神保健福祉士が必須となっています。そのほか、理学療法士や作業療法士、薬剤師、管理栄養士などがメンバーに加わり、活動している病院もあります。認知症ケアチームは、多職種で構成されたチームであり、定期的にカンファレンスや病棟の巡回を行っています（図３）。病棟で困っている事例をチームに相談すれば、それぞれの職種の専門的視点からよいアドバイスがもらえると思います。所属病院に認知症ケアチームがない場合は、近隣の病院のチームや、認知症看護認定看護師や老人看護専門看護師に相談するのもよいでしょう。

「認知症ケア加算２」では、チームの設置は求められていませんが、すべての病棟に適切な研修を受けた看護師を複数名配置することが算定要件となっています。病棟で対応に困った事例があった場合に、研修を受けた看護師に声をかけ、相談します。

認知症ケア加算を算定していない病院では、多職種によるカンファレンスを開催することをお薦めします。「三人寄れば文殊の知恵」という言葉があるように、多職種でカンファレンスを行うことで、多角的な視点でアセスメントすることができ、より個別性に応じたケアプランを立案することができます。看護計画を多職種と共有しながら実践することで、病棟看護師の疲弊緩和にもつながると思います。このとき病棟看護師には、チーム医療のキーパーソンとして、多職種間の調整や役割分担を担う機能が求められます（図４）。

仮説３　看護管理者によるサポートがもう少し必要

病棟看護師が疲弊しているときには、看護管理者の出番です。看護管理者が、

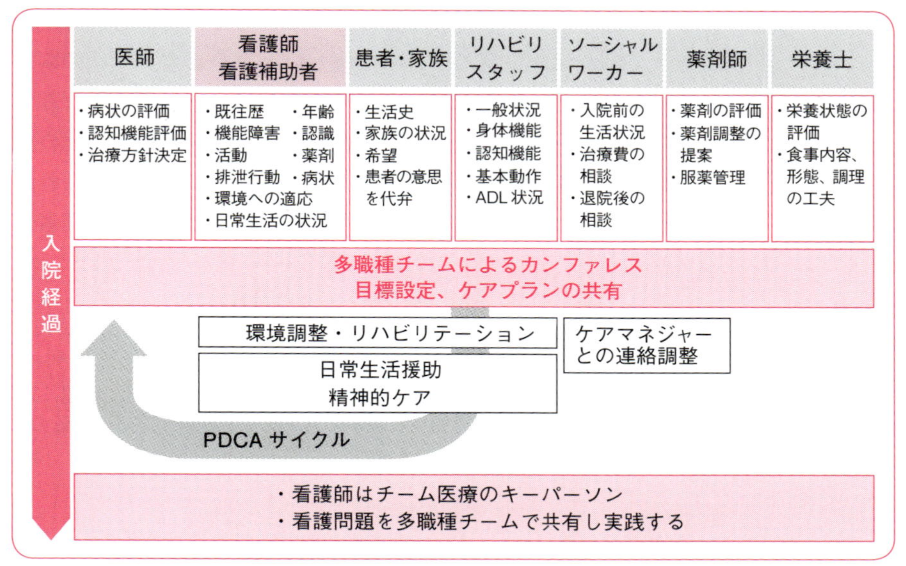

図4　認知症高齢者に対するチームアプローチ

あなたの患者さんを思う熱意はすばらしいわ
私が○○だと言ったらどなられました……
△△のように言うとやさしく伝わりますよ

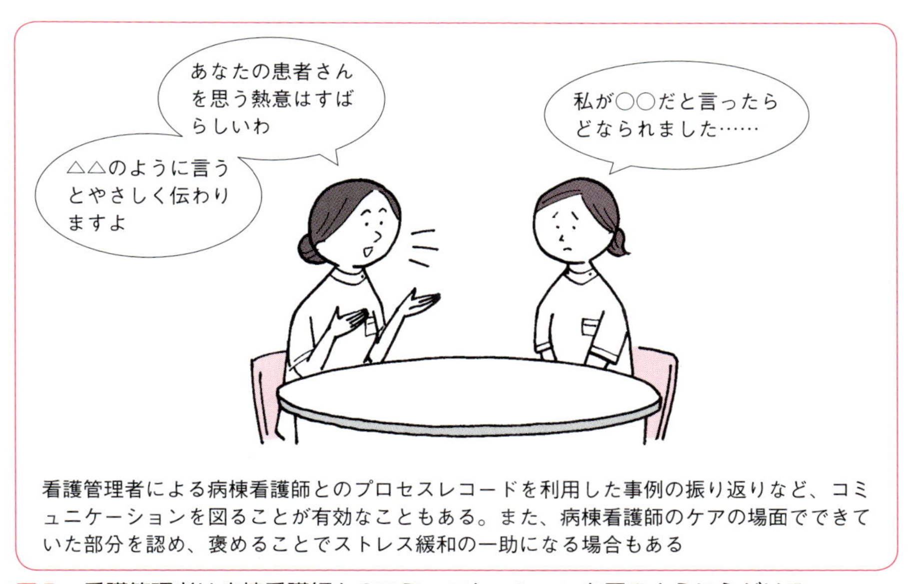

看護管理者による病棟看護師とのプロセスレコードを利用した事例の振り返りなど、コミュニケーションを図ることが有効なこともある。また、病棟看護師のケアの場面でできていた部分を認め、褒めることでストレス緩和の一助になる場合もある

図5　看護管理者は病棟看護師とのコミュニケーションを図るように心がける

病棟看護師の疲弊の要因を分析し、適切に対応する必要があります。疲弊の要因を分析するためには、看護管理者が病棟看護師とともに事例を振り返ることが有効だと思います（図5）。その際、プロセスレコード（第1章「BPSD看護成功のポイント」p.22、表5参照）を用いるとよいかもしれません。プロセスレコードを通して、病棟看護師と看護管理者がコミュニケーションを振り返ることで、病棟看護師は、看護管理者が自分にきちんと向き合ってくれているという満足感や、自分をサポートしてくれる存在として実感し、ストレス緩和の一助となるかもしれません。また、看護管理者にとっても病棟看護師の強みや弱みを知る機会

になると思います。看護管理者の方には、ぜひ、病棟看護師が認知症ケアの場面でできていた部分を認め、褒めてほしいと思います。症状の劇的な回復を望むことができない認知症高齢者への治療の目的は、認知症の進行遅延、脳の機能低下予防、BPSDの改善という維持的治療が主であるため、看護の継続や新たな展開に対し、目標を見いだせず困難を感じる[2]看護師が多いと思われます。このような病棟看護師の疲弊の悪循環を断ち切るためには、看護管理者のサポートが必須です。

引用文献

1．田中由利子：6 認知症ケアにおける看護管理者の役割 ②認知症ケアのスタッフ教育．公益社団法人日本看護協会編，認知症ケアガイドブック．照林社，東京，2016：209.
2．千田睦美，水野敏子：認知症高齢者を看護する看護師が感じる困難の分析．岩手県立大学看護学部紀要 2016：16：15.

参考文献

1．内田陽子編著：できる！認知症ケア加算マニュアル．照林社，東京，2016.
2．山口晴保：紙とペンでできる認知症診療術 笑顔の生活を支えよう．協同医書出版社，東京，2016.
3．本田美和子，イヴ・ジネスト，ロゼット・マレスコッティ著：ユマニチュード入門．医学書院，東京，2014.

ミニQ&A

「認知症患者のカンファレンスをどうすればよいか？」という相談をよく受けます。日々の限られた時間のなかで運営するので、初めから完璧なものではなく、簡単に実践できることから始めます。例えば、①目に見えたBPSDの一つを問題点に書く、②BPSDの要因を身体・薬剤・環境・かかわりから考える、③すぐにできる具体策を３つ記述する。①～③は、自由に語るブレーンストーミングを活用します。

ブレーンストーミングとは、粗野な考えやあらゆるアイデアを歓迎し、発展させる方法です。これを重ねていくうちに、いつの間にか議論ができる場に育っていきます。

（内田陽子）

資料

認知症ケアのアウトカム評価票

内田陽子

認知症ケアのアウトカム評価票は、アセスメントとケアプラン、評価が一体になっているものです。すでに数々の研究論文で使用され、書籍にも紹介しています。施設や在宅ケア機関だけでなく、病院でも使用できることがわかってきました。ご活用ください。

内田陽子：認知症ケアのアウトカム評価方法と質改善の手引き書 第３版．松本印刷，2002．より一部改変

1．認知症症状・精神的安定の項目（３項目）

評価項目	アセスメント番号 過去１週間（数日間）で最も あてはまるものを選択してください	月　日	アウトカムを高めるケア ☑ 実施したらチェックする	月　日	アウトカム 判定
①笑顔	笑顔が見られますか？ ０：毎日笑顔が見られる １：ほぼ毎日笑顔が見られる ２：時折笑顔が見られる ３：あまり笑顔が見られない ４：全く笑顔なし その他（　　　　　）		□原因・背景の追求 □本人の好きな活動や会話を取り入れる □浴槽につかる、シャワー時間を増やすなど、快適ケアを取り入れる □マッサージ、スキンシップ □歌や趣味活動の実施 □回想法 □その他（　　　　　）		□最高値持続 □改善 □維持 □悪化 □最低値持続
②精神症状 （不安、焦燥、幻覚、妄想、抑うつ、意欲低下など）	精神症状はどの程度ありましたか？ （精神症状のうち、１つでも該当する症状があればその症状について回答してください） ０：全くない １：まれにある（１～３日間ほんの短時間） ２：時にある（３日以上の短時間あるいは３日以内終日） ３：しばしば（３日以上ほとんど終日） ４：毎日ある その他（　　　　　）		□原因・背景の追求 □環境整備 □訴えを聞き、サインをキャッチ □安心させる優しい声かけ □薬の適切な量の処方と服薬状況の確認 □妄想から現実に戻るような声かけ □今の不安を受け止める □その他（　　　　　）		□最高値持続 □改善 □維持 □悪化 □最低値持続
③行動症状 （徘徊、多動、不潔行為、収集癖、暴言、暴力、介護への抵抗など）	行動症状はどの程度ありましたか？ （行動症状のうち、１つでも該当する症状があればその症状について回答してください） ０：全くない １：まれにある（１～３日間ほんの短時間） ２：時にある（３日以上の短時間あるいは３日以内終日） ３：しばしば（３日以上ほとんど終日） ４：毎日ある その他（　　　　　）		□原因・背景の追求 □環境整備 □訴えを聞く □安心させる優しい声かけ □薬の副作用の確認 □今の不安を受け止める □徘徊に付き合う □散歩をする □不快なものを取り除き、快的刺激を提供する □その他（　　　　　）		□最高値持続 □改善 □維持 □悪化 □最低値持続

2．生活・セルフケア行動の項目（８項目）

①身づくろい	自分で身づくろいができますか？ 0：身づくろいが自分でできる 1：物品の準備、声かけや見守りがあればできることもある 2：顔を拭くなど一部動作はできるが、部分的介助が必要 3：自分ではできず全介助が必要 4：身づくろいはできない（拒否などで） その他（　　　　　）		□原因・背景の追求 □模範を示す □物品を整える □声かけ □少し手を添えて介助する □その他（　　　　　）		□最高値持続 □改善 □維持 □悪化 □最低値持続
②入浴	自分で入浴できていますか？ 0：自分で入浴動作ができる 1：入浴に必要な道具を準備し、声かけや見守りがあればできる 2：浴槽の出入りの手伝いなど、部分介助を受け入浴ができる（体を部分的に洗う、石けんを洗い流すなど一部はできる） 3：自分ではできず全介助を要する 4：入浴はできない（拒否などで） その他（　　　　　）		□原因・背景の追求 □入浴環境の工夫 □本人に合った入浴順序を工夫し、なじみの担当者で介助をする □入浴しない要因に対する工夫 □混乱しないよう声かけ・誘導 □プライバシーの確保 □その他（　　　　　）		□最高値持続 □改善 □維持 □悪化 □最低値持続
③食事	自分で食事ができますか？ 0：すべての食事動作が自分でできる 1：食事を準備し、声かけや見守りをすればできる 2：食べ物を飲み込む、咀嚼するなどはできるが、食べ物を口に運ぶために部分介助を要する 3：飲み込みも悪く全介助を要する 4：経口摂取はできない（胃瘻造設、IVHなど） その他（　　　　　）		□原因・背景の追求 □スプーン、箸、皿、コップの工夫 □食事内容（とろみ、ソフト食）の工夫 □少しずつ食事を出す □本人のペースに合わせた介助 □見守り・声かけ □行動誘発刺激（コップを手に持たせる、口に食事を持っていく）など □食事に集中できる環境を整える □その他（　　　　　）		□最高値持続 □改善 □維持 □悪化 □最低値持続
④トイレでの排泄	自分でトイレで排泄できますか？ 0：トイレ動作が自立し、自分でできる 1：物品の準備、排泄を促す声かけや見守りがあればできる 2：移動やズボンの上げ下げなど、部分介助を受ければできる（臀部を拭くなど一部できる動作もある） 3：全介助にてトイレで排泄できる 4：トイレでの排泄はできない（始終おむつにて排泄） その他（　　　　　）		□原因・背景の追求 □排泄のサインを把握する □排泄に合わせた声かけ、誘導 □トイレの場所をわかりやすくする □排泄アセスメント（回数・時間） □手すりや便器の工夫 □すみやかなパット・オムツ交換 □声をかけながら介助する □化粧・身だしなみを整える □その他（　　　　　）		□最高値持続 □改善 □維持 □悪化 □最低値持続

⑤歩行	自分で移動できますか？ 0：自分の足で歩行し移動できる 1：杖や歩行器などを使用する、注意を促す、見守りの中で歩行している 2：車いすの操作、手引き歩行など一部できる動作もあるが、移乗や立ち上がりなどの部分介助が必要 3：自分で車いすの移乗はできず、全介助が必要 4：車いすも使用できず、ストレッチャーやベッド移送が必要 その他（　　）		□原因・背景の追求 □シルバーカー、歩行器の使用 □車いすの準備と使用の声かけ □手すり・持つところの工夫 □迷子にならないための工夫 □リハビリテーション、体操 □手引き歩行 □同伴して歩く □散歩、外出機会の提供 □定期的に車いすに移乗 □その他（　　）		□最高値持続 □改善 □維持 □悪化 □最低値持続
⑥休息・睡眠	自分で調整して睡眠や休息がとれていますか？ 0：疲労を事前に予測して、自分で調整して休むことができる 1：疲れたら自分から休むことができる 2：人に促されたら休むことができる 3：薬を使用すれば休むことができる 4：休むことができない その他（　　）		□原因・背景の追求 □本人の訴えをよく聴く □昼間、日光に当たる □散歩やレクリエーションやリハビリテーション □内服薬の副作用チェック □不快感・痛みの除去 □添い寝、スキンシップ □その他（　　）		□最高値持続 □改善 □維持 □悪化 □最低値持続
⑦金銭管理	自分で金銭管理できますか？ 0：すべて自分一人でできている 1：日常の金銭管理なら助言が無くてもできる 2：誰かが助言や見守りをすればできる 3：誰かが全面的に代行する必要がある 4：金銭を全く扱っていない その他（　　）		□原因・背景の追求 □お金の使い方を一緒に考える □買い物や銀行に付き添う □メモの活用 □支払いは通帳引き落としにする □家族・知人に協力を求める □成年後見制度の活用 □その他（　　）		□最高値持続 □改善 □維持 □悪化 □最低値持続
⑧事故防止	自分で事故を防止することができますか？ 0：自分一人で防止できる 1：環境整備、声かけ、誘導をすれば防止できる 2：部分的に他者の誘導・監視を要する 3：常に他者の誘導・監視を要する 4：事故を防止できない（事故が常に起こっている）		□原因・背景の追求 □リスクアセスメント □本人の周囲に危険なものを置かない □本人の行動を見守る □転倒感知装置の導入 □飲み込みやすい食事の工夫 □IH（電磁調理器）導入 □タイマーの活用 □メモや注意書きの活用 □その他（　　）		□最高値持続 □改善 □維持 □悪化 □最低値持続

3．その人らしい生き方の項目（6項目）

①外見の保持	外見はその人らしさが保たれていますか？ 0：いつも保持できている 1：ほぼ保持できている 2：保持できていることとできていないことが同じくらいある 3：保持できていないことが多い 4：保持できていない その他（　　　）		□原因・背景の追求 □なじみの服を持ち込む □整容を行う □着衣・着脱を整える □化粧を行う □他との交流の場をつくる □その他（　　　）		□最高値持続 □改善 □維持 □悪化 □最低値持続
②あいさつ	あいさつしたときの反応はいかがですか？ 0：自分から相手にわかる言語と表情で返事ができる 1：言葉ははっきりしないが、うなずくなどの反応ができる 2：何らかの反応ができる 3：反応がないことが多いが、時に何らかの反応ができる 4：常に反応なし その他（　　　）		□原因・背景の追求 □毎日笑顔ではっきりとあいさつする □目を見て話す □個別にかかわる時間を多くする □スキンシップ □本人との交流を頻回に持ち、なじみの関係をつくる □その他（　　　）		□最高値持続 □改善 □維持 □悪化 □最低値持続
③意思表示	自分の意思が表示できていますか？ 0：いつも自分で表示できる 1：自分で表示できることが多い 2：声かけしてもらえればできる 3：声かけしても時々できないことがある 4：常に表示できない その他（　　　）		□原因・背景の追求 □意思をよく聴く □意思表示のため、家族・職員に働きかける □その都度説明を行い、同意を得る □外出・外泊の機会を持つ □帰宅できるよう在宅支援を調整する □信教の継続 □反応からニーズを予測 □その他（　　　）		□最高値持続 □改善 □維持 □悪化 □最低値持続
④コミュニケーション	コミュニケーションが成り立ちますか？ 0：いつも成り立つ 1：ほとんど成り立つ 2：成り立つ時と成り立たない時が同じくらいである 3：ほとんど成り立たない 4：成り立たない その他（　　　）		□原因・背景の追求 □目を見て話す □訴えを聴く □興味のあることを語りかける □回想法 □スキンシップ □感情に働きかける □個別にかかわる時間を多くする □本人特有のサインを引き出す □その他（　　　）		□最高値持続 □改善 □維持 □悪化 □最低値持続

⑤役割の発揮	役割を発揮していますか？ 0：ほぼ毎日あり 1：週に数回あり 2：月に数回あり 3：２～３カ月に数回あり 4：全くない その他（		□原因・背景の追求 □お絞りたたみなどの役割提供 □過去の習慣や特技を生かした役割の実現 □家族への協力依頼 □役割発揮に対して褒める、感謝する □いろいろなレクリエーションの機会を取り入れる □行動を誘発できる道具や環境の工夫 □その他（　）		□最高値持続 □改善 □維持 □悪化 □最低値持続
⑥趣味・生きがいの実現	趣味や生きがいを今も実現する機会がありますか？ 0：ほぼ毎日あり 1：週に数回あり 2：月に数回あり 3：２～３カ月に数回あり 4：全くない その他（　）		□原因・背景の追求 □本人の過去・生い立ちの理解 □趣味を生かしたレクリエーションを計画し実施する □道具の工夫 □個別に考えた催しを企画・実施する □その他（　）		□最高値持続 □改善 □維持 □悪化 □最低値持続

4．介護者の項目（３項目）

①認知症者の受容	介護者は認知症をもったその人を受け入れていますか？ 0：受容してる 1：一部受容しているが、割り切りやあきらめがみられる 2：受容できず、混乱・怒り・拒絶がみられる 3：認知症であることを知り、戸惑いや否定がみられる 4：認知症であることも知らない その他（　）		□原因・背景の追求 □日頃から声かけ、交流を頻回にもつ □相手を理解しようと努める □介護者の不満を聴く □介護者に休む時間を提供する □家族会の紹介 □その他（　）		□最高値持続 □改善 □維持 □悪化 □最低値持続
②接し方・介護方法の取得	介護者は介護技術（接し方を含む）を取得していますか？ 0：認知症を理解して介護ができている 1：認知症の介護をおおよそ理解して介護できている 2：一般的な介護はできているが、認知症を理解した介護はしていない 3：簡単で一般的な介護のみしている 4：一般的な介護も認知症も理解していない その他（　）		□原因・背景の追求 □介護方法について相談・教育 □介護者がわかりやすい方法を共に考える □介護者ができていることを褒める □介護者の訴えをよく聴く □サービス利用を教える □家族会の紹介 □その他（　）		□最高値持続 □改善 □維持 □悪化 □最低値持続

③介護者のストレス・疲労の様子	介護者はストレスや心身の疲れがみられますか？ 0：疲労感はない 1：軽度の疲労がみられる 2：疲労していることが多い 3：かなり疲労がみられる 4：疲労感で入院や治療を必要とする その他（　　　　　　　　　）		□原因・背景の追求 □疲労の訴えをよく聴く □休む時間をつくる □職員同士の協力 □サービスの種類と量の調節 □その他（　　　　　　　　）		□最高値持続 □改善 □維持 □悪化 □最低値持続

【使用方法】

1．アセスメント番号は０～４に設定され、０が正常で、番号が高くなるほど状態は悪く設定されています。患者を観察して、測定日（○月○日）を設定して該当する番号を記入します。
2．アウトカムを高めるためのケアを設定しています。状況に応じて実施してみてください。実施したらチェックします。
3．アウトカム判定を行います。アウトカム判定は２時点（例：１回目と２回目）の状態比較で、以下のように判定します。

０から０の場合⇒最高値持続
数字が少なくなった場合⇒改善
数字が変わらない場合（０から０、４から４以外の数字）⇒維持
４から４の場合⇒最低値持続

索引

和文

あ

い

う

え

お

か

き

く

け

こ

さ

し

す

せ

そ

た

ち

つ・て

と

な

に

ね・の

は

ひ

ふ

へ

ほ

ま・み

む

め

も

や

ゆ

よ

ら・り

る・れ・ろ

わ

欧文

一般病棟の認知症患者「こんなときどうする?」

2017年12月30日　第1版第1刷発行

編　著　内田　陽子
発行者　有賀　洋文
発行所　株式会社　照林社
〒112-0002
東京都文京区小石川2丁目3-23
電話　03-3815-4921(編集)
　　　03-5689-7377(営業)
http://www.shorinsha.co.jp/
印刷所　共同印刷株式会社

検印省略（定価はカバーに表示してあります）
ISBN978-4-7965-2419-3